岭南脾胃论

邱健行 著

全国百佳图书出版单位
中国中医药出版社
·北 京·

图书在版编目（CIP）数据

岭南脾胃论／邱健行著．—北京：中国中医药出
版社，2021.6
ISBN 978-7-5132-7003-8

Ⅰ.①岭…　Ⅱ.①邱…　Ⅲ.①脾胃学说　Ⅳ.①R256.3

中国版本图书馆CIP数据核字（2021）第097497号

中国中医药出版社出版
北京经济技术开发区科创十三街31号院二区8号楼
邮政编码　100176
传真　010-64405721
保定市西城胶印有限公司印刷
各地新华书店经销

开本710×1000　1/16　印张17　彩插0.5　字数294千字
2021年6月第1版　2021年6月第1次印刷
书号　ISBN 978-7-5132-7003-8

定价　78.00元
网址　www.cptcm.com

服务热线　010-64405720
购书热线　010-89535836
维权打假　010-64405753

微信服务号　zgzyycbs
微商城网址　https：//kdt.im/LIdUGr
官方微博　http：//e.weibo.com/cptcm
天猫旗舰店网址　https：//zgzyycbs.tmall.com

如有印装质量问题请与本社出版部调换（010-64405510）

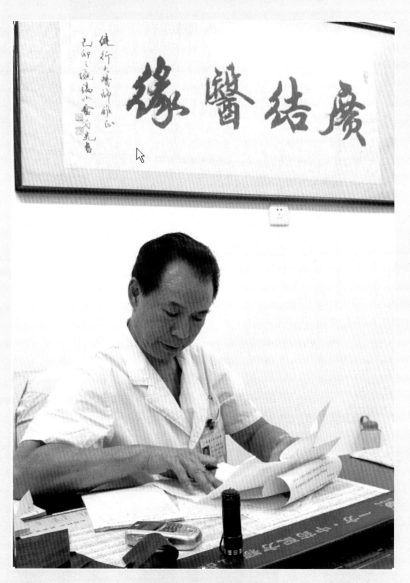

邱健行教授为患者诊病

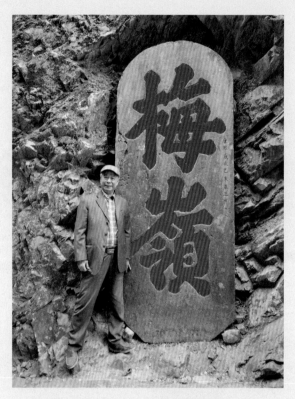

邱健行教授考察行走于五岭之南的梅岭地区

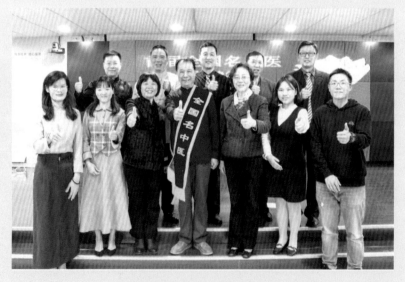

弟子们恭贺邱健行教授当选首届全国名中医

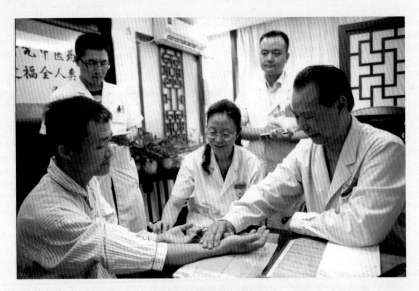

邱健行教授临床带徒

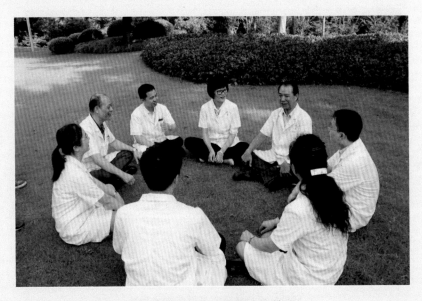

邱健行教授为弟子诠释大医精诚

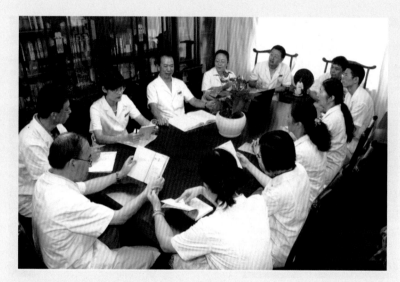

邱健行教授在广东省第二中医院全国名中医工作室为学术团队传承中医精华

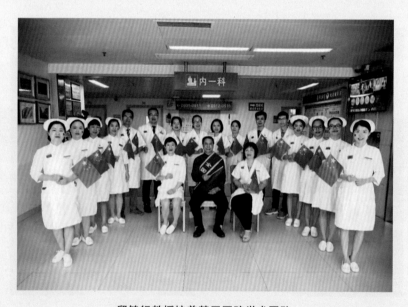

邱健行教授培养基层医院学术团队

孙　序

中医人为"传承精华、守正创新"奋斗的成效充分体现在"三立"——立德、立功、立言。

论立德。邱健行先生虽已年逾八旬，精勤不倦、躬耕于中医领域近六十载，仍坚守在临床第一线，践行着"大医精诚"——慈悲为怀、救死扶伤，医术惠及粤港澳广大人民群众；口传心授、析理答疑，教学启导门人弟子；智圆行方，谦让宽容，团结同道携手并进；爱岗敬业，健行不息，始终为中医药事业发展竭诚尽力做出奉献，堪称岭南中医不老松！

论立功。邱健行先生曾任第九届全国人大代表，系主席团成员，为中医立法提案鼓与呼；曾作为中医医院主要负责人为开创产学研之路而披荆斩棘，曾作为中药新剂型的研发者为中药配方颗粒的研制与应用殚精竭虑，为岭南中医发展付出了智慧与辛劳！

论立言。邱健行先生在中医脾胃病领域深耕细作，治学严谨，治病求实，讲求"祛邪务尽，必行霸道；扶正中和，须行王道"，且法随证变，用药精当，效专力宏，可谓博极于医源，验证于实践。在广泛吸取岭南脾胃病医家集体智慧的基础上，根据岭南地域人文特色，结合自身临床实践，勇于创新岭南脾胃学说。7 年之前，即有《杏林健行》问世；7 年之后，又有《岭南脾胃论》付梓，为岭南中医立言而始终不辍！

邱健行先生新著《岭南脾胃论》乃精心研磨之又一力作。该书对岭南地区脾胃病，从理论到临床进行了系统的总结与提升，对适用于岭南脾胃病的常用中药、岭南草药及经方、时方、自拟验方等通过真实、有效的医案进行了翔实细致的梳理呈现；提出岭南湿热致病学说，即"湿热→浊毒→毒垢"理论；通过医论讲习到医案举例，进行了有益的理论探索及有效

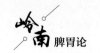

的临床指导。全书文风朴实、严谨、贴切，无形迹浮夸弄虚之弊，对中医临床研读与应用大有裨益。

余与之相识、相交、相知近半个世纪，有感于邱健行先生力行"传承精华、守正创新"而不断前行之"三立"，爱为之序。

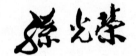

二〇二一年三月二十八日于北京

【序言作者】孙光荣，第二届国医大师，首届中国中医科学院学部委员、执行委员，第五届中央保健专家组成员，首届全国中医药杰出贡献奖获得者。

刘　序

　　"脾胃圣手"邱健行教授是近年来在建设卫生强省、中医药强省，构建健康广东实践中涌现的先进典型。他有一颗"见彼苦恼，若己有之"、对患者的痛苦感同身受的心，用"话疗"抚慰无数患者的伤痛；有"博极医源，精勤不倦"、不断钻研提高医术的努力，用药精当、效专力宏；更有"先发大慈恻隐之心，誓愿普救含灵之苦"，全心全意为患者服务的行动，成为造福一方的中医大家。更令人感动的是，他在杖朝之年，依然每周出诊三次，年门诊量近万人次，患者遍及港澳台及东南亚、欧美等地，让中医药从粤港澳大湾区走向全世界。

　　岭南医学采中医之精粹，纳四海之新风，兼收并蓄，自成体系，是祖国医学"因时、因地、因人"三因制宜思想的具体体现。2020年，一场突如其来的新冠肺炎疫情席卷全球，广大医务人员无私奉献、白衣执甲，全国人民众志成城，打响了疫情防控的人民战争。作为广东省新冠肺炎防控指挥办医疗救治组副组长，我深切体会到广东中医药在"战疫"中发挥的优势作用。由名中医和岭南温病专家领衔专家组，指导中医药救治工作，邱健行教授是专家组成员之一，他多次通过远程会诊为抗击疫情发挥自己的能量，并成功救治了一名79岁高龄的危重症患者。

　　邱健行教授一生深研中医精髓，勤求古训、博采众方，结合岭南气候地域特征，在传承脾胃学说的基础上，又对脾胃之生理病理及证治规律有了进一步发展：创新"毒垢"理论治疗慢性萎缩性胃炎、胃癌前病变及早期胃癌，临床疗效显著。总结"岭南脾胃病治疗二十法"，开创性提出"岭南湿热致病学说"，注重清法的运用，且不忘顾运脾胃，擅长治疗中医内科疑难杂症，是全国率先使用冰冻中药液洗胃治疗上消化道出血和率先使用肛滴法灌肠治疗慢性结肠炎疾病的学者。开发研制了"紫地宁血散""清胃祛湿颗粒""调肝胶囊"等多种中药制剂，疗效显著。

　　从医56年，邱健行教授一直不忘初心，始终践行使命，做人民健康守护者。他曾半年治好 33 岁特发性血小板减少性紫癜患者；10 余年为乙肝肝硬化失代偿、做了脾切除的患者调养，使患者始终保持肝功能稳定，生活如常；更用中医治好身患"绝症"——克罗恩病的法国患者 Laurent，让这位法国人感慨中医神奇："不仅治好了绝症，而且整体健康水平都得到了明显提升。"成功案例，不胜枚举。作为全国第二、第三、第四批和第六批老中医药专家学术经验继承工作指导老师，邱健行教授甘为人梯，带徒授业，育人育德，强调学医先学做人，如今培养了一大批中医人才，桃李满天下。他的不少学生在各自领域成为学科带头人，从而使中医学术薪火相传，后继有人。他的儿子也继承了他的衣钵，让"大医精诚"的精神传承不断。邱健行教授既是我省卫生健康系统中自觉践行社会主义核心价值观、全心全意为人民健康服务的先进典型代表，也是中医药工作者中弘扬大医精诚精神的光辉典范。

当前，中医药振兴发展正处于天时、地利、人和的大好时机。"十四五"规划和 2035 年远景目标纲要草案提出，其一是要推动中医药传承创新，坚持中西医并重和优势互补，大力发展中医药事业；其二是推动中医药事业高质量发展，就要遵循中医药发展规律，立足根基、挖掘精华；其三是加强研究论证，总结摸索中医药防病、治病的作用机理，切实把这一祖先留给我们的宝贵财富继承好、发展好、利用好，让中医药文化在中华大地根深叶茂、生生不息。邱健行教授的《岭南脾胃论》一书出版，可谓恰逢其时。这既是邱健行教授从医 56 年对脾胃病学术思想的总结，也是岭南脾胃病学集大成之著作。对于丰富岭南脾胃病论治内容，提高临床疗效具有重要意义，也展示了中医药在疾病预防、治疗、康复等方面的独特优势，其整体观和辨证施治的理念为人们提供了全方位、全周期的健康保障，必将成为推进健康中国建设、佑护人民健康的重要力量。

刘冠贤

二〇二一年六月二日于广州

【序言作者】刘冠贤，全国政协委员，广东省卫生健康委员会一级巡视员，主任医师、博士生导师。

前　言

中国医药学是一个伟大的宝库，而脾胃学说则是其中之瑰宝，光彩夺目。其起始于《黄帝内经》，创立于东垣，又经历代医家的不断发展、完善，已经成为中医理论的重要部分。研究及应用脾胃学说的众多专家学者在中医界已形成著名的学术流派。

《脾胃论》系统阐述了脾胃学说理论及其临床运用，是金元大家李东垣的名著，功在千秋。李氏的"内因脾胃为主论"源于张仲景的"四季脾旺不受邪"，是对仲景理论的发展。李氏提出"内伤脾胃，百病由生"的观点，皆因"脾胃为滋养元气之本""脾胃为人体气机升降之枢纽"，从而创立论治脾胃内伤大法和方药，主张益气泻火、升清降浊，制定"补脾胃，泻阴火"之升阳汤和"益气升阳，甘温除热"之补中益气汤，皆为后世治脾胃病之津樑。东垣"重脾胃，升清气"，至清代叶天士补充了"补脾阴，滋清润，养胃阴"理论，使脾胃学说更臻完善。当代国医大师邓铁涛教授谈个人临床体会时说："运用脾胃论治的理论，治疗范围广泛，不仅可治消化系统疾病，对循环、呼吸、泌尿、血液、内分泌及神经系统的多种疾病，都有采用治脾胃而收到良效的例子。"

我国幅员辽阔，随着时间的推移、时代的变迁、地域的差异、疾病谱的变化，各地后学又在李东垣的基础上融会新知，正如邓老指出："岭南中医学采中原之精粹，纳四海之新风，兼收并蓄，形成体系。"岭南脾胃病是基于岭南地区的常见病与多发病。传统意义上的岭南是指越城、大庾、骑田、都庞、萌渚五岭以南的地区，地处亚热带、热带，纬度较低，温度较高，湿度较大，人出汗多，喜食鱼虾、海鲜等多湿滋腻之品，久之形成脾虚不运兼有痰湿的体质特征。岭南人以三类体质最为常见，即气虚痰热型、寒湿化热型、阴虚湿热型。随着社会生活节奏的加快，生活和工作压力的加大，极易产生情志不遂，肝气郁结。故我们认为岭南脾胃病的

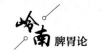

病机从 20 世纪 60 年代的脾虚为主，已演变成为肝气犯脾、湿郁化热、脾虚不运的多元病机，在此基础上提出岭南脾胃病的辨治观点：①脾胃本源学说，治病时刻顾护脾胃之运化。②岭南湿热致病学说：湿热→浊毒→毒垢。湿盛成浊，热盛成毒，浊毒积久成毒垢，毒垢是产生难治病、恶性病的根源，治疗注重"宣清通降"法。③脾胃与肝胆相关理论：主张治胃不忘调肝，治肠不忘运脾，治肝不忘实脾利胆。

本书分为 10 章：第一章岭南脾胃学说的由来；第二章岭南名中医对脾胃学说的运用与发挥；第三章当代岭南名家经验介绍；第四章岭南脾胃病的主要证型；第五章岭南脾胃病治疗二十法；第六章岭南脾胃病治疗的常用药物；第七章岭南脾胃病自拟经验方及临床应用；第八章岭南脾胃病医论；第九章岭南地区医案精选；附录朱敬修教授药性括要。

岭南气候温润，中药品种丰富，民间草药遍地，民众信中医、用中医蔚然成风。岭南中医人才辈出，吾有幸生长于穗，行医于粤，历五十六载临床验证，上下求索不敢有丝毫懈怠，在原自著《杏林健行》的基础上，总结出"岭南脾胃病治疗二十法"，治疗脾胃病经方与时方结合，中药与草药同用。经岭南内科大会脾胃消化论坛连续 8 期学习班推广应用，各地反馈施之效良，今详细列出，以就正于同道。

论中如有不妥之处，祈请广大读者批评指正！

邱健行

二〇二一年春于广州

目　录

第一章　岭南脾胃学说的由来

一、地域环境对中医流派的影响

晋唐以前中国经济文化的重心在黄河流域一带，对疾病的医疗经验以北方为主；宋元以后经济文化的中心向东南转移，南方的地理气候及疾病对医家临床产生了重要影响，最终促使南方中医药学说流派成为中医药学术发展的重要内容。这种变化需要在较为典型的地域环境才能形成，不可能主观造就，不同地域下形成的学说可以并存于中医药学术框架之中，只是在不同地区的应用比例有多少之别，从而成为地域医学流派分支的依据。

中国幅员辽阔，各地区的气候环境有着较大的差异，南方以岭南粤闽桂海为代表，地跨亚热带，人体蒸发甚而腠理疏，既易受热，又易受湿，故多用化湿清热之法；北方以山西、陕西等地为代表，天气高寒干燥，冬天寒风凛冽，人体肌腠固密，故多用麻桂发表之法。很多中医学术流派的形成，其实与地域环境的差异有着密不可分的关系。

二、《黄帝内经》奠定"因地制宜"的法则

中医治病强调随地域环境有所变化，这就是中医"三因制宜"原则中的"因地制宜"。《黄帝内经》对此有典范性的论述，大致上以两个角度即阴阳与五行为基础。从阴阳角度，具体以东南与西北为例讨论地域的阴阳盛衰。《素问·阴阳应象大论》言："天不足西北，故西北方阴也……地不满东南，故东南方阳也。"《素问·五常政大论》曰："西北之气散而寒之，东南之气收而温之。"分析了西北的气候寒冷而东南的气候温热的成因。从五行五方角度而言，《素问·异法方宜论》记载得更为细微，如说："北方者，天地所闭藏之域也，其地高陵居，风寒冰冽，其民乐野处而乳食，脏寒生满病，其治

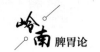
宜灸焫。故灸焫者，亦从北方来。南方者，天地所长养，阳之所盛处也，其地下，水土弱，雾露之所聚也，其民嗜酸而食胕。故其民皆致理而赤色，其病挛痹，其治宜微针。"不仅说明了由于各地的地形、水文、气候等地理条件的不同，使得各地居民有不同的生活习惯，而且还分析了环境和生活习惯的不同，往往还影响到人体的健康状况，因而会产生不同的疾病，同时也需要不同的方法因地制宜予以治疗，才能取得较好的效果。

三、两晋至金代地域治疗经验的逐步积累

后世医家在《黄帝内经》的基础上，对地理环境影响临床治疗有一些更为具体的论述。如六朝陈延之《小品方》指出："治冷病，用温药分量多者，宜江西、江北（长江以西、长江以北）；用温药分量少者，宜江东（长江以东）、岭表也。"唐代孙思邈《千金方》说："凡用药，皆随土地之所宜；江南、岭表其地暑湿热，肌肤薄脆，腠理闭实，用药重复。"晋唐乃至宋代，对地域环境影响的认识大多局限于用药法则、治疗分量等具体差异上，逐步积累了一些初步的经验，但在中医学术模式中并没有什么流派之说，大多数医家主要居于北方，学术中对地域问题讨论不多。

四、南方地域的临床实践促使中医学术改革

宋金南渡后，江南经济文化日益繁盛，在此背景下，学术水平较高的医家渐次增多，突出者为浙江的朱丹溪，他在融前人学术之常的基础上，大力赞扬金代医家的创新，但又明确地指出其不同（刘河间为寒凉派、李东垣为补土派、张从正为攻下派），其立论的基础强调地域区别。由朱丹溪开始，江南名医辈出，使中医学术面貌出现较大变化，及至明末清初，经过5位江南医学家（吴又可、叶桂、薛生白、吴鞠通、王孟英）的努力，确立了温病学说。江南医家们在常年接触的大量病例中，积累了诸多与北方医家不一样的实践经验，也经历了二三百年之久的酝酿，创新形成卫气营血辨证、三焦辨证等温病辨证体系。

寒温分立，一直引起许多争论，但持平之论者，多能从地域角度进行讨论。如清代程钟龄说："东南之地不比西北，隆冬开花，少霜雪，人禀常弱，腠理空疏，凡用汗药，只须对症，不必过重。予尝治伤寒初起，专用香苏散加荆防等药，一剂愈，甚则两服，无有不安。而麻黄峻剂，数十年来，不上

两余。可见地土不同，用药迥别。"他针对麻黄汤指出："此方不宜东南，多宜于西北。西北禀浓，风气刚劲，必须此药开发，乃可疏通，实为冬令正伤寒之剂。若东南则不可轻用，体虚脉弱者受之，恐有汗多亡阳之虑。"

从地域角度来看，这些中医学术的变化是因客观条件而促成，并非某些医家的"标新立异"，参考现代临床科研的概念，可以说地域条件的差异越大，气候条件和病证特征越典型，同时可供观察的病人数量越大，就越有利于理论与治法的发现与创新。而这种创新当然不会否定其他典型地域诞生的理论，它们都可以并存于中医学术框架之中，从而带来中医学认识的深化，这也说明了中医理论的包容性。

同时，基于地理环境、四时气候、人群体质及临床疾病的多样性，虽然各个学说诞生的地域不同，但它们在所有地域都有其应用价值，只是如果从"大数据"来看各地应用的比例有多有少，范围有广有狭而已。这就在总体上表现为不同地区的医药特色各异，成为地域医学流派分立的依据。

五、岭南中医学术发展史的研究

医学地域（地理）学是一门学科，近30年来在世界范围内全面迅速地蓬勃发展。独具特色的岭南中医药学源远流长，人才辈出，尤其是新中国成立以来的辉煌成就，足以奠定它在医学地域的重要地位。

岭南地区有较为复杂的生态环境，把医药学与地域学紧密相连是岭南中医药学术发展的优良传统，这种独特优异的主客观条件，使岭南医学对中国乃至世界医学地域学的发展做出了巨大的贡献。这正是由于岭南中医药工作者掌握并运用地理、天文、气候等相关知识考虑和研究问题，有效地评价地理环境特质对人类生存和健康与疾病的影响，才能取得独特的成效。

地域医学的发展既年轻又历史悠久，早在两千多年前我国就有关于医学地域思想的明确认识。《黄帝内经》在要求医者精研医药之术的同时，要"上知天文，下知地理，中知人事"。《素问·异法方宜论》中对不同环境产生不同的地方病进行了论述。与《内经》同时的《吕氏春秋》也对几种地方病做了较为明确的记载："轻水所，多秃与瘿人；重水所，多尰与躄人。"公元7世纪，隋代巢元方《诸病源候论》对生物源地方病有着更为详细的专卷论述，这确实是认识自然、认识社会、认识自身的更大进步。

一方面，岭南地形复杂，有山地、丘陵、平原、盆地等，呈多元的地势

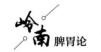
格局。南部临海，近海之域呈犬牙交错的水网形式，向北则"控扼五岭，唇齿湘江"，以山地形态为主，所以南部区域之民主要谋鱼盐之利为生，而北部山地平原则土壤沃饶，耕樵以自适，滨海与山地相结合的二分状态，滨海粤人视野宽阔，"二司技巧，高勘逐末"，喜尚新奇。另一方面，岭南古属百越之地，文明发展较晚，充满蛮俗陋观。然而岭南文化历来并不封闭，从国内而言，吸收了中原文化和楚越文化并改造了南越族的风俗习惯和"刀耕火种"或"水耕火褥"的农业，经济有了长足的发展，明清时代广州的对外贸易有"金山珠海""天子南库"之称。岭南中药资源丰富，开发利用由来已久，还喜用中药防病、强身，沿海地区人民喜欢饮药酒，珠江三角洲一带民间喜欢用消暑清热祛湿的凉茶，喜用药材烹调药膳，喜用滋补性药材送礼，世俗民风的熏染和岭学啸歌林泉、幽思天际的学风使岭南医学得以长足发展。热带、亚热带地区除炎热之外，另一特点是雨季长、雾湿重，历代医家认真观察研究地理气候条件和人体病变的规律。明清以来，岭南医家多推崇河间、丹溪之学，认为"凡病多火"，充分注意各种火热之象。基于岭南春夏淫雨，潮湿特甚，人多湿病的现象，对冒雨卧湿、岚障熏蒸之各种外感湿病和脾虚而致的内伤湿病，都做了精深的研究。据史料记载，清代南方诸省暴发多次瘟疫大流行。岭南医家对瘟疫的认识和诊治都积累了十分丰富的经验。岭南民间也积累了不少草药治病的良方，不仅能治一般的常见病，而且能治各种风湿痹病和无名肿毒等，尤以治疗跌打、虫蛇咬伤见长，这成为岭南医学主要特色之一。

岭南地域在热带、亚热带季风气候条件和生物因子的作用下，母岩经过不同的成土过程，加之人为因素的作用，形成了红壤、赤红壤、硅红壤、黄壤、山地草甸土、磷质石灰土、紫色土、石灰岩土、滨海沙土、水稻土等多种多样的土壤类型。由于气候温暖、雨量充沛、地形复杂、地貌多样、海洋陆地兼有，适合各种植物生长繁育，因而中药资源不仅品种多、分布广、产量大，而且还有不少质量上乘的道地药材，驰名中外，素有"广药"之称。根据普查，岭南地区中药资源共2645种。以药材为原料的中成药生产在广东已有数百年的历史，很多中成药品种亦负盛名，其中有不少是以广东地道药材为主要原料的。广东毗连港澳，水陆交通发达，对外交往活跃，因而是一个药材进出口的重要通商口岸，同时也是全国药材的主要集散地。以粤港澳合作为重点将大大有利于发挥三地已有的优势，推动中药生产和生物医药产业的发展。

唐宋以来，许多医家结合本地区具体时宜、地宜，写下了不少富有地方特色的医学专著，诸如唐代李暄的《岭南脚气方》，李继臬的《南行方》等；宋代佚名的《治岭南众疾经效方》；明代邦永的《惠济方》；清代有胡天铭的《拣炼五瘟丹方略》，梁国桥的《救疫全生篇》等。宋代《太平圣惠方》的主要编撰人南海陈昭遇，明代《医史》作者琼州丘敦，清代《医碥》作者何梦瑶，中西汇通派代表人物之一朱沛文等著名医家，在中国医学史上占有重要的地位。岭南名医代代相传，他们精勤不倦，著述颇丰，上自中古，下迄民用，有200余种医籍。到了近代，岭南最早建立了中医学术团体——广东医学求益社，1912年创办了广东省广汉中医学校和广汉中医院。现代的岭南中医药事业更是人才济济，他们所取得的成效业绩，为岭南中医学的发展做出了巨大贡献。另外，岭南中医药各类文献资料琳琅满目，这亦是一笔极为宝贵的财富和极为重要的学术资源。

第二章　岭南名中医对脾胃学说的运用与发挥

　　脾胃学说是关于脾胃生理、病理及其证治规律的学说，是中医理论体系的重要组成部分，有重大的理论价值和应用价值。岭南地处祖国大陆最南端，气候炎热潮湿，这种独特的气候特征决定了岭南人群特有的体质特点，即在脾虚湿困的基础上存在最常见的 3 种体质类型——气虚痰热、寒湿化热、阴虚湿热证型，这对形成具有独特医家风格和医疗特色的岭南医学文化产生了重要影响。岭南名中医是岭南医学文化的继承和发扬者，是当代岭南中医药人的杰出代表，对脾胃理论多有实践和发挥。为弘扬其学术精神，彰显岭南中医特色，传承岭南中医文化，以下对其脾胃学说的运用与发挥做一总结。

一、运化腐熟，升降之枢

　　脾胃同居中焦，为后天之本、水谷之海、气血生化之源，脾主运化以升清，胃主受纳腐熟与降浊。《素问·经脉别论》曰："食气入胃，散精于肝，淫气于筋。食气入胃，浊气归心，淫精于脉。脉气流经，精气归于肺，肺朝百脉，输精于皮毛……饮入于胃，游溢精气，上输于脾。脾气散精，上归于肺。"饮食水谷入胃，需经胃的受纳腐熟，若其功能失常，则易致胃痛、痞满、大便秘结病证；若脾之运化功能失常，则可导致腹胀、便溏、食欲不振及倦怠消瘦等精气血不足的病证，并产生水湿痰饮等病理产物。李东垣认为"百病皆由脾胃衰而生"。若脾胃健旺，气血充足，则不易受到邪气的侵袭。小儿五脏六腑成而未全，全而未壮，其脾常不足。名医陈一鸣治疗小儿泄泻经验丰富，认为小儿常因邪伤脾，以致脾气失运而下迫发生泄泻，故治疗须顾及脾的运化功能。陈金声老中医认为胃病多由劳倦过度、饮食无时，导致脾胃运化无权，从而引起气血不足之形体羸弱，故治以自拟养血建中丸，以六君子汤为基础方健脾益气，助脾运化而生气血。运化腐熟是脾胃的基本功能，若脾胃虚，则五脏六腑皆虚而生百病，常需通过调补后天脾气以促使正气恢复。

《素问·六微旨大论》曰："出入废则神机化灭，升降息则气立孤危，故非出入则无以生长壮老已，非升降则无以生长化收藏，是以升降出入，无器不有。"升降出入是人体气化功能的基本形式，是维持人体新陈代谢和生命活动的基本功能。脾胃同居中焦，为升降枢纽，脾主升，胃主降，脾胃升降功能正常则可畅达五脏六腑、通行经络。吴勘文老中医认为，脾胃居中焦以灌四旁，脾健则升，胃和则降，升降反作，病由生。《素问·阴阳应象大论》曰："清气在下，则生飧泄；浊气在上，则生䐜胀。"这是对脾胃升降失常临床表现的概括。李仲守教授认为脾畅胃和，气机才能舒展柔顺，机体清浊的代谢过程，全赖脾胃的升降主司；一旦中焦枢机不利，则气机痞塞，清浊不分，人体脏腑气血功能紊乱而产生诸多病理变化。

二、调理气机，匠心独运

叶天士认为"脾宜升则健，胃宜降则和""脾喜刚燥，胃喜柔润""太阴湿土，得阳始运，阳明燥土，得阴则安"。脾胃相表里，互相影响，其运化腐熟功能正常，升降相宜，燥湿相济，阴阳相合，则能维持人体正常的生理功能；如饮食不当或劳倦过度，或内伤七情，或他脏影响等，损伤脾胃，则百病丛生。善理脾胃者，要根据不同病机和证候进行辨证论治，岭南名老中医经验丰富，其调理之法匠心独运。在临证实践中，沈炎南教授根据脾升胃降的生理特点，在调补脾胃方中必用运脾理滞之品，以调畅气机。

《素问·至真要大论》云："诸湿肿满，皆属于脾。"湿性重浊黏滞，易损伤脾阳，故《温病论》曰："湿胜则阳微。"脾胃一伤，水津不布，亦生内湿。何炎燊教授认为，治脾虚之病，不能专事补益，必须细察其有无兼湿，然后权衡虚实，孰为主次，两兼治之。《金匮要略》云："见肝之病，知肝传脾，当先实脾。"肝主疏泄失常可导致脾失健运；脾失健运，气滞湿阻，亦可影响肝气疏泄，两者相互影响，故治脾胃病可从肝论治。何老认为胃病脉弦者，每有胁痛、肠鸣、呕恶、气撑至咽、心烦易怒等症，均是肝木横逆克脾土之象，此时治胃勿忘疏肝。梁乃津教授治疗慢性胃炎常从肝论治，认为调肝理气乃通用之法。虚者补之，实则泻之，若脾胃虚衰，当补益脾胃，使之健运。属气虚者，补之太过，反而可导致气机壅滞、阴阳失衡；属阴虚者，

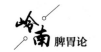

补阴太过，反而伤及阳气，故临证补益脾胃，切忌"呆补""纯补"，法当补中兼"运"，寓补于"运"中。临床上脾胃学说运用广泛，并不局限于脾胃疾病，梁剑波教授认为临床各科但有脾胃见症，即从调理脾胃入手，认为"异病同治"，采用隔一隔二之治法，如以肝病为例，根据心为脾之母，补脾即以护肝，可谓独运匠心。

三、临证妙用，见解独特

脾胃学说始于《黄帝内经》，经金元名家李东垣发展，至清代叶天士的补充，已形成较为完善的理论。李东垣详于脾阳，略于胃阴。叶天士则倡导"养胃阴"。岭南名中医注重临床实践，在历代临证经验中，对脾胃学说有着广泛的运用与深刻的创见，学术经验各有千秋、各具特色。

国医大师邓铁涛研究脾胃学说数十年，对脾胃学说的发展做出了巨大的贡献。邓老认为脾胃学说亦应包括攻下的一面，所谓"陈莝去而肠胃洁，癥瘕尽而营卫昌"。在临床上也将脾胃学说广泛灵活运用于其他系统疾病诊治中，首先提出了冠心病本虚标实，以脾胃气虚为本源，开创了"心衰从脾论治"的学术先河。同时其提出"治脾胃可以安四脏，调四脏可以治一脏"五脏相关的著名论断，用以指导临床实践取得良好疗效。如在治疗华支睾肝吸虫病上，邓老把健脾益气放在首位，认为扶正健脾药物可以提高机体的抗病御邪能力，造成一个不适合肝吸虫寄生的环境，有利于驱虫药物发挥作用；对于肝脾肿大邓老也认为是气虚推动无力所致，只要恢复脾气的健运，肝脾便会缩小。《素问·玉机真脏论》曰："脾为孤脏，中央土以灌四旁。"脾胃功能失常，常影响他脏，易致百病丛生，而不仅仅局限于脾胃疾病。在妇科疾病的诊治上，历来医家多重视肝肾论治，岭南名老中医郑定良则认为妇科诸证，脾胃功能更显重要，主张辨治妇科病首重调理脾胃，可谓见解独特。

四、养生防病，脾胃为重

龚廷贤在《寿世保元》中指出："人之一身，以脾胃为主，脾胃气实，则肺得其所养，肺气既盛，水自生焉。水升则火降，水火既济，而全天地交泰之令矣。脾胃既虚，四脏俱无生气"，并认为"胃气弱则百病生，脾阴足则万邪息，调理脾胃为医中王道"。《景岳全书》亦指出："胃强则强，胃弱则衰，有胃则生，无胃则死，是以养生家必当以脾胃为先。"邓铁涛教授认为脾胃的健旺使五脏六腑、四肢百骸都强健，病邪无可乘之机，则不易生病；即使生病后，调理其脾胃则病易愈。岭南气候多湿多热，其人多贪凉饮冷，脾阳易败，其体质多脾胃气虚兼有痰湿。因而邓老建议少进食寒凉黏腻之食物，而宜选择健脾祛湿的食物来健运脾阳，以发挥其温煦并布散水谷精微的作用。《饮食辨录》云："平人病人，总宜胃气充畅。"因而在饮食方法上，邓老和陈全新教授都提倡三餐应定时定量，均衡营养，有节有度，得养胃气，以免"饮食自倍，形乃大伤"。古常云"是药三分毒"，治病用药，病愈在养，而脾胃为后天之本，李仲守教授认为只要重视脾胃，就能达到养生防病的目的。

综上所述，可见岭南名中医在传承脾胃学说的基础上，又对脾胃之生理病理及证治规律有了进一步的认识，并在治病防病之时，善于应用调理脾胃之法。岭南名中医之学术思想博大精深，临证经验丰富，还需我们进一步去挖掘、继承和发扬。

第三章　当代岭南名家经验介绍

一、邓铁涛

广州中医药大学终身教授，博士生导师，中华中医药学会常务理事，第一届国医大师。

【学术思想】五脏相关，首重脾胃，善治脾者，能调五脏。

1. 重视脾胃，顾护后天　胃主受纳，脾主运化。脾胃是人体对饮食水谷进行受纳腐熟运化并输布其所化生的精微物质至全身各处的主要脏器，是气血津液所出之处，为后天之本，对养生防病有着重要意义。若脾胃衰败，运化不健，则易受病邪侵袭，即"百病皆由脾胃衰而生也"。

2. 脾胃虚损，五脏相关　邓老认为，脾胃虚损是脾胃气虚进一步的发展阶段，它包括虚弱与损坏的双重含义，虚弱着眼于功能，损坏着眼于形体，是疾病已发展到功能与形体都受到严重损害的阶段。因五脏之间相互关联，故脾胃虚损亦可累及他脏，从而出现全身多系统的病变症状，并明确论断"重症肌无力是虚证，以脾胃虚损为主"，并指出眼睑下垂、四肢乏力、舌淡脉细是其核心症状。

3. 五脏相关，肝病调脾　邓老认为，西医学的肝系疾病如慢性肝炎等，中医学认为病位不单在于肝，更重要在于脾；从脏腑辨证而论，应属肝脾同病而以脾病为主之证。在疾病发展过程中，由于脾虚不运，可致湿浊内生，湿郁日久则可化热；因情志抑郁者，可致肝之疏泄功能失调，或气血运行失畅，导致瘀血内留；或气血生化之源不足，阳损及阴，导致肝阴不足；或脾虚日久而及肾，导致脾肾两虚。

【用药特点】健脾益气善用五指毛桃，具有缓补而不燥热、益气而不助火、补气而不提气的特点，有健脾补肺、益气利湿之功效；祛湿运脾喜用黄皮叶、布渣叶、鸡蛋花、木棉花、火炭母等岭南常用草药；补益胃阴多用沙参、石斛、玉竹、乌梅；行气疏肝则用柴胡、枳壳、白芍等。

治疗气滞血瘀之痛证，根据"气为血帅""气行则血行"的理论，于失笑散中加入行气通络、开窍醒神、清热止痛之冰片，三药相伍，使全方止痛效力大增；治疗中气下陷所致胃下垂，常用药对是黄芪配枳壳，黄芪用量大，同时配伍少量枳壳反佐，如此脾升胃降，相反相成，升降得复，疗效甚佳。治疗阴虚所致胃痛，常用药对是石斛、山药、甘草，其中石斛养阴清热、益胃生津，山药补脾肺肾、平补气阴，甘草养阴清热、健运脾胃，三药合用，养阴清热、益胃生津，止痛之效显著。治疗湿热伤暑所致之泄泻腹痛，常用药是黄连、广木香与布渣叶，黄连清热燥湿、泻火解毒，善清脾胃大肠湿热；广木香行气止痛，善清脾胃、大肠之滞气；布渣叶清热利湿、健运脾胃。三药相伍，共奏清热燥湿、行气导滞、健运脾胃之功，用于夏季暑热夹湿所致腹泻、腹痛，效果甚佳。

根据多年临床经验自创著名方剂：①强肌健力饮：治疗重症肌无力，以东垣之补中益气汤为基本方，但又认为重症肌无力乃脾胃虚损所致，此非一般剂量补益药所能奏效，故重用大剂量黄芪，少佐陈皮、甘草，并加入五指毛桃以助黄芪健脾益损。②慢肝六味饮：治疗慢性肝炎，在四君子汤的基础上加入利湿通络、分清别浊之川草薢及行气化浊、解毒退黄之黄皮叶，药味虽简，然行之有效。

二、梁乃津

原广东省中医院院长，主任中医师，博士生导师，首批全国老中医药专家学术经验继承工作导师。

【学术思想】 脾胃虚弱、气滞血瘀、热瘀湿困是诸多脾胃病特别是慢性胃病的主要病机。

辨证论治主张从肝、脾、胃入手，遣方用药往往通补并用，标本兼顾。他认为"调肝理气是遣方的通用之法，活血化瘀是遣方的要着之法，清热祛湿是遣方的变通之法，健脾和胃是遣方的固本之法，其他治法是遣方的辅助之法"。强调治疗胃脘痛"辨证为主，证病结合；其痛在胃，其系肝脾；调治肝脏，以安胃腑；胃脘痛证，虚多于实，实在寒、热、气滞，虚在脾胃虚弱、胃阴不足。"

【用药特点】注重通补兼施，常在补中益气汤、黄芪建中汤或"大四味"（黄芪、党参、沙参、麦冬）的基础上加行气及活血药，如"小四味"（郁金、延胡索、白芍、佛手）、三七末、血蝎等，必要时加全虫、地龙等以搜风通络；加三棱、莪术以破血通瘀；加人工牛黄以清热解毒。随症加味：恶心者，加法半夏、陈皮、橘红、竹茹；酸少者，加乌梅、山楂；嗳气频者，加苏梗、香附。

治疗萎缩性胃炎，梁老临证强调本病"疼痛多为虚实夹杂，治当通补兼施；痞满多属寒热错杂，治宜温清并用"。运用该理论指导治疗疑难脾胃病患者，屡获奇效。镇痛丸、金佛元芍汤均为梁老治疗慢性胃炎之验方，被后辈用于临床，每奏良效。

治疗消化性溃疡，擅用清热制酸、护膜止血法，以大黄、海螵蛸、白及、珍珠层粉等为基础方，结合辨证配伍，强调"配泻火降泄药，治热伤胃络出血；伍活血祛瘀药，治胃络血瘀出血；佐补气养血药，治气随血脱出血"。而对于老年胃溃疡的治疗，梁老强调其"本为脾胃虚弱，标系气滞血瘀，治以健脾养胃，行气活血清毒"。

治疗单纯性便秘，根据大肠性喜润泽、传导糟粕、以通降为顺的特点，认为中医药治疗本病应以油润滑肠、行气降气为主。常选用火麻仁、郁李仁、柏子仁、枳壳（或枳实）、厚朴、木香（或沉香）等，结合辨气血阴阳虚实加减治疗，取得较好的疗效。

三、周岱翰

广州中医药大学教授，博士生导师，广州中医药大学肿瘤研究所所长、第一附属医院肿瘤中心主任医师，第三届国医大师。

【学术思想】脾胃亏虚是肿瘤发生发展的主要原因之一，肿瘤患者以脾虚湿盛体质居多。治疗晚期肿瘤时，论治不忘补中，健脾不忘通腑。

癌症各种治疗手段如手术、放疗、化疗实施，除耗气伤血外，还导致脾胃不和，出现呃逆、呕吐、饮食不下，造成患者形神俱损，大肉尽脱，身体柴瘦。周氏遵从"脾旺不受邪"学说，认为"养正积自除"是治病根本，临证遣方用药皆不忘顾护胃气，于疾病之初健脾养胃，能维护正气；至中晚期，虚象已露，甚则虚衰不支，此时健脾养胃有利于带瘤生存。若以大剂苦寒峻烈霸道之药祛邪逐瘤，则有伤脾败胃之虞。

【**用药特点**】重视调理脾胃、灵活取胜，常用补气健脾法治疗肝郁脾虚型胃癌，治疗化疗后恶心呕吐用四逆散或香砂六君子汤加减。恶性淋巴瘤主要责于痰结与内虚，故祛痰和补虚为治疗关键。属脾湿痰凝者，治以健脾祛湿、除痰散结，方用四君子汤加夏枯草、薏苡仁、川贝母、连翘、海藻、昆布、守宫、僵蚕、露蜂房等；属痰瘀互结者，治以消痰散结、解毒祛瘀，方用海藻玉壶汤合犀黄丸加大黄、生天南星、生半夏、守宫、僵蚕、露蜂房等；属痰毒虚损者，治以解毒涤痰、扶正补虚，方用人参养营汤合犀黄丸加女贞子、桑椹、枸杞子、菟丝子、守宫、僵蚕、露蜂房、土鳖虫等。

周教授强调，恶性淋巴瘤种种症状与不同预后皆源于痰、虚两途。痰与热相搏者，常用葶苈子、薏苡仁、鱼腥草、败酱草、大黄清痰热，尤推崇生大黄，认为其为清热逐痰之要药，《药性论》谓其"破痰实冷热积聚"。痰夹瘀血者，常用生天南星、生半夏、守宫、露蜂房、僵蚕、土鳖虫等攻坚破积。此症较难消除，属顽痰，《丹溪心法》谓："痰夹瘀血，遂成窠囊"，此等顽痰非攻坚破积类药物无法直达窠囊。周教授认为，人体脏腑虚损及阴阳气血失调，可致癌瘤产生，恶性淋巴瘤之虚在于脾肾，故虚证中补脾常用四君子汤加鸡内金、黄芪；补肾常用左归丸加女贞子、桑椹、黑大豆。攻邪不忘扶正，扶正不忘补益脾肾，常收到较好疗效。

四、劳绍贤

广州中医药大学教授，博士生导师，我国著名的脾胃消化病专家。中国工程院院士王永炎称赞他是中国南方研究脾胃病最突出的代表性专家，在脾虚证、脾胃湿热证、胃癌前病变等重大课题方面有重大成就。

【**学术思想**】在研究脾虚证取得瞩目的成绩后，提出脾胃实证的研究在脾本质研究中处于十分重要的地位，单纯的脾虚证临床并不多见，而是虚实夹杂为最多，脾胃湿热证是脾胃实证中的一个常见证型。提出"气滞血瘀而生热、瘀毒互结而生变"观点。

【**用药特点**】脾胃病变以通为用，条达气机是关键。善用岭南民间草药，如布渣叶、木棉花、溪黄草、救必应、毛冬青、铁包金、穿破石、白花蛇舌草、半枝莲、野菊花、半边莲、鱼腥草、蒲公英、夏枯草等，创立清浊安中汤（黄芩、薏苡仁、藿香、佩兰、茵陈蒿、白豆蔻、法半夏、厚朴、乌药、佛手、郁金），将清热祛湿、芳香化湿、淡渗利湿融为一体，均不离祛湿、行

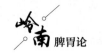

气之要，以达其运脾之功。

1. 分解湿热，重在祛湿　由于脾胃湿热证发病系脾失健运、湿浊内生、蕴而化热所致，治疗上劳绍贤教授主张分解湿热，临床常以祛湿和清热药合用。劳绍贤教授特别推崇叶天士"热自湿中而出，当以治湿为本""热从湿中而起，湿不去则热不除也"之观点，从而在清热化湿之中尤重祛湿，乃因湿性黏腻停滞，易滞留体内胶着不化，使病势缠绵不解；同时也因热处湿中、湿蕴热中，湿热交混，遂成蒙蔽，斯时不开则热无由达，而湿开则热易透之缘故。临床若为湿浊内盛而苔不燥，当先开泄其湿而后清热，切不可妄自过投寒凉之品以闭其湿。且祛湿常将芳香、苦温、淡渗三法综合运用，芳香化湿常用藿香、豆蔻、石菖蒲；苦温燥湿以法半夏、厚朴为宜；淡渗利湿则用猪苓、薏苡仁，且茵陈既可祛湿又能清热。

2. 祛湿运脾、湿滞易化　基于脾胃为"气机升降之枢纽""脾喜燥恶润宜升则健，胃喜润恶燥宜降则和""湿土之气，同类相召，湿热之邪，始虽外受，终归脾胃"及"湿易阻遏气机，郁闷清阳"之经典理论，对于脾胃湿热证的治疗，以调理脾胃为中心，通达气机为要。由于湿热之邪易阻滞中焦，过用温燥易于伤阴，过用苦寒则易遏邪，故主张辛开温化而常用厚朴、法半夏、陈皮、白豆蔻（后下）、木香（后下）、台乌等芳香畅中之品。若湿热之邪阻碍上焦见胸闷不适，则又常用藿香、杏仁、石菖蒲、苏梗、瓜蒌壳以宣化，乃因肺主一身之气而取其上焦气化则脾湿也自化之意。基于"治湿不治小便，非其治也"，又常佐淡渗之品茯苓、猪苓、薏苡仁、淡竹叶，从小便"开沟渠以泄之"而增加除湿之功，且同时兼具健脾而不伤正气之意。若因湿热之邪阻滞肠道导致腑气不通，则常常合用槟榔、茵陈（后下），并加重台乌、木香、枳壳（或枳实）的用量，以通中下焦之气，兼调大肠传导功能之乱。

3. 瘀毒互结、清热防变　在临床辨治过程中，劳绍贤教授既强调脾胃湿热能致"气滞血瘀而生热、瘀毒互结而生变"的病机特点，又十分重视"病"在辨治过程中的重要枢纽作用，从而创新性地提出"证为本、症为标、病为枢"的中西医结合辨证学术观点。认为临证之时须谨守病机，只要根据患者症状、体征辨为脾胃湿热证者，则可用藿朴夏苓汤等加减，并不完全拘泥于某方某药，而应在辨证的基础上，结合具体疾病与相应病理改变以具体指导临床用药。如慢性胃炎、消化性溃疡和慢性萎缩性胃炎伴肠上皮化生和（或）异型增生等胃癌癌前病变之胃部疾患，常用救必应、蒲公英、赤芍、郁金、丹参等清热化瘀之品；慢性肠炎、慢性阑尾炎、脐腹疼痛和肠息肉等肠道疾患，则常用火炭母、漏芦、白花蛇舌草、猫爪草、牡丹皮、赤芍、桃仁等清热活血散结之品；无论是胃病还是肠道疾患，加用清热解毒散结之品，其意均在于防变，而且选用的药物都有一定的现代中药药理研究基础与临床应用背景，做到处方精练、疗效确切。

五、余绍源

教授，博士生导师，广东省中医院大内科主任，广东省名中医，广东省中医药学会消化专业委员会名誉主任委员。

【学术思想】提出"慢性胃炎病情复杂，治疗周期长，不宜改方太频，否则只会治枝末，难动根本"。萎缩性胃炎共同病机是在脾胃虚弱的基础上，兼夹气滞、血瘀、湿阻、热毒，以此病机拟定一固定方为基础，而后随证加减，即可治疗根本而不违背辨证论治原则。

【用药特点】创胃萎复元汤（黄芪、太子参、白术、茯苓、炙甘草、半枝莲、白花蛇舌草、蒲公英、广木香、砂仁、三七），此方补泻共举、寒热并治，有补气健脾、清热解毒、理脾和胃、活血化瘀之功，使郁毒清、瘀血消、气滞解、正气复、病得愈，故而得名。

在治疗慢性胃炎上，认为其属中医学之"胃痞"，推崇张仲景《伤寒论》中的泻心汤类加以运用，诸如大黄黄连泻心汤、半夏泻心汤、半夏厚朴汤、乌梅丸等都是他的常用基本方。认为胃痞多由脾胃虚弱而致升降失调、虚实错杂，故予以上基本方加减治疗，起到运脾调胃、补气和中、虚实并治的作用，临床疗效显著。在治疗消化性溃疡上，认为其属中医学之"胃痛"，善用李东垣《脾胃论》中"脾为后天之本"及"阴火上行"的理论。他常用清胃汤、香砂六君子汤、补中益气汤、乌贝散等为基本方辨证治疗，对于严重溃疡病主张中西医结合治疗。

六、丘和明

教授，博士生导师，广州中医药大学副校长，广东省名中医，广州中医药大学第一附属医院血证研究室主任，全国血证急症组组长。

【学术思想】把脾胃学说理论应用到消化道出血（吐血、便血）及血液病的辨治上，是对脾胃学说的进一步继承和创新发展；提出血证的共同病机

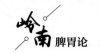

为热（迫血妄行）、虚（气不摄血）、瘀（瘀血阻络、血不循经），将血证进行临床分型并确定方药，胃中积热型治以泻心汤加味，肝火犯胃型治以龙胆泻肝汤加减，脾虚不摄型治以归脾汤加减。

【用药特点】研制血证有效成药——紫地宁血散（紫珠草、地稔根）。紫珠草能清热止血，地稔根有收敛、补益之功，收敛能止血，急则治其标，补益能摄血宁血，两药标本兼施。该成药治疗热性血证疗效佳，服用方便，深受欢迎。

七、许鑫梅

教授，博士生导师，广东省名中医，广州中医药大学内科教研室和广州中医药大学第一附属医院科教研的核心骨干。研制有"和胃片""胃热清""肠炎清""胃炎消"等有效中成药。

【学术思想】慢性胃炎的病人常反酸、胃气顶胀，多属"痞满"范畴。治法上以消胀为先，并制定"消胀六法"，实用性强。其研制的中成药"消胀散"（黄芩、白花蛇舌草、法半夏、白芍、党参、炙甘草、甘松、砂仁、青黛），正是其学术思想的具体体现。

【用药特点】许教授认为外感湿热、饮食、情志的因素导致岭南脾胃病多发，脾胃气虚、湿邪蕴结是主要病机，伴有肝郁等病理因素；治疗多以甘平补中焦为大法，注重寒热虚实辨证；方以四君子汤为底，并善用岭南草药配伍成方，再辅以心理疏导、饮食指导等非药物方法治疗，疗效甚佳。

八、邱健行

广东省第二中医院主任中医师，广州中医药大学教授，博士生导师，首届全国名中医，广东省中医老专家教授协会副会长，粤港澳大湾区卫生健康合作首届大会顾问。

【学术思想】创新"胃肠肝胆相关理论"，提倡脾胃肝胆相互关联的脾胃学说思想，主张治胃不忘调肝，治肠当要理脾，治肝需要实脾（实脾利胆）。拓展"岭南湿热致病理论"，根据岭南地域、气候环境及人们饮食生活习惯特点，指出湿热致病的多发性、常见性，提出湿热致病学说（湿热→浊毒→毒垢）。认为湿盛成浊，热盛成毒，浊毒积久成毒垢，毒垢是产生难治病、恶性病的根源。治疗注重"清通降"法及岭南民间丰富草药的灵活有效运用，提高了岭南脾胃病的临床治疗效果。

【用药特点】总结"岭南脾胃病治疗二十法"（详见本书第五章），并在每年一度的岭南内科消化论坛上连续八届做了演讲；研制医院制剂"清胃祛湿颗粒"治疗胃病，"舒和胶囊"治疗肠病，"调肝胶囊"治疗肝病，疗效显著。

第四章　岭南脾胃病的主要证型

脾主运化生气血，胃主受纳腐熟，脾与胃相为表里，脾升胃降，燥湿相济，共同完成水谷精微的吸收与输布，为气血化生之源、后天之本。凡饮食物的受纳、腐熟、运化障碍是导致诸湿肿满的根源；升降失常，则呕恶泄秘；气虚下陷，统摄无权可导致内脏下垂、各种出血。

脾胃病证，有虚有实，脾以虚证为多，胃以实证常见，故有"实则阳明，虚则太阴"之说。脾胃之虚，常为阳气与阴津的亏损；脾胃之实，则每为寒、湿、燥、热、食积等困扰所致。岭南地处亚热带近海洋，温度较高，湿度较大，容易形成天热下逼、地湿上蒸的环境，人易出汗，喜食鱼虾海鲜等多湿滋腻之品，久之形成脾运受困，兼有痰湿的体质特征，湿气较重；且易化热而以湿热病证居多，故在治疗上以祛湿为重点。但人体是一个有机的整体，且天人合一，故辨证方面应兼顾人体五脏六腑的相互影响，以及人与自然和谐与共。具体证型可分为：

一、脾胃气虚证

主要脉症： 食少纳呆，食后脘腹胀满，大便溏薄，少气懒言，四肢倦怠，消瘦，面色萎黄不华，舌质淡嫩，或舌胖有齿印，苔白，脉缓弱。

病因病机： 多因饮食失调，或劳倦损伤，或吐泻太过所致，亦可由其他疾病的影响，如肝病乘脾犯胃，导致脾胃虚弱。脾胃之气不足，则受纳与健运的机能障碍，故食欲不振、纳少，食后胀满，大便溏薄。脾胃气虚，气血生化不足，四肢肌肉无以充养，故少气懒言，四肢倦怠，消瘦，面色萎黄不华，舌淡，脉缓弱无力。

常见病症： 多见于胃、十二指肠溃疡，急、慢性胃肠炎，炎症性肠病，急、慢性肝炎，胃肠功能紊乱等。

二、脾胃虚寒证

主要脉症： 在脾胃气虚症状基础上，可出现脘腹冷痛，得温则舒，口泛清水，口淡不渴，四肢不温，气怯形寒，大便稀溏，或肢体浮肿，妇女则见白带清稀而多，小腹下坠，腰腹酸沉等症。舌质淡嫩，苔白滑，脉沉细或迟弱。

病因病机： 每由脾胃气虚发展而来，也可因饮食失调、过食生冷或过用寒凉药物损伤脾阳所致。脾阳虚则运化无权，故纳减腹胀、大便溏泄稀薄。证属虚寒，故脘腹冷痛，喜按喜温。中焦虚寒，故口淡不渴，或口泛清水。阳虚无以温煦，所以四肢不温。水湿不能运化，故小便不利，流溢于肌肤则肢体浮肿，渗于下则白带清稀而多。

还应指出，就饮食水谷的运化与输布的整体功能而言，小肠的受盛化物、泌别清浊的功能，实已概括在脾的运化功能之内。病理上小肠虚寒表现的证候，如腹痛喜温喜按、肠鸣泄泻、尿频不利等，也是脾阳虚所见，因此习惯上就常把小肠虚寒证归属于脾阳虚证之中。

常见病症： 多见于胃、十二指肠溃疡，慢性胃炎，慢性肠炎，炎症性肠病，慢性痢疾，胃肠功能紊乱，慢性肝炎，肝硬化，妇女白带过多等。

三、脾气下陷证

主要脉症： 头晕目眩，气短懒言，动则气促，汗多，食少则胀，脘腹重坠，便意频数，或久泄脱肛，或子宫下垂等，舌淡苔白，脉虚。

病因病机： 因脾虚不举而中气下陷，多由脾虚日久发展而来，也可由久泄久利或过度劳倦所致。脾虚下陷，清阳之气不能上荣于头，故目眩头晕；中气虚弱，宗气化生不足，故气短、语言低怯，倦怠乏力；脾不健运，故食少则胀；气虚不能固表，故自汗出；中气下陷，升举固摄无权，故脘腹重坠，便意频数，或脱肛或子宫下垂。

常见病症： 多见于胃下垂、胃黏膜脱垂、脱肛、子宫脱垂、慢性肠炎、慢性痢疾、胃肠功能紊乱等。

四、脾不统血证

主要脉症： 便血、呕血、肌衄、妇女月经过多、崩漏及其他出血等，伴

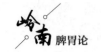
倦怠无力，气短，面色苍白或萎黄，饮食减少，舌质淡，脉细弱。同时可兼见脾气虚或脾阳虚的证候。

病因病机：多由病久脾气虚损，或因劳倦伤脾，以致中气虚而统摄无权所致。

血不能循经而溢于脉外，溢于胃肠，则为便血、呕血；出于皮下，则见肌衄；气虚冲任不固，则出现月经过多或崩漏等。

常见病症：多见于上、下消化道出血，失血性贫血，功能性子宫出血，原发性血小板减少性紫癜等。

五、寒湿困脾证

主要脉症：脘腹胀闷，不思饮食，泛恶欲吐，口淡不渴，腹痛溏泄，头重如裹，身重或肿，舌胖大苔白腻或厚，脉濡缓。

病因病机：多因贪凉饮冷，过食生冷瓜果，致寒湿停于中焦；或因冒雨涉水，居处潮湿，遂使寒湿内侵；或内湿素盛，中阳被困，以致寒湿内生所致。脾为寒湿所困，运化失司，升降失常，故脘腹胀闷，不思饮食，泛恶欲吐，腹痛溏泄；寒湿滞于经脉，阻塞气机，则见头重如裹，身体沉重；湿溢肌肤则为肿；脾为湿困，生化不足，气血不能外荣，所以肌肤、面色萎黄不泽。寒湿内困，津液不伤，故口淡不渴。

常见病症：多见于慢性胃炎、慢性肠炎、慢性痢疾、炎症性肠病、肠易激综合征、慢性肝炎，肝硬化等。

六、脾胃湿热证

主要脉症：脘痞腹胀胸闷，不思饮食，厌恶油腻，恶心呕吐，肢体困重，大便溏泄，小便短赤不利，或身、目、尿发黄，口苦，或觉皮肤发痒，或身热起伏，汗出不解，舌苔黄腻，脉濡数。

病因病机：本证多因湿邪郁久化热，或因喜肥甘酒食，酿生湿热，内蕴脾胃而成。湿热之邪蕴结脾胃，受纳运化失职，升降失常，故脘痞腹胀胸闷，不思饮食；湿热交阻而下迫，故大便溏泄不爽，小便短赤不利；脾胃湿热熏蒸肝胆，胆液外溢，则身、目、尿黄；湿邪黏腻，与热互结，胶着难解，故身热起伏，汗出不解，苔黄腻，脉濡数，均为湿热之象。

常见病症：多见于急、慢性胃肠炎，胃、十二指肠溃疡，黄疸型肝炎，急性胆囊炎，胆道结石症，急性胰腺炎等。

七、胃火炽盛证

主要脉症：胃脘灼热，疼痛，吞酸嘈杂，渴喜冷饮，消谷善饥，口苦口臭，或牙龈肿痛，齿衄，尿黄，大便秘结，舌红苔黄，脉滑数。

病因病机：多由外邪传内化热，或过食辛辣厚味而致，或肝热犯胃而成。热郁胃中，故胃脘灼痛；若肝郁化火，横逆犯胃，则吞酸嘈杂，消谷善饥；胃火上炎，故口苦口臭，牙龈肿痛；灼伤血络，迫血妄行，则齿衄；阳明热盛，消灼津液，故渴喜冷饮、大便秘结。

常见病症：多见于胃、十二指肠溃疡，急、慢性胃炎，口腔溃疡，牙周病等。

八、寒热错杂证

主要脉症：胃脘痞满或疼痛，嘈杂，恶心欲呕，饮食生冷则脘腹疼痛或腹泻，饮食燥热则口干咽痛，不耐寒热，舌稍红，苔薄黄腻或薄白腻，脉细缓。

病因病机：多由脾寒胃热，寒热错杂，阻滞中焦气机致脾胃升降失职所致。

常见病症：慢性胃炎，胃、十二指肠溃疡，功能性消化不良，肠易激综合征，溃疡性结肠炎或克罗恩病。

九、瘀血阻滞证

主要脉症：胃脘或腹部刺痛，痛有定处，按之痛甚，食后加剧，入夜尤甚，病程较长，面色晦暗，或见黑便、吐血，女子经期延长、经色暗，舌质紫暗或有瘀斑，舌下脉络迂曲，脉涩。

病因病机：病久入络，胃络瘀阻，阻滞气机，不通则痛；或瘀血阻络，血不循经而外溢导致出血。

常见病症：慢性胃炎尤其是慢性萎缩性胃炎，消化性溃疡并出血，食管、胃底静脉曲张并破裂出血，慢性肠炎，慢性肝炎或肝硬化。

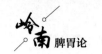

十、胃阴不足证

主要脉症：胃脘隐痛或灼痛，嘈杂，饥不欲食，口干咽燥，嗳气，纳呆，乏力，大便干结，舌体瘦小，舌质干红，少苔或无苔，脉细数。

病因病机：多由热邪伤阴所致。胃阴不足，津不上承，故口咽干燥；胃失濡养，故不欲纳食；阴津不足，津枯肠燥，故大便干结；胃气阴亏虚无以上承，故舌光红而少津。

常见病症：多见于慢性胃炎，胃、十二指肠溃疡，功能性消化不良，热性病恢复期等。

第五章 岭南脾胃病治疗二十法

脾居中焦，其经脉络胃，与胃为表里，在体合肉，开窍于口。胃居膈下，上接食道，下通小肠，其经脉络脾。"脾与胃以膜相连"，关系非常密切。肠分大肠与小肠，小肠上通幽门与胃相接，下出阑门（回盲部）与大肠相连；大肠下端通过肛门与外界相通。口、食道、胃、小肠、大肠等构成的管道，即西医学的消化系统，中医学则归于脾胃。据生理功能和病理变化探讨其治法如下：

【纳运水谷】

胃司纳谷，脾主运化输布营养精微。脾胃为后天之本，营卫气血生化之源，五脏六腑、四肢百骸皆赖以养，故脾胃的功能主要为受纳水谷和运化精微。若饮食不节，停积于胃，或脾虚不运，饮食积滞者，应当根据虚实施治，属实的宜消积导滞，专去其积；虚中夹滞的宜补脾导滞，消补并行。

【化水谷精微之气】

水谷之气所以能化生为人体所需的精微之气，有赖于脾胃的健运，故气病多从脾胃论治。气之病，不外气虚、气滞、气逆、气陷、气脱五类，气虚的宜补气健脾，气滞的宜行气消滞，气逆的宜调中降逆，气陷的宜举气升陷，气脱的宜补气固脱。虽同属气病，治法却有所不同。

【主升清降浊】

饮食从口摄取之后，通过食道下输达胃受纳腐熟，至小肠受盛化物，化生气血，然后通过大肠传导将所余糟粕排出体外。这一自上而下的过程，前人用一句话加以概括，称之为"胃主降浊"。换言之，胃中水谷得以下传小肠化生气血，再由大肠将糟粕排出体外，是有赖于胃气的下降而实现的，故胃气以降为和，以通为用。

受纳水谷是胃的功能，运化和输布水谷精微则属于脾的职责。水谷通过

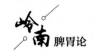

运化之后，还要通过脾的输布作用，将水谷中的精微物质上输到心、肺，转化为气、血、津、精等，再通过肺朝百脉，输布五脏六腑、四肢百骸、五官九窍等以营养全身。脾的这种自下而上的输布作用，前人也用一句话加以概括，称为"脾主升清"。换言之，即水谷之精微是随脾气的上升而上升的，故脾气主升，以升为健。

脾主升清，胃主降浊。若清阳不升而致泻利的，宜用升阳举陷法升下陷之清阳；胃浊不降而呕吐的，宜和胃降浊法降上逆之浊阴。升降失调而吐泻交作的，宜用升清合降浊法，恢复脾胃气机升降平衡，故"医道平衡"。

【气主摄血，脾主统血】

气为血帅，血为气母，气既能推动血液运行，又能统摄血在脉内运行。血液之所以能够正常地循行于脉中而不泛溢妄行，有赖于脾气之统摄，故有气摄血、脾统血之论。若脾虚不能统血而致便血、吐血、崩漏诸证，多从脾胃施治。中气虚而不能摄血，宜用益气摄血法；中阳虚而不能统血，则用温阳摄血法。

【脾恶湿，胃恶燥】

脾主输布水谷精微，若脾不输津，反为湿困，即宜芳化、燥湿、振奋已困之脾阳。如湿热内蕴，宜用清热除湿法；寒湿困脾阳，宜用运脾除湿法；水泛为肿，宜用实脾利水法；湿聚为痰，宜用除湿祛痰法。这些都是以祛脾湿为目的的治法。

胃为水谷之海，是津液供给的基地，喜濡润，恶干燥。若热灼津液，胃液被劫，又宜用甘寒之品清养胃阴，以益胃生津法进行治疗。这是针对燥邪与湿邪两种不同的治法。

【小肠主化物，大肠主传导】

小肠的主要作用主消化食物，吸收营养。水谷经过胃的腐熟作用，下注于小肠，小肠受盛胃中水谷而化物，泌别清浊，形成精微后转输全身，浊液下渗于膀胱，糟粕下注于大肠。大肠是吸收水分，变化糟粕为粪便的器官，又是传导粪便的管道，故小肠与大肠有消化、吸收和传导粪便的功能。在病理情况下，传导失常可出现两种截然不同的症状，即泻利和便结，因而治法也各异。如泻利属热、属实的，当清热止利；属寒、属虚的，当温中固涩，反映了泻利宜止的治疗原则。便秘属热结，宜寒下；属寒结，宜温下；属津枯肠燥，宜润下，反映了便结宜通的治疗原则。

除上述各种治法以外，还有根据寒热虚实拟定的治法，如中焦虚寒的宜温中补虚，阳明热盛者宜辛寒清热或苦泄郁热等。

总之，治疗脾胃的大法不离温中、清热、消积、补脾、行气、升陷、降逆、止血、燥湿、祛湿、芳化、生津、泻下、固涩、杀虫等，临床上根据病性的兼夹，或单用一法，或两法并行，或数法合用。而岭南脾胃病由于受岭南地区气候高温高湿影响，容易外感湿热，且人体出汗多，气随汗泄，体质多偏脾虚夹湿，湿邪郁久化热，形成湿热病证居多，故在治法上以祛除湿邪与清泄热邪并重为特点。在处方上，用经方，或用时方，或用自拟经验方，崇古不泥古，融汇出新知，有是证便用是方，遵循"知犯何逆，随证治之"原则，胸无成见，法随证变。

现将临床行之有效的同一治法，同类方药包括经方、验方或自拟方，以及其精准治疗经验梳理总结如下，以便后学能够更全面系统地掌握运用。在岭南地区，治疗脾胃病常用的 20 种治法有：

一、益气健脾法

脾胃为气血生化之源，脾虚气必虚，故气虚一证，当以益气健脾为治法，使中焦健运，正气充旺，自然无恙。临床但见倦怠无力，呼吸少气，动则气喘，面色㿠白，懒于言语，食欲欠佳，肠鸣便溏，脉弱等脾虚气弱证，应选用人参、党参、白术、茯苓、甘草、山药、黄芪、砂仁、白豆蔻等药补气健脾，如四君子汤、参苓白术散等即体现这一法则。

脾主气，气贵流通。脾的特点是喜燥恶湿，故补气健脾方中每配醒脾利气的陈皮、木香及甘淡渗湿的茯苓、薏苡仁之类，如香砂六君子汤用木香、陈皮，参苓白术散用陈皮、茯苓、薏苡仁。若脾虚不能胜湿，湿气下趋而出现带下色白量多者，亦应以补气健脾为法，再使燥湿之品，或收涩止带的鸡冠花、糯根白皮、椿根皮、银杏、芡实、莲须等药，以益气健脾、除湿止带。此种用法，古法不乏实例，如易黄汤之用芡实、白果、车前子等，就是这种配伍形式。

本法的代表方有：

1. 四君子汤（《太平惠民和剂局方》）

组成： 党参 9g，白术 9g，茯苓 12g，甘草 3g。

用法： 水煎服。

功效： 益气健脾。

主治：脾虚气弱。脾虚气弱，运化力弱，腹胀食少，肠鸣泄泻，面色萎黄，发语声低，四肢无力，脉象细软。

方解：脾虚不运，则腹胀食少，泄泻肠鸣；脾虚食少，无以养其四肢百骸，则四肢无力；气来源于后天水谷所化，今因脾虚食少，气血化生之源不足，故发语声低；阳明之脉荣于面，脾胃虚则面色萎黄。根据"衰者补之、损者益之"的治疗原则，脾虚气弱之证，法当益气健脾，恢复中焦的健运。故本方以人参为主药，大补肺脾元气；辅以苦温的白术，健脾除湿，促进脾胃的运化；佐以甘淡的茯苓，不仅能助参、术补脾，其渗湿作用又兼顾了脾喜燥恶湿的生理特点，通过茯苓的甘淡渗湿，使参、术更能发挥补益的作用。本方药味平淡，不偏寒热，是补气的基础方剂。

本方人参一般可改为党参。若是气虚重证的，或气虚不能摄血的失血证，则宜用人参，疗效显著。大凡脾虚湿滞之证，茯苓常与白术同用，白术促进脾胃运化水湿的功能，茯苓使水湿从小便而去，两者相须为用，相得益彰。若痰湿中阻，则茯苓常与半夏同用。

本方可用于慢性胃炎，神经衰弱，病后或慢性病的肠胃功能减退，症见食欲不振、消化不良、腹部满闷、胃有停水、精神不振等。

化裁运用：

（1）**七味白术散**：本方加木香、藿香、葛根。治脾虚肌热，泄泻。

（2）**异功散**：本方加陈皮。治呕吐、泻下、不思饮食。

（3）**六君子汤**：本方加陈皮、半夏。治胃虚食少、咳嗽咳痰，呕吐或腹泻。

（4）**香砂六君子汤**：本方加陈皮、半夏、木香、砂仁。治气虚而兼见食、痰、气滞所致的痞满，以及脾胃素虚的妊娠呕吐等。

（5）**乌蝎四君子汤**：本方加川乌、全蝎、天麻。治小儿久病或吐泻脾困而作慢脾风者（川乌也可以减去不用）。

（6）**楂曲六君子汤**：本方加陈皮、半夏、山楂、建曲、麦芽。治脾虚，食后即感困倦、嗜睡者。

（7）**黄连六君子汤**：本方加陈皮、半夏、姜汁炒黄连。治饥不能食，属胃中虚者；再加吴茱萸，治嘈杂如饥，得食则嘈杂少止，止而复作，火盛作酸者。

（8）**柴芍六君子汤**：本方加陈皮、半夏、柴胡、白芍、当归。治脾虚腹痛，或妇女痛经属脾虚者。

（9）加味六君子汤：本方加苍术、陈皮、半夏、升麻、柴胡、生姜。治胃虚有痰，饮食减少，时时带下。

2. 参苓白术散（《太平惠民和剂局方》）

组成：党参 15g，白术 15g，茯苓 12g，莲子肉 15g，桔梗 6g，薏苡仁 24g，砂仁 9g，怀山药 15g，白扁豆 12g。

用法：细末为散，开水冲服，亦可作汤剂。

功效：健脾益气，渗湿止泻。

主治：脾虚夹湿。脾胃虚弱，饮食不消，胸痞脘闷，或吐或泻，四肢无力，形体消瘦，脉象虚弱。

方解：治疗脾胃当补其虚、除其湿、导其滞、调其气。本方参、术、苓、草暖胃补中，并能克服诸药呆滞之性，使其补而不滞；扁豆化清降浊之品，合桔梗以升清，合薏苡仁、茯苓以降浊。如此组合，使清气得补，浊阴得降，则呕吐、泄泻等症可解。

本方可用于慢性肠炎、慢性营养不良、妇女带下色白属脾虚湿气下陷之证。

3. 易黄汤（《傅青主女科》）

组成：炒山药 30g，炒芡实 30g，水炒黄柏 6g，酒炒车前子 6g，白果 10g。

用法：水煎服。

功效：健脾渗湿，清热止带。

主治：脾虚湿郁。带下色黄，日久不止，月经后转色淡，面色淡黄，眩晕，食欲减少，大便时溏，小便淡黄，舌苔薄白，脉软而滑。

方解：本方所治之证为脾虚湿郁、湿热下注型。脾虚不能胜湿，湿热下注伤阴，故带下色黄，日久不止。方中的山药、芡实均能健脾，脾健自能运湿；车前子利水渗湿，湿去则带下自减；芡实、白果有收敛止带功效，又专为带浊而设；黄柏清热燥湿，热去湿孤，则湿更易除。本方有健脾渗湿、收敛止带功效。

二、温中健脾法

脾胃虚寒是临床常见的证型之一，以呕吐、泻利，脘腹疼痛，得温稍减，苔白不渴，脉沉迟、弦紧等为主要证候。根据寒者热之的治疗原则，此类证型宜选用干姜、蜀椒、丁香、吴茱萸、良姜、肉桂等温中散寒药，与党参、白术、甘草、砂仁等补气健脾药组成温中健脾法治疗，使中阳复、寒邪散而病可解。如理中丸、吴茱萸汤、大建中汤、小建中汤等可为本法代表方。

1. 理中丸（《伤寒论》）

组成： 党参15g，白术9g，干姜9g，炙甘草6g。

用法： 蜜丸，每服9g，开水送服。或作煎剂亦可。

功效： 温中健脾。

主治： 脾胃虚寒。自利呕吐，腹痛不渴，舌淡苔白，或舌苔湿嫩，脉象沉细者。

方解： 本证属于中焦虚寒，健运失职所致。脾胃同主中焦，职司运化。中焦阳虚，健运失职，升降无权，脾的清阳不升而自利；胃的浊阴不降而呕吐；阴盛阳衰，寒邪凝聚则腹痛；至于口不渴，舌质淡嫩，苔白滑，脉沉细，则为阳虚内寒征象。中焦虚寒，健运失职，升降失调而吐泻腹痛，法宜温中阳以散寒邪，健脾胃以复升降。故本方以党参大补脾胃元气为主药，辅以干姜温中散寒，白术、甘草健脾益气，共呈温中健脾功效。俾中焦得温，则寒邪去而腹痛除；脾胃健运，则升降复而吐泻止。

本方是强壮脾胃剂，可用于虚寒性溃疡病、慢性胃肠炎、消化不良、肠鸣腹泻、遇寒则腹痛，以及胃无力症，胃液滞留，心下痞闷，胃肠官能症见症如上述者。

化裁运用：

（1）**桂附理中汤：** 本方加肉桂、附子。治脾肾虚寒之腹寒吐泻、手足不温等。

（2）**丁萸理中汤：** 本方加丁香、吴茱萸。治呕吐、腹痛寒盛者。

（3）**砂半理中汤：** 本方加砂仁、半夏。治本证呕吐甚者。

（4）**枳实理中汤：** 本方加枳实、茯苓。治脾胃虚寒之脘腹痞满、腹痛腹胀。

（5）**治中汤：** 本方加青皮、陈皮。治冷食积滞。

（6）**理苓汤：** 本方合五苓散同用。治胃虚食滞、喘胀浮肿、小便不利者。

（7）**连理汤：** 本方加黄连。治脾胃虚弱、呕吐酸水等。

（8）**连萸理中汤：** 本方加黄连、吴茱萸。治胃脘痛寒热错杂者。

（9）**理中化痰丸：** 本方加半夏、茯苓。为丸，每服一钱。治脾胃阳虚之寒饮内停、食少便溏、呕吐清水、咳唾稀痰、手足欠温、舌苔白滑、脉沉迟者。

2. 大建中汤（《金匮要略》）

组成：党参 15g，干姜 9g，炒蜀椒 9g，胶饴 60g。

用法：前三味煎水，去渣，入胶饴，温服。

功效：温中散寒，缓急止痛。

主治：中阳式微，阴寒内盛。脘腹剧痛，手不可触近，呕不能食，苔白腻，脉缓迟或沉弱者。

方解：《金匮》此方原治"心胸中大寒痛，呕不能饮食，腹中寒，上冲皮起，出见有头足，上下痛不可触近"之证。此条首先提出"心胸中大寒"，继又提出"腹中寒"，此证病位在中焦，病因为寒，即由中阳式微、阴寒内盛所引起。阴寒凝聚，故脘腹剧痛；寒甚引起肠蠕动加剧，故"上冲皮起，出见有头足"；痛剧，故拒按而"不可触近"；肠剧烈蠕动，以致浊阴不能下行而上逆，故"呕不能饮食"。中阳式微、阴寒内盛而腹痛呕吐，急宜温中散寒，俾中焦得温，则阴寒消而痛可止。方中用大辛大热的干姜、蜀椒为主药以温中散寒、振奋中阳，使寒邪散而疼痛止，浊阴降而呕逆除；人参、饴糖补脾缓急。4 味共成温中散寒、补脾缓急功效。由于蜀椒具有杀虫作用，故对于中焦虚寒、蛔虫内扰而致的腹痛，亦可应用本方。

3. 小建中汤（《伤寒论》）

组成：桂枝 9g，白芍 18g，生姜 9g，甘草 6g，大枣 6 枚，饴糖 60g。

用法：水煎去渣，加入饴糖溶化，分两次服。

功效：温中补虚，缓急止痛。

主治：肝脾失和。腹中时痛，喜温喜按，按则痛减。

方解：本法由桂枝汤倍芍药加饴糖组成。腹痛喜温喜按，是中焦虚寒，脾虚肝乘而致。此方用桂、姜、枣温中补虚，倍芍药加饴糖以益阴平肝、缓急止痛，对于上诉腹痛证候，确有疗效。前人谓桂枝汤"外证得之，解肌和营卫，内证得之，化气调阴阳"。本方以桂枝汤为基础，有化气调阴阳功效，故对虚劳发热及心中悸等亦可用此方。

化裁运用：

（1）**黄芪建中汤**：本方加黄芪。适应证与小建中汤同，益气健脾之力较小建中汤更强。

（2）**归芪建中汤**：本方加当归、黄芪，增强益气补血功能，可用于胃脘痛饿时更甚者。亦可用于妇女产后腹痛，小腹拘急，痛引腰背，表现胃虚寒者。

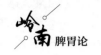

（3）**当归建中汤**：本方加当归。治产后身体衰弱，腹痛不止。

三、益气升陷法

脾胃位居中焦，为气机升降之冲要，倘使脾虚气陷，上见少气懒言、气短难以呼吸，下见子宫脱出、尿遗或不禁或不通、气虚便秘、脱肛等。均宜升提中焦下陷之气，使气机复其常度。故本法常在补气健脾的基础上，配伍升麻、柴胡等升阳药物，如补中益气汤、举元煎等即可为代表。

气短是诊断中气不足、清阳下陷的主要症状之一，但是寒饮结胸也有气短的症状，临床应予辨别。寒饮结胸的气短，胸闷伴疼痛，似有物压榨感；中气不足、清阳下陷的气短，则常觉上气不接下气，动则尤甚，为其不同点。此外，患者常自觉有脘腹下坠感，也是清阳下陷的主要鉴别点。

从许多治疗气虚下陷的方剂可以看出，黄芪几乎是必用之品。用黄芪既能补气，又能升举阳气，是治疗气虚下陷的首选。

本法的主要作用是升举下陷的清阳。由于清阳下陷，阳气内郁，可以呈现身热，自汗，渴喜热饮，脉大而虚浮等假热证。用此方以升举下陷之阳，使清阳上升，阳气外达，则郁热可发散，这就是甘温除热的道理，取"火郁发之"之意。

升阳举陷又是治疗湿热的一种方法。湿热邪留中焦，应宣发、辛开、苦泄、芳化、淡渗。若误用下法，每致脾阳下陷而泄泻、便溏。此证选用黄芪、柴胡等升举清阳药物，配伍荷叶、青蒿等一两味除湿之品，有利于清阳升发，以达升阳举陷的目的。但在配伍本类方剂时，要注意多用芳香化湿之品，下渗利湿药不宜多用，以免气机趋下，有碍升阳举陷的效果。

本法的代表方有：

1. 补中益气汤（《脾胃论》）

组成：黄芪21g，党参15g，白术9g，甘草6g，陈皮9g，当归12g，升麻6g，柴胡6g。

用法：水煎服。若做蜜丸，剂量宜加大。治子宫下垂，黄芪、升麻剂量宜重。

功效：补中益气，升阳举陷。

主治：①身热有汗，渴喜热饮，头痛恶寒，懒言恶食，脉虽洪大，按之虚软。②食不知味，懒于言语，四肢倦怠，不耐劳动，动则气喘，脉虚大无力。③脱肛，子宫脱出，久痢，久疟，小便淋漓失禁或不通，以及一切清阳下陷者。

方解：本方所治诸证，属于中气不足，清阳下陷。脾主升清，胃主降浊，由于脾虚下陷，清阳不能上达，故头痛；但此种头痛以时痛时止为特点，不似外感的头痛，常痛不休。脾主输布精微，脾阳下陷，不能输布津液上承于口，故口渴；但此种口渴伴喜热饮，与热盛津伤之渴喜冷饮者不同。脾胃气虚，陷而不升，则阳气内郁而不能外达，故身热；由于阳气亦有暂时上升的时候，故此种身热也有时热时不热的现象，且以手心热为主要见症，与外感的常热不休亦有所不同。清阳下陷，不能外循于皮肤分肉之中以卫外，故恶寒、自汗；但此种恶寒得衣就温即解，与外感所致的恶寒虽近烈火仍恶者有所区别，以上气与下气不相续，动则气喘，或兼见气往下坠，下部空坠为特点，与肺气上逆的气喘亦有区别。清阳下陷，气机陷而不举，又为脱肛、子宫下垂、泄泻、久痢、小便失禁等种种疾患之所由来。综上所析，本方所治的病证虽多，总由中气不足、清阳下陷所致。

病有脾虚气弱，当以甘温药物温养脾胃、补益中气。此证不仅脾虚，而且清阳下陷，故治疗时应双管齐下，一面补中益气，一面升阳举陷，使脾气充而清阳复位，清阳复位则阳气不郁而身热解。所谓甘温除大热，即此义。方中黄芪补肺气、实皮毛、益中气、升清阳，故重用，为主药；人参、甘草补脾益气，白术燥湿强脾，辅助黄芪共成补中益气之功。升麻升举脾阳，柴胡疏达肝气，协助黄芪，共成升阳举陷之效。配以陈皮利气醒脾，使补气而不损及肝血，亦各有所取义，但不居于主要地位。

本方可用于慢性消耗性疾病、慢性出血性疾患所导致的身体衰弱、疲倦无力、食欲不振、自汗，以及低血压、胃下垂、重症肌无力等。亦可用于精神衰弱的头晕目眩、遗精、失眠等。

2. 举元煎（《景岳全书》）

组成：黄芪 24g，人参 9g，白术 9g，炙甘草 3g，升麻 6g。

用法：水煎服。

功效：益气升陷。

主治：气虚不摄。月经量多，过时不止，色淡而清稀如水，面色㿠白，气短懒言，怔忡怯冷，小腹空坠，肢软无力，舌质淡红，脉虚弱。或气虚崩漏，骤然下血甚多，或淋沥不绝，色淡质清，精神疲倦，气短懒言，舌淡脉虚。

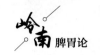

方解：本方与补中益气汤相同，用人参、黄芪、白术、甘草补中益气，升麻辅助黄芪升阳举陷，对脾阳下陷、气虚不能摄血，以致月经量多色淡者，有升阳举陷、益气摄血之功效。亦可加海螵蛸、茜草根、乌梅等止血药增强止血作用。

四、补脾摄血法

本法适用于脾胃气虚，不能统血摄血的便血、崩漏、吐血、衄血等。人体的血液能够正常地循行于脉内而不泛溢妄行，有赖于脾气为之统摄，故有脾统血之说。若脾虚不能统血而致崩漏、便血、吐衄诸证，当从脾胃施治。中气虚而不能摄血的宜用益气摄血法，代表方剂如归脾汤。若兼见血色晦暗不鲜，或血色淡、清稀如水，面色萎黄，舌淡苔白，四肢不温，喜暖畏寒，脉沉细无力等阳虚证候，又当于本法中加入温阳之药而成温阳摄血法。

本法的代表方有：

1. 归脾汤（《济生方》）

组成：白术 9g，黄芪 18g，茯神 12g，党参 12g，甘草 6g，木香 3g，远志 9g，酸枣仁 15g，龙眼肉 15g，当归 12g。

用法：水煎服。亦可倍量做蜜丸，每次服 9g。出血重症可用朝鲜参，加大枣 30g，花生衣适量。

功效：益气补血，健脾养心。

主治：心脾亏损。惊悸，怔忡，健忘不寐，体倦食少，以及妇女月经不调，崩中漏下。

方解：心脾两亏，应当养心健脾。养心不离补血，健脾不离补气，气血盛则脾运健而心神安。方中人参、黄芪、白术、甘草补脾益气，龙眼肉、当归、茯神、远志、酸枣仁养心安神，佐少量木香理气醒脾，使共补而不滞，是养心和健脾并治、气血双补之剂。但重点在于治脾，因为心血是由脾转输的精微所化，补脾即可以养心，气壮则能摄血。

本方可用于上、下消化道出血属脾虚不摄证型患者，对于血小板减少导致的出血也有一定疗效。还可用于神经衰弱而伴有胃肠功能障碍的失眠多梦、消化不良，以及贫血、慢性出血和妇女月经不调、月经过多或淋漓不断而属于脾虚者。

2. 黄土汤 (《金匮要略》)

组成：灶中黄土 30g，白术 9g，甘草 3g，干地黄 15g，阿胶（烊化）12g，附子 9g，黄芩 9g。

用法：水煎服。

功效：温中扶阳，益阴止血。

主治：中焦虚寒之血证。大便下血、吐血、衄血、妇人血崩，血色暗淡，四肢不温，面色萎黄，舌淡苔白，脉沉细无力。

方解：脾主统血，气主摄血，若脾气虚寒，失其统摄之权，则血从上溢而为吐衄，下出而为便血崩漏。此证兼见血色暗淡，四肢不温，面色萎黄，舌淡苔白，脉沉细无力等，故其为脾肾虚寒，不能摄血所致。本方体现温中健脾、益阴止血法则。灶心土温中止血，地黄、阿胶补血止血，三药同用，能呈较好的止血功效。然而，脾气虚寒而失血，若徒用止血药物，很难奏效，唯有温中健脾与止血同施，标本并图，收效快捷。故方用白术、甘草、附子温阳健脾，以复脾胃统血摄血之权，虽本身无止血作用，却有助于止血。配伍一味苦寒的黄芩，一则防止附子的辛热动血，二则本品又是止血药物，能增强止血作用，从而体现了反佐的配伍形式。

3. 温经摄血汤 (自拟经验方)

组成：红参 9g，白术 9g，炙甘草 3g，吴茱萸 3g，姜炭 9g，焦艾叶 9g。

用法：水煎服。血多加海螵蛸 15g，漏下加延胡索炭 9g。

功效：温经摄血。

主治：中焦虚寒之血证。暴崩或漏下，色淡清稀如水，少腹胀痛，觉有冷感，喜热熨，食少便溏，舌淡苔白，脉虚迟。

方解：此属脾虚不能统血，气虚不能摄血所致的崩漏。故以理中汤为基础，温中补虚，益气摄血；姜炭、焦艾叶有温经止血功效。然肝为藏血之脏，职司疏泄，今经血暴下，亦当责之于肝的疏泄失常，故佐少量吴茱萸以条达肝气，使肝气不郁，疏泄复其常度。若血多加海螵蛸，则本方不仅温经摄血，亦有固涩止血的作用。漏下加活血祛瘀的延胡索炭，即胶艾汤用川芎的意思，此致漏之因，当属瘀血引起，否则不可轻投。

五、温中除湿法

若寒湿困脾，中阳不运，证见脘痞腹胀，大便溏薄，舌苔白腻，或肌肉

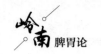

疼痛等，则宜选用苍术、白术、厚朴、陈皮、半夏、桂枝等温中化湿药和茯苓、泽泻等淡渗利湿药治疗。常用方剂如平胃散、五苓散、苓桂术甘汤、甘姜苓术汤、藿朴夏苓汤等。

根据寒湿困阻中焦这一机理，苍术、半夏等温性燥湿药是本类方剂的主要组成部分，如平胃散纯用燥湿运脾之品而不用利湿药。但在一般方剂里，多与甘淡渗湿药配伍。如果寒湿较盛，尤宜配伍温运脾阳的干姜、草果或温阳化气的桂枝，以达到化气行水的目的，如胃苓汤、苓桂术甘汤、甘姜苓术汤等即是。此类证型与湿热阻滞中焦有一寒一热之异，可以合参。

本法的代表方有：

1. 平胃散（《太平惠民和剂局方》）

组成：苍术 9g，厚朴 9g，陈皮 9g，甘草 3g。

用法：水煎服。

功效：运脾除湿。

主治：寒湿中阻。脘腹胀满，嗳气吞酸，不思饮食，呕吐恶心，怠惰嗜卧，身重酸痛，大便溏薄，舌苔白腻而厚者。

方解：脾阳不运，寒湿阻滞，法当运脾除湿，振奋已困的脾阳，温化中焦的寒湿。本方苍术苦温辛烈，具运脾燥湿之功，为本方主药。厚朴苦温，除湿宽中；陈皮辛温，利气行痰，二味芳香醒脾，有调中功效，为辅药。甘草能补能和，为佐药及调和药。

化裁运用：

（1）**楂曲平胃散：**本方加山楂、神曲、麦芽。治饮食积滞之痞胀吞酸、不思饮食、倦怠嗜卧等。是除湿与消导并用的配伍形式。

（2）**开胃健脾丸：**本方去甘草加枳实。治脾胃不和之纳食无味，脘腹胀满，呕吐吞酸等。下气消痞力量较原方为强。

（3）**枳术平胃散：**本方与枳术汤合用，可增强了下气消痞、健脾除湿功效。治平胃散证而脾虚湿胜者颇宜。

（4）**不换金正气散：**本方加藿香、半夏。治证相同，较原方更多芳香化浊、降逆止呕功效。兼见表证亦可用。

（5）**香砂平胃丸：**本方加木香、砂仁。治脾虚伤食之痞满纳呆、恶心呕吐等。行气、健脾、止呕功效较原方为强。

（6）**胃苓散：**本方与五苓散合用。治寒湿困脾的泄泻。体现了利小便以实大便的分利法，是燥湿与利湿合用的组合形式。

（7）**茵陈胃苓汤**：即胃苓汤加茵陈。治阴黄，黄色晦暗如熏黄色；或渐化热，舌苔黄滑，口干而不多饮者。体现了肝胃同治的配伍形式。

（8）**柴平汤**：本方与小柴胡汤合用。治温疟，脉濡，一身疼痛，手足沉重，寒多热少。

（9）**下死胎方**：本方加芒硝。服用能促使死胎排出。

2. 藿朴夏苓汤（《医原》）

组成：藿香9g，半夏9g，茯苓9g，杏仁9g，生薏苡仁9g，豆蔻3g，猪苓6g，淡豆豉6g，泽泻6g，厚朴6g。

用法：水煎服。

功效：芳香化浊，淡渗除湿。

主治：湿温病。身热不渴，肢体倦怠，胸闷口腻，舌苔白滑，脉濡者。

方解：湿浊滞于中焦，非芳香化浊和燥脾除湿之品不能振奋已困之脾阳，祛除黏腻的湿浊。故方用藿香、淡豆豉芳香宣透，以疏表湿；厚朴、蔻仁芳香化浊；半夏燥脾祛湿。湿滞为患，非淡渗除湿之品不能祛已停的湿浊，故用茯苓、薏苡仁、猪苓、泽泻甘淡渗湿；杏仁开泄肺气，共奏开源洁源之功。全方用药照顾到上、中、下三焦，与三仁汤结构略同。

3. 苓桂术甘汤（《伤寒论》）

组成：茯苓15g，桂枝9g，白术9g，甘草3g。

用法：水煎服。

功效：温阳化气，培中渗湿。

主治：饮证。心下有痰饮，胸胁支满，目眩者。

方解：此方为中焦阳虚，水饮内停而设，体现温阳化气、培中渗湿法则。方中茯苓补脾、渗湿，一药兼见两种作用，故重用为主药。然饮邪之所以为患，由于气化不行，气化之所以失常，由于阳气不足，故辅以桂枝温阳化气，与茯苓共治已停之饮。白术、甘草培中健脾，俾中焦健运，自然能够运化水湿，此二味能耗其痰饮的再生。通过上述四药的相互配伍，使中阳复则气化行，脾运健则饮邪去而诸证解。

本方可用于慢性胃肠炎疾患，慢性心力衰竭等。

4. 甘草干姜茯苓白术汤（《金匮要略》）

组成：甘草6g，干姜12g，茯苓12g，白术9g。

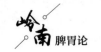

用法：水煎服。

功效：温中除湿。

主治：寒湿肾着。寒湿所伤，腰部及腰以下冷，重痛，口不渴，饮食正常，小便自利。

方解：此证以腰以下冷痛而重为主证，当属于寒湿证型。腰为肾脏所在部位，此证见于腰部，容易误诊为肾脏病变，其实是寒湿留着于肌肉所致。脾主肌肉，故以病变部位而言，当属下焦；以病变的机理而言，实由中焦脾不胜湿，湿留肌肉所致。至于不渴、小便自利、饮食如故等，虽不属主证，但都是辨证的要点。一般来说，水湿为病，多出现脾阳受困，饮食减少，或脾不输津，口渴不欲饮等湿滞中焦症状；或出现肾的功能失调而小便不利的下焦症状。这里以饮食如故、口不渴鉴别本证不属于脾为湿困的证型；以小便自利鉴别本证的冷痛而重等症状，虽然见于肾脏部位，但不属于肾脏病变。故从冷痛而重等证，可以确定此证属于脾不胜湿、留着肌肉的寒湿为患。

本方体现温中除湿法则。方中干姜温中祛寒，白术运脾除湿，茯苓甘淡渗湿，合甘草以培中健脾。俾湿去则腰重症状得除，寒祛则冷痛症状可解。

六、清热祛湿法

本法适用于湿热盘踞于中焦的身热，两足不温，自汗，头昏重痛，胸闷，脘痞，腹胀，大便溏而不爽，渴不欲饮，或饮而不多，苔白腻或黄腻等。长夏季节天热地湿，人生活在这样的环境中最易感受湿热。湿为阴邪，热为阳邪，二者的性质不同，故上诉诸证也就表现出矛盾的两个方面。如身热而两足不温，口干而不欲饮，有头痛、身热自汗、苔黄等热的一面，又有胸闷、恶心、苔腻、便溏等湿的一面。湿热之邪一经结合，如油入面，很难分解。在治疗时，不似表邪可一汗而解、热证可一凉而退，犹如抽丝剥茧、层出不穷。治疗此类证型，当以清热利湿为法，辛开芳化为辅，以分消湿热之势。本法常用苦寒清热的栀子、黄连、黄芩，辛温燥湿的半夏、厚朴、陈皮、苍术、草果，利水渗湿的茯苓、薏苡仁、滑石、通草、猪苓、泽泻、防己、茵陈、芦根等药为主，适当配伍芳香化湿的藿香、豆蔻、砂仁、石菖蒲、佩兰等，以及辛开肺气的枇杷叶、桔梗、杏仁之类而成。常用方剂如甘露消毒丹、三仁汤、黄芩滑石汤、薏苡竹叶散、中焦宣痹汤、加减木防己汤等。

湿热为病，不仅津液未伤，且有湿邪留滞，故多选黄芩、黄连、栀子等苦寒药以清热解毒燥湿；配以清热、利湿两种作用俱备的茵陈、滑石之类。其次，利湿药的选择亦宜考究。湿热一证，多因先有内伤，再感客邪所致，故宜选用茯苓、薏苡仁、通草等甘淡之品，取其甘不伤脾，淡能渗湿，虽用利湿之品而无困脾之弊。对病程较长、收效较慢的湿热证，有其实用意义。

配伍本类方剂时，要注意湿与热孰多孰少，病位的偏表偏里，以及兼上焦证还是兼下焦证，才能分清主次，掌握重点。热盛湿微，偏于阳明之表证，以清热为主，除湿芳化为辅；湿盛热微，偏于太阴之里的，以除湿芳化为主，清热为辅。兼湿滞体表，肌肉烦疼的，应配入防己、薏苡仁、蚕砂、姜黄、秦艽、海桐皮、威灵仙、丝瓜络、络石藤、海风藤等长于治疗肌腠之湿及通络止痛的药物。兼见下焦症状如小便不利或尿频、尿急、尿痛，或大便溏泄的，利湿药又应增强。至于坏证亦宜兼顾，如误用汗法而神昏耳聋的，当用降泄之品，使湿热下行；误用泻下以致脾阳下陷，泄泻不止的，当用升浮之品，使脾阳上升；误用滋腻药物而久久不愈的，当重用苦温芳化之品，振奋脾阳，解其固结。这些都是治疗湿热证的基本配伍知识。

本法的代表方有：

1. 甘露消毒丹（《温热经纬》）

组成： 藿香 9g，豆蔻 9g，石菖蒲 6g，薄荷 6g，连翘 15g，射干 9g，黄芩 15g，滑石 18g，茵陈 30g，木通 12g，川贝母 9g。

用法： 水煎服。

功效： 清热解毒，芳化渗湿。

主治： 湿温时疫初起，邪在气分。身热肢酸，无汗神烦，或有汗热不退，胸闷腹胀，溺赤便秘，或泻而不畅或有热臭气，舌苔白腻或干黄。

方解： 这是用治湿温初期邪在气分的主方。湿温及时疫之邪自口鼻而入，鼻通于肺，口通于胃，故病初起多肺胃受邪。薛生白《湿热篇》论："湿热证属阳明、太阴经居多，中气虚则病在太阴。"本方所治是偏表而在阳明的证候。湿蔽清阳之位，故苔白或垢腻；湿热交蒸，故苔或干黄；其溺赤便秘，或泻而不畅有热臭气，又是热偏胜的征象。本方是治湿热证邪留气分而热偏胜的主方，体现了清热渗湿、芳香化浊法则。方中射干、贝母泄肺气、利咽喉，与黄芩、连翘、薄荷轻清透达，清热解毒于上；滑石、木通、茵陈清热渗湿于下，这两组药物上清下渗，分消其势，以治致病之源。然中焦为黏腻的湿邪所困，非芳香之品不能振奋已困的中阳，祛除黏腻的湿浊，故配伍藿

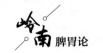

香、石菖蒲、豆蔻芳香化浊、醒脾祛湿；与前两组药物相伍，则清热解毒、淡渗利湿、芳香化浊三法俱备。三法中又以清热为主，渗湿为辅，芳化为佐，主次分明，一丝不乱，用治湿热，疗效甚佳。

本方可用于肠炎、伤寒、副伤寒、肾盂肾炎、传染性肝炎、蚕豆黄（轻型）、钩端螺旋体病等。但应根据情况加减，肠炎、伤寒、副伤寒可加地榆、苦参、黄连、萹蓄、白茅根、大小蓟、石韦等利水药；传染性肝炎可加重茵陈剂量，并加栀子、黄柏、白矾等利胆退黄药；钩端螺旋体病可加青蒿、金银花、板蓝根、穿心莲、白茅根、大小蓟等清热解毒、凉血止血药，并重用黄芩；蚕豆黄病可加田艾（又名清热草）治疗。

2. 三仁汤（《温病条辨》）

组成：杏仁 9g，白豆蔻 9g，薏苡仁 24g，厚朴 12g，通草 6g，滑石 18g，半夏 12g，竹叶 6g。

用法：水煎服。

功效：清热除湿，辛开芳化。

主治：湿温初期，邪留气分。湿胜热微，头痛恶寒，身重疼痛，面色淡黄，胸闷不饥，午后身热，舌白不渴，脉弦细而濡者。

方解：这是用治湿温邪留气分、湿胜热微的方剂。其证头痛恶寒，身重疼痛，与伤寒表证近似，但伤寒表证其脉当浮，此证脉弦细而濡，则非伤寒脉象。再者，此证与伤寒虽然都有恶寒见症，但恶寒的程度亦略有不同，此证是阳为湿遏而恶寒，仅微有恶寒现象，不如寒伤于表的恶寒剧烈。湿留肌肉，则身重疼痛；阻碍清阳上升，故头昏重痛；湿蔽清阳之位，故胸闷不饥；午后气温较高，体内热邪得天时之助，则湿热交蒸而午后身热；舌干苔白不渴，面色淡黄，又为湿胜热微的确据。

治疗此证应当注意 3 个疑点：第一，如见其有头痛恶寒、身重疼痛，便误以为是表证而使用汗法，则"汗伤心阳，湿随辛温发表之药蒸腾上逆，内蒙心窍则神昏，上蒙清窍则耳聋，目瞑不言"。第二，如见其中满不饥，便以为积滞内停而使用下法，误下伤阴，更加抑制脾阳的上升，使脾阳下陷，"湿邪乘势内溃"，则会洞泄。第三，如见其午后身热，便误以为气阴虚而用柔药润之，湿为胶滞阴邪，再用滋腻之品，"二阴相合，同气相求，遂有困结不解之势"。故此证既不可汗下，也不可用润法。气化则湿亦化（肺为水之上源，开肺气即开水源、启上闸之义），芳香化浊以醒脾祛秽，淡渗除湿以祛除湿邪，稍用清热之品，组成辛开芳化、清热渗湿之法，于证始恰。方中杏仁辛开苦降，开肺气，启上闸；蔻仁芳香化浊，与厚朴、半夏同用，运脾除湿之力颇强；薏苡仁、滑石、通草皆甘淡渗湿之品，使湿邪从下而去；用竹叶、滑石略事清热。诸药合用，则辛开肺气于上，甘淡渗湿于下，芳香化浊于中。上述三组药物，分而言之，三仁照顾三焦，各有用意；合而言之，则辛开芳化亦是为除湿而设。故用药虽然照顾三焦，总的目的却都是为了除湿。本方为治湿温的常用方，湿重于热者宜。

本方亦可用于肾盂肾炎、巩膜炎。

3. 黄芩滑石汤（《温病条辨》）

组成：黄芩9g，滑石9g，茯苓皮9g，大腹皮6g，豆蔻3g，通草3g，猪苓9g。

用法：水煎服。

功效：清热利湿。

主治：湿温邪在中焦，脉缓身痛，舌淡苔黄而滑，渴不多饮或不渴，汗出热解，继而复热之证。

方解：此为湿热困阻中焦、经络同病的证型。由于机体"内不能运化水谷之湿，外复感时令之邪"，以致湿滞经络而身痛；湿困中焦而舌滑，渴不多饮或不渴；湿热交蒸而汗出热解，继而复热。湿热为患，若只清热则湿不退，只祛湿则热愈炽，唯宜湿热两清，分清其势。故本方以黄芩、滑石清利湿热，蔻仁芳香化浊，茯苓皮、猪苓、大腹皮、通草淡渗利湿，共呈清热除湿之效。

4. 薏苡竹叶散（《温病条辨》）

组成：薏苡仁15g，竹叶9g，滑石15g，豆蔻4.5g，连翘9g，茯苓15g，通草4.5g。

用法：共为细末，每服15g，日三服。亦可作汤剂。

功效：辛凉清热，甘淡利湿。

主治：湿郁经脉。身热身痛，汗多自利，胸腹白疹。

方解：本方以竹叶、连翘辛凉清热，薏苡仁、滑石、茯苓、通草甘淡渗湿，白豆蔻芳香化浊，共同体现辛凉淡渗法则。

5. 宣痹汤（《温病条辨》）

组成：杏仁9g，连翘12g，山栀子9g，半夏12g，防己12g，薏苡仁24g，滑石18g，赤小豆15g，蚕砂24g。

用法：水煎服。

功效：清热利湿，宣痹止痛。

主治：湿痹，湿聚热蒸蕴于经络。骨节烦痛，舌苔厚腻，面目萎黄。

方解：痹证有风痹、寒痹、湿痹之异，本证属于湿蕴于经络的湿热痹。以苔腻且黄，知其为湿热；寒盛热炽，骨节疼痛，知其为湿热痹阻经络。由于主要矛盾是痹痛，故治疗当清热利湿与宣痹通络共举。本方选用长于除经络之湿和宣痹止痛的防己、薏苡仁、蚕砂为主药，使经络之湿得除，则痹痛可止。用杏仁宣肺气，俾气化则湿化；连翘、栀子协助主药清热；赤小豆、滑石、半夏协助主药除湿；痛甚加姜黄、海桐皮以增强除湿止痛作用，体现了清热除湿、宣痹止痛法则。

6. 加减木防己汤（《温病条辨》）

组成：防己 18g，桂枝 9g，石膏 18g，杏仁 12g，滑石 12g，白通草 6g，薏苡仁 15g。

用法：水煎，分三次服。风胜则掣痛，游走作痛，加桂枝、桑叶；湿胜则肿，加滑石、萆薢、苍术；寒胜则痛，加防己、桂枝、姜黄、海桐皮；面赤口涎自出，则重用石膏、知母；无汗，加羌活、苍术；汗多，加黄芪、炙甘草；兼痰饮，加厚朴、半夏、陈皮。

功效：清热利湿，宣痹止痛。

主治：暑湿痹。四肢关节红肿热痛，活动受限，舌苔黄腻，脉弦滑。

方解：本方是治疗湿热痹的方剂。湿热留着肌肉、阻滞经络而成的痹证，以疼痛为特点。故本方用长于除肌腠之湿的防己为主药，以除湿止痛。石膏辛寒清热，薏苡仁、滑石、通草甘淡渗湿，杏仁开泄肺气。反佐一味辛温的桂枝，以通利血脉，对湿痹经络的痛证，确能增强宣痹止痛的功效。

七、清泻胃火法

阳明经脉夹口环唇，络于上下唇龈。若热在阳明之络，症见口燥唇干，口疮口臭，烦渴易饥；或胃中积热而见上下牙痛，喜冷畏热，或齿龈红肿溃烂，或唇口腮颊肿痛，舌红少苔，脉滑等症。热入阳明之经，或温病热入气分，见壮热、汗多、烦渴、脉洪大等症，最宜此法，这是根据热者寒之的治疗原则拟定的。本法常用黄芩、黄连、石膏、知母、栀子、牡丹皮等清热凉血解毒药，以泻中焦之火热，如清胃散、白虎汤、玉女煎就是体现本法的方剂。

1. 清胃散（《医方集解》）

组成： 黄连 9g，石膏 30g，生地黄 24g，牡丹皮 9g，升麻 3g。

用法： 水煎服。

功效： 清泻胃火，凉血养阴。

主治： 胃中实火上炎。牙缝出血，牙床肿痛，牵引头眩，满而发热，其牙龈红肿溃烂，或口气热臭，或胃脘热痛，口干舌燥，舌红少苔，脉滑大而数者。

方解： 黄连、石膏治脾胃郁热；升麻性升而散，又能解毒，协助黄连、石膏宣达郁遏的湿热，亦治"牙根浮烂恶臭"；病及血分，故用生地黄、牡丹皮凉血养阴。全方作用在于清宣胃火、凉血养阴，胃火一清，阴得其养，则溃烂出血、疼痛等症可愈。

本方可用于牙周炎、急性胃炎，若加犀角、连翘、甘草，则清热解毒力量大为增强。亦可加大黄、芒硝，釜底抽薪，导热下行。《兰室密藏》方有当归，无黄芩、石膏。

2. 白虎汤（《伤寒论》）

组成： 石膏 15~60g，知母 12g，甘草 6g，粳米 9g。

用法： 水煎服。

功效： 辛寒清热。

主治： 伤寒热在阳明，或温病热在气分。高热、汗出、舌燥，烦渴引饮，脉洪大有力或滑数者。

方解： 伤寒邪入阳明，由寒化热，或温病热入气分，已无表证，故不恶寒而见高热；热蒸津液外越散热，故汗出；热盛津伤，引水自救，故口渴引饮；邪盛而实，故脉洪大而有力或滑数。

热在气分，伤耗津液，根据热者寒之的治疗原则，法当选用辛寒清热、甘寒生津之品，组成清热生津方剂治疗。本方即体现上述治法，为著名的清热剂。石膏辛甘寒，解肌清热的力量很强；知母治阳明独盛之热，并善生津，以二味为主药，有解热除烦效能，所以高热、汗出、烦渴等可解除。再配甘草、粳米，调护胃气，不致因大凉之剂而碍胃。本方配伍完善，方简效宏，临床应用很广。

本方可用于肺炎、乙型肝炎、伤寒、斑疹伤寒、中暑、感冒、小儿麻疹等有上诉脉证者。

化裁运用:

(1) **白虎加人参汤**:本方加人参或沙参。治白虎汤证而汗多,脉虚大者。体现清热益气生津法则。

(2) **白虎加桂枝汤**:本方加桂枝。治温疟,其脉如平,身无寒但热,骨节疼烦,时呕者。可用于活动性风湿关节炎。体现清热解肌的法则。

(3) **柴胡白虎汤**:本方加柴胡。治寒热往来,热多寒少。体现了清热兼和解的法则。

(4) **白虎承气汤**:本方加大黄、芒硝。治高热、口渴、汗出、神昏谵语、大便秘结、小便赤涩者。体现清胃腑积热的法则。

(5) **银翘白虎汤**:本方加金银花、连翘。治乙型肝炎见证如白虎汤证(轻型)。体现清热解毒的法则。

(6) **苍术白虎汤**:本方加苍术。治湿温憎寒壮热、口渴、一身尽疼。对风湿热之热偏胜者,可以应用。体现清热除湿的法则。

(7) **镇逆白虎汤**:本方加半夏、竹茹,减去甘草、粳米。治白虎汤证具,兼见胃气上逆、心下痞闷者。体现清热降逆的法则。

(8) **犀羚白虎汤**:本方加犀角、羚羊角、菊花、钩藤。治小儿温热化燥,液枯动风,症见鼻窍无涕,目干无泪,面色枯焦,神昏抽搐者(若加凉血解毒药大青叶、板蓝根,效果更佳)。体现气血两清、息风解痉法则。

(9) **化斑汤**:本方加犀角、玄参。治温热病神昏谵语、发斑。可用于乙型肝炎、流行性肝炎、脑脊髓膜炎的高热昏迷,皮肤有出血点者。体现气血两清法则。

(10) **新加玉女煎**:本方加生地黄、玄参、麦冬,减甘草、粳米。治热病气血两燔者。再加牛膝,治少阴不足、阳明有余之牙齿痛。体现气血两清的法则。

八、消食导滞法

本法适用于饮食停滞于胃,或积滞中焦生湿蕴热,胸脘痞满,腹胀时痛,嗳腐吞酸,噫气如败卵臭;恶食,或呕吐泄泻,或大便不爽等。此类证型实而不虚,根据客者除之的治疗原则,当用消食导滞之品,祛其积滞以复脾胃运化之常,故常以山楂、神曲、麦芽、谷芽、莱菔子、鸡内金等消食药为主,再根据病情的兼夹,病性的寒热,随证配伍成方,体现消食导滞法则。如保和丸就是根据本法配伍的。

饮食积滞，必然会影响脾胃的其他生理功能而呈气滞湿阻之象，故本类方剂常配除湿的白术、半夏、茯苓，行气的枳实、陈皮之类药物，以照顾到脾胃的生理功能。

本类方剂应用山楂、神曲、谷芽、麦芽，应根据具体情况，决定其主从关系。一般由于淀粉类食物引起的积滞，宜以谷芽或麦芽为主药；由于肉类食品引起的积滞，则应以山楂为主药；由于瓜果之积，可于消食方中配伍丁香、肉桂，或加入白酒亦可取效。

如果积滞较甚，消食药不能胜任时，又宜以大黄、槟榔、牵牛等泻下药为主，以取推荡之功。

饮食积滞，实而不虚的用消食导滞法。若脾胃素虚者饮食积滞，或积滞日久导致脾胃虚弱的虚中夹实证，虽均有腹胀痞满等积滞现象，治法却略有不同。治疗虚中夹实证型，应当补脾与导滞同时并用，如果只导滞而不培本，即使积滞暂去，犹有再积之虞；已虚之本，不堪克伐，单行消导势必更伤正气；反之，只培本而不导滞，则已停之积又不能去，故唯有消补并行，于证始惬。基于上述，故本证型常于消积导滞之外，多配一组补气健脾的参、朴、苓、草之类药物。枳术丸的枳实和白术同用，健脾丸的人参、白术、茯苓、甘草、山药、砂仁与神曲、麦芽、山楂同用，枳实消痞丸的枳实、厚朴、麦芽与四君同用，都是消补并行的配伍形式。方中补脾与导滞孰轻孰重，应当根据病情的偏胜来确定。虚多实少的，以补脾胃为主，消导为辅；实多虚少的，以消导为主，补脾为辅。

本法的代表方有：

1. 保和丸（《丹溪心法》）

组成：山楂 9g，神曲 12g，莱菔子 9g，陈皮 9g，半夏 9g，茯苓 9g，连翘 9g。

用法：水煎服，亦可作丸剂。

功效：消食导滞。

主治：食积停滞。胸脘痞满，腹胀时痛，嗳气吞酸，或呕吐泄泻，脉滑，舌苔厚腻而黄者。

方解：胃司纳谷，脾主运化。若暴饮暴食，饮食停滞于胃，脾不健运，则胸脘痞满，腹胀时痛；食郁不消，腐败而成湿热，湿热泛于上则嗳气吞酸，或呕吐，注于下则为泄泻；舌苔厚腻而黄，是胃有湿热征象；脉滑主宿食痰涩。综上，此证属于饮食积滞，脾胃不和所致。

本方山楂善消肉积，神曲善消酒食陈腐之积，莱菔子化面食之积而兼具下气宽中功效，三药同用，消食导滞作用颇为显著；用芳香醒脾利气的陈皮、燥湿的半夏、渗湿的茯苓为辅药，以消除因饮食积滞影响脾胃运化功能失调所产生的痰湿气滞症状；症见吞酸，苔黄，故佐少许清热的连翘。诸药合用，能呈消积导滞功效。

2. 枳实导滞丸（《内外伤辨惑论》）

组成：大黄 9g，枳实 9g，神曲 12g，茯苓 9g，泽泻 6g，黄芩 9g，黄连 9g，白术 9g。

用法：水煎服，亦可作丸剂。

功效：消积导滞，清热利湿。

主治：积滞湿热内阻。胸脘痞闷，或下利，腹痛后重，或大便秘结，小便黄赤，舌红苔腻，脉沉实。

方解：本方证为湿热积滞中焦所致。胃主纳谷，脾司运化；胃喜通降，脾喜燥恶湿。今因积滞内阻，生湿蕴热，阻滞中焦，运化失调则胸脘痞闷；积滞内阻，传导失常，湿热下注则为泻利，为腹痛后重；积滞内停肠胃，则大便或见秘结。小便黄赤、苔腻则为湿热征象。

本方体现清热利湿、消积导滞法则。以枳实消痞导滞，大黄荡涤积滞，芩连清热，苓泽利湿，白术、茯苓、神曲和中健脾。使湿热清，积滞去，则泄泻、下利等症可止。这就是通因通用的方法。

3. 枳实消痞丸（《兰室秘藏》）

组成：干生姜 9g，炙甘草 3g，党参 9g，白术 9g，茯苓 9g，枳实 9g，厚朴 12g，麦芽 9g，半夏曲 12g，黄连 6g。

用法：水煎服。

功效：行气消痞，补气健脾。

主治：脾失健运，积滞内停。心下痞满，食欲不振，精神疲倦，或胸腹痞胀，食不消化，大便不畅。

方解：本方所治诸证，虽由于脾失健运，湿痰饮食停滞为患，但以湿滞内停而心下痞满、食欲不振为着眼点。治疗原则当以治标为主，治本为辅，标本并图，于证始惬。方中重用枳实以行气消痞，逐水除痰；配以厚朴、半夏、麦芽，则行气消满、燥湿祛痰、消食导积之功增强。再用干姜、黄连调寒热的互结，则积滞去而升降调，寒热和而痞满消。佐以参、术、苓、草补气健脾，则脾胃健而运化复。

4. 枳术丸（《脾胃论》）

组成： 枳实 15g，白术 15g。

用法： 荷叶裹烧饭为丸，每日 6g，亦可作汤剂。

功效： 补脾导滞。

主治： 脾虚不运，饮食停滞。腹胀痞满。若作汤剂治心下坚，大如盘，因于水饮者。

方解： 腹胀痞满为其主症，腹之所以胀，胸之所以痞满，则由于食滞气阻；而食之所以滞，气之所以阻，又由于脾虚不运。故本证病机是脾虚不运，饮食停滞。

脾虚当补，食滞宜消。倘只健脾而不消滞，则已滞之积不得去；若只消滞而不健脾，即使暂去，犹有再积之虞，故宜健脾消滞双管齐下，方能双全其美。本方药味虽简，却能显示消补并行、寓消于补的法则。方以白术补脾除湿，复中焦的健运；枳实利气机，泄痞满，除痰食，共成健脾消滞功效。

5. 健脾丸（《证治准绳》）

组成： 党参 15g，白术 9g，茯苓 9g，甘草 3g，山药 15g，砂仁 6g，陈皮 9g，木香 6g，肉豆蔻 9g，山楂 9g，神曲 12g，麦芽 15g，黄连 3g。

用法： 水煎服，亦可作丸剂。

功效： 补脾消积。

主治： 脾虚食积。脘腹痞胀，大便溏薄，舌苔腻黄，脉弱无力。

方解： 本方主治虽为虚实兼见证，然虚多实少，于法当以补脾为主，消导食积为辅。故方用人参、白术、茯苓、甘草、山药为主药，以补气健脾，复中焦的健运；陈皮、木香、砂仁健脾行气，使主药补而不滞，合主药以治其本。配神曲、麦芽、山楂消积导滞，除已成之积；复用黄连清其微热，肉豆蔻收涩止泻，合曲、麦以治其标。两组药合用，消补并行，则中焦健运，积滞得消，诸证悉解。

九、清养胃阴法

清养胃阴法专为胃阴不足之证而设，此类证型多见于温热病后期。温病最为伤阴，热入中焦，胃液被劫而见口干口渴、咽燥、舌苔干燥等症，即宜选用沙参、玉竹、石斛、生地黄、玄参、西瓜翠衣、西洋参、知母、梨汁、蔗浆等药物治疗。如益胃散、五汁饮等均属本法范围。

平素胃阴受损，阴虚津乏，亦可使用本法。如麦门冬汤即属这种类型。此方所治诸证，为肺胃津虚所致，因此，凡胃阴不足，无以濡养肺脏，以致肺胃津枯，亦可用本法治疗。

此外，对于胃阴不足而兼见热象的，宜养阴与清热同时并举，如清暑益气汤。阴虚兼夹湿热的，宜养阴与清热利湿双管齐下，如甘露饮。

本法与治疗肺脏的清燥润肺法的组合形式或近似，可以合参。

本法的代表方有：

1. 益胃散（《温病条辨》）

组成：沙参 30g，麦冬 15g，玉竹 15g，细生地 30g，饴糖适量。

用法：前 4 味水煎，去渣，加入饴糖溶化服。

功效：甘寒生津。

主治：阳明温病。下后汗多，气分热邪渐减，胃阴受损，口干咽燥，舌苔干燥等。

方解：本方是清养胃阴的代表方剂。所用五药都有甘寒生津的作用，对热在气分，汗下之后热渐退而胃阴未复者，比较合适。

2. 五汁饮（《温病条辨》）

组成：梨汁，荸荠汁，鲜白茅根汁，麦冬汁，藕汁或蔗浆。

用法：临证斟酌配多少，和匀凉服，不甚喜凉者，重汤炖，温服。

功效：生津润燥。

主治：温病热甚，灼伤肺胃阴津。口中燥渴，咳唾白沫，黏滞不快者。

方解：五汁均为甘寒濡润之品，有养胃阴、收津液功效，可治疗肺胃阴伤证。所用五汁，养阴而不腻滞，无害胃之弊，是其特点。

3. 清暑益气汤（《温热经纬》）

组成：西洋参 6g，石斛 12g，麦冬 12g，黄连 3g，竹叶 9g，荷梗 9g，甘草 3g，知母 9g，西瓜翠衣 30g，粳米 15g。

用法：水煎服。

功效：清暑，益气，生津。

主治：暑热伤气。身热气粗，心烦溺赤，汗多烦渴，四肢困倦，精神不振，脉大而虚者。

方解： 本方药物可以分为两个部分：一组清热涤暑，一组益气生津。方中知母、西瓜翠衣、荷梗、黄连、竹叶清热涤暑；西洋参、麦冬、石斛、甘草、粳米益气生津。使热去暑消则身热气粗、心烦溺黄、汗出口渴等症可除；气益津回而肢倦神疲、脉虚等症渐复。

4. 麦门冬汤（《金匮要略》）

组成： 麦门冬 30g，半夏 6g，人参 6g，甘草 6g，粳米 15g，大枣 15g。

用法： 水煎服。

功效： 益胃生津，降逆下气。

主治： 肺胃津虚。咽喉不利，喘咳短气，舌红少苔，脉虚而数者。

方解： 此属肺胃津液虚乏，虚火上炎证候。肺阴不足是源于胃，胃中津虚，无以濡养肺脏，虚火上炎，则咽喉不利；气逆不降，则喘咳短气；至于舌红少苔，脉虚而数，均属阴津不足现象。

本方体现益胃生津、降逆下气的法则。方中重用养阴滋液、生津润燥的麦冬为主药，以复肺胃阴津；人参、甘草、大枣、粳米补脾益肺；并于上述益气生津药中配伍一味半夏以开胃行津、降逆下气，使脾能散精上归于肺，则肺津复而虚火平，气降而喘咳止。

本方《金匮要略》用治"大逆上气，咽喉不利"；《肘后方》用治"肺痿咳唾涎沫不止"。此外，陈修园以本方治疗倒经，是善用本方的实例。

5. 甘露饮（《太平惠民和剂局方》）

组成： 生地黄、熟地黄、石斛各 9g，天门冬、麦门冬各 12g，黄芩、茵陈、枳壳各 9g，枇杷叶 24g，甘草 6g。

用法： 水煎服。

功效： 养阴清热，宣肺利湿。

主治： 阴虚夹湿。龈肿出脓，口疮咽痛。眼部血络膨胀暴露，似寻常红赤，但以手试推眼睑，血丝不会移动，疮痛羞明者。

方解： 阳明经脉夹口环唇，络于牙龈。脾开窍于口。本方所治诸证，既然反映在口腔和牙龈，自然病变部位属于脾胃，但就其机理而言，与肺肾亦有关。由于肺、脾、肾三脏阴虚津乏，虚火上炎，加之脾胃湿热壅滞，导致龈肿出脓、口疮咽痛等症。本方体现养阴清热、宣肺利湿的法则。全方药物可以分为两组：第一组生地黄、熟地黄滋阴补肾，二冬、石斛清养肺胃。配这一组药的目的在于养阴以配阳。第二组黄芩、茵陈清利湿热，枳壳调畅气机，并重用枇杷叶以开宣上焦，使气化则湿亦随之而化。配这一组药的目的在于清利湿热。两组药共用，能呈养阴清热、宣肺利湿功效，是以养阴为主，清热为辅，略佐除湿药物的配伍形式。

本方亦可用于老年性白内障。

十、实脾利水法

脾主运化水湿。脾虚不能胜湿，轻则湿浊中阻，为痰为饮；重则水湿停蓄，为肿为胀。本法即为脾虚不能制水的水肿而设。此类证型有脾虚和水肿两方面的见症，施治时若只补脾而不实脾，则水虽暂去而又会产生，只有采取实脾与利水相结合的措施，于证始恰。基于上述，本法常用补气健脾的茯苓、白术、黄芪、甘草之属与利水除湿的防己、大腹皮等药。补脾与利水两组药的主次关系应当根据具体情况确定，脾虚现象显著的，以补脾为主，利水为辅；偏实的，又应以利水为主，补脾为辅。如防己黄芪汤、五皮饮、实脾饮、全生白术散等，均属本法范围。

1. 防己黄芪汤 （《金匮要略》）

组成：防己 15g，黄芪 21g，白术 9g，甘草 3g，大枣 9g，生姜 9g。

用法：水煎服。

功效：固表实脾，利水除湿。

主治：风湿，风水。脉浮身重，汗出恶风，小便不利者。亦治湿痹麻木。

方解：本方可用于肺脾两虚的风湿或水肿，体现固表实脾、利水除湿的法则。根据脉浮身重，知其水湿留滞肌腠；又据汗出恶风，知其卫虚不固。由于本证的主要矛盾是水肿或风湿，故用长于利水消肿、除湿止痛的防己为主药。黄芪益气固表，白术健脾除湿，甘草补气健脾，为辅药。脾胃健运，才能运化水湿；脾气充，表气固，则汗出恶风等症亦随之解除。本方的利水除湿是祛其邪，黄芪、白术、甘草的固表实脾是扶其正，扶正祛邪之法既备，故对于正虚邪实这一矛盾的两个方面都能照顾到，体现了标本兼顾的配伍形式。至于用姜、枣同煎，有调和营卫之意。

2. 五皮饮 （《中藏经》）

组成：桑白皮、陈皮、生姜皮、大腹皮、茯苓皮各等分。

用法：水煎服。

功效：输转脾津，利湿退肿。

主治：脾郁水肿。四肢面目悉肿，脘腹胀满，上气喘促，小便不利，以及妊娠水肿。

方解：方用茯苓皮健脾渗湿，陈皮利气醒脾化湿，湿去则不致聚而成水；桑白皮泻肺行水，大腹皮行水宽中，生姜皮宣胃阳以散水，水去则不致溢而为肿。五皮合用，具有输脾利水之功。

本方可用于肾炎、心脏病水肿，亦治妊娠水肿。

化裁运用：

（1）**局方五皮饮**：本方去桑白皮、陈皮，加五加皮、地骨皮。功效略同，但原方以治疗兼喘促等上焦症状为宜；此方以治疗兼肾虚者为宜。

（2）**全生白术散**：本方去桑白皮，加白术。健脾作用较原方强，利水作用逊于原方，是治妊娠水肿的有效方剂。

3. 实脾饮（《济生方》）

组成：厚朴 12g，白术 9g，木瓜 12g，木香 6g，大腹皮 12g，附子 15g，白附子 15g，干姜 9g，甘草 3g。

用法：水煎服。

功效：温阳实脾，利气行水。

主治：脾肾虚寒，水湿积滞。肢体浮肿，半身以下更甚，胸腹胀满，口不渴，大便溏，小便清，舌苔白腻而润，脉象沉迟，身重懒食，手足不温者。

方解：本方是温阳健脾、利气行水剂，适用于脾肾虚寒所致的阴水。方用干姜、草果温中扶阳，附子化气行水；白术、甘草、大枣补脾之虚以制水；大腹皮、茯苓利脾之湿以退肿；厚朴、木香、木瓜行脾之滞以消胀，共奏实脾利水功效。

本方可用于慢性胃炎，早期肝硬化的腹胀、下肢浮肿，轻度腹水，以及心力衰竭的轻度浮肿、食欲不振者。

十一、苦寒泻下法

伤寒由寒化热，邪传阳明之腑，或温病热入中焦，热盛津伤，导致肠中燥结，大便不通，胸痞腹满等症。根据"其下者引而竭之"的治疗原则，此类证型宜用大黄、芒硝、牵牛等为主药，以泄热荡结；枳实、厚朴等为辅药，以行气宽中，使痞、满、燥、实俱去而病庶可解。大承气汤等方即体现此法。

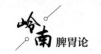

苦寒泻下法的用途并不限于治疗便秘，临床审其肠中有积滞，即可应用。如食积或积滞中阻，传导失常而致的泄泻等，可用此法消除积滞，使积滞去，传导复其常度，则泄泻亦止，此即通因通用之义。此外，上焦热盛的口腔、咽喉疾患，血热妄行的吐血、衄血，以及热盛发狂等，虽无积滞，亦可使用下法，引热下行，使热邪从大便而去，则上部热势自然缓解，此即上病下取、釜底抽薪之义。

肺与大肠相表里，泻下通便方中配伍桔梗、杏仁、瓜蒌等开降肺气的药物，即所谓"提壶揭盖"的法则，这种配伍的确能够增强效力。与此相反，肺气壅滞的实证、热证，如喘逆及大叶性肺炎，又可用调胃承气汤、凉膈散等苦寒泻下，使腑气得通、肺气得降而喘逆可平，炎症可愈。这又是上病治下、脏病治腑的用法。

若上述阳明腑实证没有及时治疗；或虽治疗而不如法，正气已伤；或素体虚弱而又患阳明腑实证，既有热结的一面，又有正气亏损的一面。此种正虚邪实的证型，单攻邪则正气不能支持，单顾正则实邪愈壅，唯有用硝、黄等泄热荡积，人参、当归、地黄等补益气血，组成攻补兼施之法治疗，才能照顾到矛盾的两个方面。如新加黄龙汤、增液承气汤属此种配伍形式。

此外，水肿实证用甘遂、大戟、芫花等泄热逐水药，使水从大小便而去，即所谓"开支河"的法则，亦属苦寒泻下法范围。如十枣汤、大陷胸汤、舟车丸、己椒苈黄丸等。

本法的代表方有：

1. 大承气汤（《伤寒论》）

组成： 大黄 12g，芒硝 12g，枳实 9g，厚朴 15g。

用法： 水煎服。

功效： 苦寒泻下。

主治： 阳明腑实证。胸痞腹满，便秘不通，腹痛拒按，潮热，舌苔黄腻或焦黑起刺，脉滑数或沉实有力。

方解： 此为治实热便秘的主方，以胸痞、腹满、大便秘结为其主症。伤寒由寒化热，邪传阳明之腑，或温病热入中焦，热灼津伤，传导失常，则出现便结；燥屎不行，气机阻滞则胸痞、腹满。本证除了痞、满、燥、实主症外，因兼见潮热、自汗、舌焦起刺、脉沉实有力等热象，故知其为热。基于上述，此证病变部位在于阳明，病因为热，主症为便秘。故本证属于热盛伤津的实热便秘。

根据"其下者，引而竭之"的治疗原则，里实便秘，法当泻下，其便秘属热属实，又当苦寒峻下才能胜任。本方即体现苦寒峻下法则。方中大黄味苦性寒，功能泻下，用为主药，既能挫其热势而消除致病之因，又可泻下通便而治疗主要症状。然而大黄只有推荡之功，软坚效果欠佳，若只用大黄荡涤，仍然不能速下，故辅以咸寒软坚之芒硝，使坚结的粪便变软，而后大黄才能奏泄热荡积、推陈致新之效。二药相须为用，泻下热结的功力颇为强大。再佐枳实泄痞，厚朴宽中，不仅能治兼证，通过二药调畅气机的作用，又能促进大便的排泄，原方厚朴用至八两，殆即此义。合方用药四味，虽然厚朴偏于苦温，仍不失为寒下的峻剂。

近年来用本方治疗肠梗阻、急性阑尾炎等，效果较好。

化裁运用：

（1）**小承气汤：**本方去芒硝。主治略同，但病情较轻，便虽硬，秘结尚不似大承气汤之坚实。若加重厚朴剂量，即《金匮要略》之厚朴三物汤，治腹胀痛、便秘之证。此证主要是腹胀，故以厚朴为主药。由此可见，一个方剂剂量变化是随主治的重点而转移的。《金匮》之厚朴大黄汤药味组成也与本方相同，是治"支饮胸满"的方剂。

（2）**调胃承气汤：**本方去枳、朴，加甘草。治阳明病口渴便秘，腹痛拒按，大便坚结，苔黄燥，脉滑数者。亦可用于伤食实证之牙龈肿痛、口臭，以及肺气壅实的喘证。本方体现了"釜底抽薪"的法则。

（3）**凉膈散：**大黄、芒硝、甘草、栀子、黄芩、连翘、薄荷、竹叶。治上、中二焦邪热炽盛，胸膈烦热，口舌生疮，便秘，尿黄，以及小儿热病、急惊风等，对大叶性肺炎有一定疗效。

（4）**莱朴通结汤：**炒莱菔子、川朴各一两五钱，甘遂末五分（冲），大黄五钱。适用于肠梗阻肠腔积液较多，体质壮实者。

（5）**麻子仁丸：**本方去芒硝，加麻子仁、杏仁、白芍。治疗肠胃燥热而大便秘结，小便频多；或痔疮便秘，或习惯性便秘。

（6）**新加黄龙汤：**生大黄9g，芒硝9g，生甘草6g，细生地15g，玄参15g，麦冬15g，海参10g，人参5g（另煎），当归5g，姜汁6匙。治阳明温病下之不通者，或阴枯津乏而又燥结当去者。

（7）**增液承气汤：**生地黄12g，玄参12g，麦冬9g，大黄6g，芒硝5g。治温病热结阴亏，燥屎不行，下之不通者。

（8）十全苦寒救补汤：本方加黄芩、黄连、黄柏、石膏、知母、犀角。治温毒发斑重证，不省人事，口开气粗，舌现黑苔者。本方是强有力的泻火解毒剂，是泻下法与清热解毒、气血两清等法同用的配伍形式。

2. 大陷胸汤（《伤寒论》）

组成：大黄12g，芒硝12g，甘遂末9～15g。

用法：水煎，先煮大黄，汤成纳芒硝，冲服甘遂末。得快利，止后服。

功效：泄热逐水。

主治：结胸实证。心下痛，按之痞硬，不大便五六日，舌上燥而渴，日晡小有潮热，从心下至少腹硬满而痛不可近，脉沉而紧者。

方解：本方治疗水与热邪相结，壅积于上的结胸证，以心下痛，按之痞硬或从心下至少腹硬满而痛不可近为主症，体现了泄热逐水法则。甘遂为主药，泄热逐水，使结于胸中的水与热从大、小便而去。芒硝泻软坚，大黄泄热破结，二味协助甘遂泄热和消除从心下至少腹硬满而痛不可近的症状。用法强调"得快利，止后服"，是恐过剂损人正气，故用时宜留意。

本方可用于急性水肿型胰腺炎。

3. 舟车丸（河间方，录自《景岳全书》）

组成：牵牛子（研末）12g，甘遂面裹煨、大戟、芫花俱醋炒各30g，大黄60g，青皮、陈皮、木香、槟榔各15g，轻粉3g。

用法：为末，每服6～9g，每日1次，凌晨空腹温开水送服。

功效：行气逐水。

主治：水肿水胀，形气俱实，口渴，气粗，腹坚，便秘，小便不利，脉沉数有力。

方解：水肿有阳水、阴水之分，虚证、实证之异，本方所治属于阳水实证。方以甘遂、大戟、芫花为主药，泻水消肿；配伍丑牛、槟榔、大黄、轻粉，增强通利二便以祛水的作用。由于水停则气阻，所以又配伍疏肝破结的青皮，理气和胃的陈皮，行气导滞的木香，使气机宣畅，有助于水的下行。此方甘遂、大戟、芫花、二丑、轻粉等不宜煎服，所以制成丸剂，是逐水消肿的峻剂。

本方可用于肝硬化腹水出现上述症状者。

化裁运用：消水散（甘遂3g，琥珀1.5g，二丑1g，沉香末0.6g。共研末，每服3～8g，每天一至二服），可治门脉性肝硬化腹水。

4. 己椒苈黄丸（《金匮要略》）

组成：防己、椒目、葶苈子、大黄各等分。

用法：水煎服。

功效：逐水涤饮。

主治：饮邪内结。腹满，口舌干燥者。

方解：本方为逐水涤饮、前后分消之剂。"防己、椒目导饮于前，清者从小便而出；葶苈、大黄推饮于后，浊者从大便而下"，前后分消，则水饮去而胀满可除。

本方可用于肝硬化腹水及风湿性心脏病的轻度心衰出现水肿、气短等症。

5. 复方大承气汤（天津南开医院方）

组成：炒莱菔子 30g，厚朴 30g，枳壳 9g，桃仁 9g，赤芍 9g，大黄 15g（后下），芒硝 12g（冲服）。

用法：水煎服。

功效：苦寒泻下，行气活血。

主治：急性肠梗阻。突发脘腹胀痛（并有阵发性绞痛），呕吐不能食，大便不通。

方解：本方证主要表现为腹痛、腹胀、大便不通，病变部位在肠，病机则为积滞内阻、气血失调。根据六腑以通为用及通则不痛、痛则不通的理论，本方用硝、黄、莱菔泄热导滞，通肠中结滞；枳、朴行气宽中；桃仁、赤芍活血化瘀，使腑气得通、气血调畅而病可解。

本方只适用于一般肠梗阻。气胀较重者，例如绞窄性肠梗阻、外疝嵌顿性肠梗阻、先天畸形及肿瘤所致之肠梗阻，以及病程久、一般情况不良的单纯性肠梗阻，均应手术治疗。

十二、温阳导滞法

便秘因热而致者用苦寒泻下法，其配伍已如前述。若因寒而致肠胃的寒冷积滞便秘，又宜温阳导滞。本法用方常以辛热药为主，适当配伍泻下药而成。如温脾汤、大黄附子汤等，即属此种配伍形式。

本法常以芒硝、大黄与干姜、附子同用。硝、黄是寒性泻下药，用于热结便秘自然适宜；若与辛热的干姜、附子同用，则硝、黄苦寒之性去，而泻下的作用仍然存在，虽用寒性药治疗寒证，也无妨碍。此即方剂配伍中"去

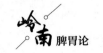

性取用"的配伍形式。不过,在配伍本类方剂时,要注意辛热药与寒凉药之间的比例,一定要辛热药的剂量和数量多于寒凉药,才能达到"去性取用"的目的。这种配伍法则颇有实用意义。

本方亦可治疗久痢等,与苦寒泻下法治疗泻痢同属通因通用之法,仅有一寒一热的差别。

本法的代表方有:

1. 大黄附子汤 (《金匮要略》)

组成: 大黄 9g,附子 15g,细辛 3g。

用法: 水煎服。

功效: 温阳破结。

主治: 寒积证。恶寒微热,手足不温,胁下及腰胯痛,或腹痛便秘,脉弦而紧。

方解: 寒邪凝聚,积于一处而胁下或腰胯痛,故本方用大辛大热的附子、细辛散寒止痛,大黄泻下导滞,三药同用,取附子、细辛辛热之性以散寒,大黄泻下之用以破结,共呈温阳破结功效。

2. 温脾汤 (《千金方》)

组成: 大黄 12g,附子 15g,干姜 9g,甘草 3g,党参 9g。

用法: 水煎服。

功效: 温阳导滞。

主治: 冷积便秘。喜温喜按,腹痛得温则快;或下痢经年不止,腹痛属虚寒者。

方解: 本方守《金匮》大黄附子汤的意思制定,用四逆汤为基础,加大黄、党参而成。取附子、干姜温热之性以温中散寒,大黄泻下的作用以攻积通滞,以益气补脾的党参、甘草助姜、附振衰起废。通过上述组合形式,使寒邪去,积滞下,脾阳复,则诸病可愈。

十三、润肠通便法

大便秘结不通,固然多实热所致;然津液不足,大肠传导失常而呈便秘者,亦属常见。此证型不可猛攻,唯宜缓图。常用麻子仁、柏子仁、桃仁、杏仁、肉苁蓉、生首乌等润肠药,对便秘因津虚而致者,颇为合拍,如润肠丸、五仁丸。此外,亦有素体阴虚火盛,肠胃干燥以致肠中燥结,秘塞不通,宜润燥与泄热通便兼顾者，如麻子仁丸（见大承气汤化裁方）就是这种配伍形式。

本法的代表方有：

1. 润肠丸 （《沈氏尊生书》）

组成：当归9g，生地黄30g，桃仁9g，火麻仁15g，枳壳9g。

用法：蜜丸，每次服15g。

功效：润肠通便。

主治：虚人、老人肠液枯少而引起的便秘及产后便秘。

方解：本方为滋阴养血、润肠通便剂，作用缓和，适用于虚人津枯肠燥的便秘。火麻仁、桃仁富含油脂，最能润滑肠道；当归、生地黄滋阴养血，尤为血虚、阴虚者所宜；配入行气的枳壳，能呈缓泻通便的效果。

2. 五仁丸 （《世医得效方》）

组成：桃仁、杏仁、柏子仁、松子仁、郁李仁、陈皮等分。

用法：蜜丸，每次服15g。

功效：润肠通便。

主治：津枯肠燥之大便艰难，以及年老或产后的血虚便秘。

方解：本方所用五仁皆含丰富的油脂，功能润滑肠道；佐陈皮醒脾利气，杏仁开降肺气，亦有助于通便，是一个润肠通便的典型方剂。

十四、调中降逆法

脾气当升，胃气宜降。脾气应升而不升者，当益气升陷。若胃气应降而不降，气机上逆而为呕、吐、呃逆等症，又宜选用橘皮、竹茹、厚朴、藿香、丁香、代赭石、吴茱萸、柿蒂等药，组成调中降逆之法治疗，使胃气顺降而病庶可愈。如橘皮竹茹汤、加味黄连苏叶汤、丁香柿蒂汤等都体现了这一法则。

胃气上逆之证有寒热之分、虚实之异，寒证呕吐宜吴茱萸、丁香等温中降逆药与姜、桂同用；热证呕吐宜竹茹、代赭石等清热降逆药与芩、连配伍，以清热降逆；虚证宜配伍人参、甘草；呃逆宜选用柿蒂、刀豆。虽同属调中降逆法则，而配伍却有所不同。

若中阳不运，湿痰停蓄于胃，随胃气上逆而致呕吐、噫气者，常伴有胸痞、痰多、舌苔厚腻等症。此种痰浊上逆证又宜用半夏、生姜为主药以祛痰

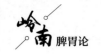

降浊、和胃止呕。如小半夏汤、旋覆代赭汤等即属此类方剂。

呕吐、呃逆虽属中焦病变，但其机理亦与肝、肺有关。胃本不呕，肝胆贼之则呕。故治呕吐呃逆方中，常配伍平肝的白芍、代赭石；清胆的黄芩、竹茹之类药物，以体现胆胃同治的配伍形式。肺气宜宣降，胃气亦以下行为顺。胃气上逆之证，配伍枇杷叶、苏叶之类开宣肺气的药物，目的在于通过宣降肺气，以助胃气下行。上述两种配伍形式，是根据脏腑之间的关系考虑的。

本法的代表方有：

1. 橘皮竹茹汤（《金匮要略》）

组成： 橘皮 15g，竹茹 15g，人参 9g，甘草 9g，生姜 6g，大枣 20g。

用法： 水煎服。

主治： 胃虚有热，气逆不降。呕吐，呃逆。

方解： 胃虚有热、气逆不降而呕吐、呃逆，法当调中降逆，俾胃气顺降而呕吐可止。橘皮性温，功能下气疗呕哕反胃，与生姜同用，即《金匮》的橘皮汤，有温胃降逆之功，适合于胃寒气逆证。然而此证属于胃虚有热，若只投橘皮、生姜二味，显然与本病机理不符，故方中重用清热止呕的竹茹，既增强了降逆止呕作用，又体现了清泄胃热之功，符合胃热气逆的病机。复配参、草、大枣扶助正气，共呈调中降逆功效。甘草在本方的作用不局限于补脾，还利用其甘缓之性以缓和气逆，故剂量宜稍重，少则效果欠佳。

本方可用于急慢性胃炎、胃神经官能症，以及妊娠恶阻的恶心呕吐、呃逆等，可随证加入半夏、厚朴、柿蒂之类，以增强疗效。

2. 加味黄连苏叶汤（《厦门医学》）

组成： 黄连 2g，苏叶 3g，半夏 9g，茯苓 9g，竹茹 9g，枇杷叶 9g，柿蒂 9g。

用法： 水煎，频服。

功效： 清热止呕。

主治： 呕吐，稍偏热者。

方解：《温热经纬》湿热篇第十七条说："湿热证，呕恶不止，昼夜不差欲死者，肺胃不和，胃热移肺，肺不受邪也，宜用川连三四分，苏叶二三分，两味煎汤，呷下即止"。本方即据此条所用黄连、苏叶加味而成，故名加味黄连苏叶汤。肺胃不和亦可致呕，由于胃腑有热，胃热移肺，肺不受邪，还归于胃，以致胃气上逆，故用黄连以清胃热，苏叶宣通肺胃。本方加渗湿的茯苓及开宣肺气的枇杷叶，协助黄连、苏叶调理肺胃的不和；再加半夏、竹茹、柿蒂三味专止呕逆。竹茹清热止呕，半夏祛痰降逆，柿蒂降气止呃，无论因热、因痰、因气引起的胃气上逆，都能照顾，故对呕吐有较好的疗效。

3. 丁香柿蒂汤 （《证因脉治》）

组成：丁香9g，柿蒂9g，人参9g，生姜9g。

用法：水煎服。

功效：温中降逆。

主治：中焦虚寒。胸脘痞满，呃逆，呕吐。

方解：呃逆乃胃气上逆之症，成因甚多，本方所治属于中焦虚寒证型，其病机是因久病耗伤脾胃阳气而致中焦虚寒，因中焦虚寒而致胃气上逆，产生呃逆。本证之所以属于虚寒，是因为除呃逆主症以外，尚有胸痞、脉迟等虚寒现象可资佐证。

病由中焦虚寒而起，故当温中益气；症见胃气上逆而呃，故宜降逆止呃。方中丁香温中止呃，一药具备两种作用，是主药。柿蒂涩平，专止呃逆；生姜辛温，温胃降逆，二味一助丁香温中，一助丁香止呃。佐甘温之人参大补中气。四味同用，使中阳健运则痞塞自开，胃气顺降则呃逆自止，是治疗呃逆的常用方剂。

4. 旋覆代赭汤 （《伤寒论》）

组成：旋覆花15g，代赭石30g，人参9g，甘草6g，生姜9g，法半夏12g，大枣12g。

用法：水煎服。

功效：和胃降浊。

主治：中虚痰结，气逆不降。心下痞硬，噫气呕恶，反胃，苔白腻，脉弦者。亦治反胃、便秘属于胃浊不降者。

方解：此属中虚痰结、气逆不降证。中焦脾胃主运化水湿、升清降浊，若中气虚弱，不能运化水湿，阳应升而不升，阴宜降而不降，以致浊邪留滞而心下痞硬，胃气上逆而噫气、反胃，法当降逆祛痰、益气和中。方中旋覆花降逆止呕、消痰行水，有学者谓本品能"治噫气"；半夏降逆祛痰；生姜涤痰止呕。三味共用，蠲饮涤痰之功甚为显著。代赭石甘寒质重，平肝镇逆，

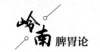

可增强降逆止呕作用。佐以人参、甘草、大枣益气和胃，使中焦健运，痰饮涤除，则清升浊降而痞硬、噫气等症可解。

本方可用于急慢性胃炎、幽门不全梗阻的恶心呕吐而大便秘结者。对神经性呕吐、妊娠呕吐亦有效。

十五、升清降浊法

调中降逆法宜于胃气不降的呕逆，升阳举陷法宜于清阳不升的泻利（见益气升陷法）。若胃的浊阴不降而呕，脾的清阳不升而吐泻交作，又宜升清降浊法，双管齐下，使中焦得和，升降复常而吐泻可止。本法常用藿香、紫苏、桔梗等升清之品和茯苓、通草、薏苡仁、半夏、厚朴等降逆利湿药。如藿香正气散、蚕矢汤、连朴饮等，就体现了这种配伍形式。

本法的大部分方剂，单从结构分析，并无升清降浊的药物，而是通过消除致病之因，调整脾胃的生理功能，以达到升清降浊的目的。如理中汤是治寒证吐泻的方剂，但理中汤所用的人参、白术、干姜、甘草没有一味是长于治吐泻的药物，完全是通过恢复脾胃的生理机能来达到升清降浊的目的。又如半夏泻心汤是治热证吐泻的方剂，方中只有降浊的半夏，并无升阳举陷之品，是通过芩、连清热解毒，消除致病之因；生姜、半夏促进中焦化水湿的功能，达到止泻的目的；本方的干姜、半夏虽然本身无升清的作用，但是通过其温运脾阳的功效，能促进胃肠吸收水湿，达到升清的目的。此类方剂体现了更深一层的配方法度，这是应当注意的。

若升降失调而痞结中焦，则以胸痞为主症。由于产生痞结的机理是脾的清气不升，胃的浊气不降，湿浊阻滞中焦，影响气机不得流通，以致寒热不和、升降失调而成痞。故在配伍本类方剂时，多寒温并用，以调理脾胃。这种既用苦寒的芩、连，也用辛温的姜、夏的配伍形式，符合胃喜清凉、脾喜温的特点。体现这一法则的有生姜泻心汤、半夏泻心汤、甘草泻心汤等。

本法的代表方有：

1. 藿香正气散（《太平惠民和剂局方》）

组成：藿香 9g，紫苏 9g，白芷 9g，大腹皮 12g，茯苓 12g，白术 9g，陈皮 9g，半夏 12g，厚朴 12g，桔梗 6g，甘草 3g。

用法：作丸剂、散剂、合剂及重剂均可。

功效：解表和里，升清降浊。

主治：外感风寒，内伤湿滞。恶寒发热，头重痛，胸膈痞闷，呕吐、泄泻。

方解：本方是芳香辟秽、升清降浊、扶正祛邪、散寒除湿数法合并运用。藿香辛温，理气和中，辟秽止呕，外散表邪，内祛秽浊，兼治表里，是本方主药。紫苏、白芷、桔梗散寒利膈，佐之以解表邪；厚朴、大腹皮利气行水消满，陈皮、半夏降逆燥湿祛痰，佐之以疏里滞；苏、芷、陈、朴的芳香性味，更有助于化秽浊、醒脾气，以上7味为辅药。湿浊与不正之气伤人，皆由中气不足所致，故以苓、术、甘草健脾祛湿、扶助正气，为佐药。方中既有藿香、紫苏、白芷等解表药，又有厚朴、大腹皮等疏里药，体现了表里两解治法。既有紫苏、白芷、桔梗等升清，又有茯苓、半夏、大腹皮等降浊，体现了升清降浊法。既用藿香、紫苏、白芷、陈皮、厚朴等芳香化浊药以祛邪，复用白术、茯苓、甘草健运脾胃以扶正，又体现了扶正祛邪法。如此配伍，面面照顾，使表里同治则寒热胀满可除，升降复常则呕吐泄泻可止，邪气去则正自安，正气复则足以御邪，故对上述证候颇为适宜。

本方可用于急性胃肠炎，以及夏日感冒、中暑的发热头痛、恶心呕吐、腹泻、腹痛等。

化裁运用：

（1）**一加减正气散**：藿香梗6g，厚朴9g，茯苓皮6g，陈皮3g，杏仁6g，神曲5g，麦芽5g，绵茵陈6g，大腹皮3g。治三焦湿郁、升降失司之脘闷腹胀，大便不爽。体现了宣化中焦湿浊而利气机之法。

（2）**二加减正气散**：藿香梗9g，通草9g，薏苡仁9g。治湿郁三焦之脘闷便溏、身痛、舌白等。为化湿理气、宣通经络之法。

（3）**三加减正气散**：藿香9g，厚朴6g，陈皮5g，茯苓皮9g，杏仁9g，滑石15g。治秽浊着里而苔黄脘闷，气机不宣，久则酿热之证。为理气化湿兼以泄热之法。

（4）**四加减正气散**：藿香9g，厚朴6g，陈皮5g，茯苓9g，草果3g，山楂15g，神曲6g。治秽湿着里、邪阻气分而苔白滑、脉缓之证。体现了温中化湿法则。

2. 连朴饮（《霍乱论》）

组成：厚朴15g，黄连12g，石菖蒲6g，制半夏12g，香豉9g，山栀子

9g，芦根 30g。

用法：水煎服，日一剂；重则一日两剂，甚者 4 小时一服。

功效：清热解毒，燥湿芳化。

主治：湿热内蕴，升降失常。霍乱吐利，胸脘痞闷，舌苔黄腻，小便短赤。

方解：霍乱（非等同于西医学的霍乱）吐利为本方主症，湿热内蕴为本证病机，而胸脘痞闷、舌苔黄腻、小便黄赤则为湿热的诊断依据。湿热之邪蕴伏中焦，脾胃升降之机失常，遂致胃浊不降而呕，脾不升清而泻，清浊相干而吐泻交作。方用黄连、山栀清热解毒，厚朴、半夏燥湿行滞，芦根甘淡利湿，五味同用，以分消湿热之势。然湿热秽浊为病，仅用清热利湿之品难除腻滞之邪，辅以芳香化浊，收效将捷。故又用石菖蒲、香豉芳香化浊，使湿热秽浊之邪祛，升降之机复常，而吐泻之症可解。

本方可用于伤寒、副伤寒、菌痢等病见上述症状者。

3. 蚕矢汤（《霍乱论》）

组成：晚蚕砂 21g，木瓜 12g，大豆黄卷 12g，薏苡仁 18g，黄连 9g，通草 6g，黄芩 12g，山栀子 9g，醋炒半夏 12g，吴茱萸 2g。

用法：水煎服。

功效：清热利湿，升清降浊。

主治：霍乱吐泻，腹痛转筋，口渴烦躁，舌苔黄厚而燥，脉沉或细数。

方解：方中晚蚕砂除风湿，利脾气，最能化湿导浊，用此为主药以导中焦的湿浊；配大豆黄卷以升清，薏苡仁、通草、半夏以降浊，俾清升浊降而吐泻可止。然此数味只能除湿和调整升降，不能治热盛之证，故用芩、连、山栀的苦寒以清热燥湿解毒，庶湿与热祛而诸证可愈。佐木瓜入肝舒筋，反佐少许辛热的吴茱萸以条达肝郁，治疗转筋腹痛之症。吴茱萸虽然属于辛热性药物，但与大队清热药物配伍，则热性去而条达肝郁的作用仍存，不仅无害，且有止痛作用，亦有从治之义。

4. 半夏泻心汤（《伤寒论》）

组成：半夏 15g，黄连 6g，黄芩 9g，干姜 9g，党参 9g，炙甘草 3g，大枣 9g。

用法：水煎服。

功效：和中除湿，调理脾胃。

主治：脾不运湿，升降失常，心下痞，呕吐不利者。

方解：痞属脾胃病变。脾胃位居中焦，为阴阳升降的枢纽，若脾胃不能胜湿，湿蔽清阳之位，中焦阻塞则呈痞。脾的清阳不升则泻，胃的浊阴不降则呕。综上所述，此证属于脾不运湿、升降失常，法当和中除湿、调和脾胃，方用黄连、黄芩苦寒降泄，以清中焦之热；参、草、枣补养脾胃以补中焦之虚，如此寒热互用以和其阴阳，苦辛并进以调其升降，补泻兼施以调其虚实，使胃肠功能复常，则痞硬、呕利等症自可痊愈。

本方可用于急慢性胃肠炎、小儿中毒性消化不良等具有胸痞、苔腻等证候者。

化裁：

（1）**甘草泻心汤**：本方去人参，加甘草30g。主治胃气虚弱，气结成痞，纳谷不化，腹中雷鸣下利，心下痞硬而满，干呕，心烦不安等（按：以不去参为宜）。

（2）**生姜泻心汤**：本方加生姜。主治胃中不和，心下痞硬，干噫食臭，腹中雷鸣，下利等。

十六、清热止利法

清热止利法专为湿热阻滞、肠道传导失常的泄泻或痢疾而设。泄泻以排便次数增多，粪便稀薄，甚至泻出如水样为主症；痢疾以腹痛、里急后重、便脓血为特征。无论泄泻还是痢疾，只要属于湿热下注，在主症之外兼见肛门灼热、心烦口渴、苔黄腻、脉濡数等热象，即可使用本法。本法常以清热燥湿、解毒止痛的黄连、黄芩、黄柏、秦皮、白头翁、铁苋菜、马齿苋、地锦草、地榆、辣蓼、凤尾草等为其主药，适当配伍调气和血药而成。如葛根芩连汤、加味葛根芩连汤、白头翁汤、加减白头翁汤、芍药汤等，即体现这一法则。

治痢方剂多配伍调气活血药物，如厚朴、木香、当归、白芍、牡丹皮之类，有"调气则后重自除，调血则脓血自止"之义。兼见积滞的，可配入山楂、大黄等消积导滞药，以通因通用。

上述方剂治菌痢的疗效较为可靠；若用于阿米巴痢疾，可加入长于治阿米巴痢疾的樗根皮、石榴皮，或兼服鸦胆子以增强疗效。

本法的代表方有：

1. 葛根黄芩黄连汤（《伤寒论》）

组成：葛根24g，黄芩15g，黄连9g，甘草3g。

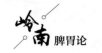

用法：水煎服。

功效：清热止利。

主治：湿热下注，身热汗出，口渴，下利，苔黄，脉数者。

方解：本方重用葛根，解肌清热，升阳生津；芩、连清热解毒止利；甘草调和诸药。四味同用，能呈解肌清热、解毒止利的功效。

本方可用于中毒性消化不良、急性肠炎、菌痢等。

化裁运用：加味葛根芩连汤（葛根30g，黄芩9g，黄连9g，金银花30g，牡丹皮12g，白芍12g，芒硝9g，马齿苋汁3匙），水煎服，治小儿中毒性菌痢实热闭塞型，起病急，症见壮热神烦，呕吐腹胀，大便频下少量脓血，甚则惊厥，神昏尿少，面赤唇紫，舌绛苔燥，脉疾。此方清热解毒力量较强，若兼见惊厥神昏，加安宫牛黄丸半粒和服。

2. 白头翁汤（《伤寒论》）

组成：白头翁30g，黄柏9g，黄连6g，秦皮9g。

用法：水煎服。一日一剂，重证一日两剂。

功效：清热，解毒，止痢。

主治：热毒痢疾。身热，心烦，口渴，下痢脓血，里急后重，肛门灼热，脉弦数者。

方解：白头翁苦寒泄热，现代药理研究证实本品治疗阿米巴痢疾有较好疗效，对菌痢亦有一定疗效，故为本方主药；黄连、黄柏清热燥湿、泻火解毒力颇强，黄连尤为治疗菌痢的要药，二药既能助白头翁清热燥湿，又能解毒止痢，故为辅药；秦皮取其收涩止痢之功，故为佐药。全方用药虽仅四味，却具有强大的清热止痢功效。

化裁运用：

（1）白头翁加甘草阿胶汤：本方加阿胶、甘草。治产后下痢者。

（2）变通白头翁汤：生山药30g，白头翁12g，秦皮9g，生地黄9g，白芍12g，甘草6g，三七粉9g，鸦胆子10g。先将三七、鸦胆子用白糖水送服一半，所余一半煎汤服。治热痢后重腹痛。

（3）加减白头翁汤：白头翁30g，黄连9g，黄芩12g，秦皮12g，金银花30g，地榆30g，白芍12g，广木香9g，甘草9g。治急性菌痢，大便脓血，里急后重，苔黄脉数者。本方清热、解毒、止痢功效较原方更强。

3. 芍药汤（《保命集》）

组成：芍药9g，黄芩12g，黄连9g，当归6g，肉桂6g，甘草3g，木香

9g，槟榔 15g，大黄 12g。

　　用法：水煎服。

　　功效：泄热止痢，行气调血。

　　主治：湿热痢。发热，腹痛，里急后重，下痢赤白相兼，一日数十行，肛门灼热，小便短赤，苔黄脉数。

　　方解：此亦为治热痢的常用方剂。方中黄芩、黄连清热燥湿、解毒止痢力量颇强，用为主药，以消除致病之因，俾病因消除，则痢疾自止。辅以大黄、槟榔荡热祛积，使疫毒热邪从大便而泻，增强了芩、连的清热解毒力量，体现了通因通用的配伍形式。木香、槟榔调气，当归、肉桂调血，气调则后重自除，血调则脓血自止。再用白芍以缓其急迫，治疗腹痛。对于上述症状，面面兼顾，配伍可称完善。

　　现代药理研究显示，本方所用每一味药对于痢疾杆菌均有抑制作用。

十七、温中固涩法

　　本法适用于虚寒性的久泻久痢。凡下利日久不止，食少神疲，四肢不温；或下痢脓血，久久不愈，血色暗而不鲜，腹痛喜温喜按；或脾肾阳虚，黎明泄泻，均宜使用本法。由于此类证型的病性属于虚寒，主症为滑脱不禁，故治疗方常以温中的干姜、肉桂和止涩固脱的诃子、肉豆蔻、赤石脂、乌梅、五倍子、罂粟壳、五味子等组成。成方中的养脏汤、四神丸可为本法代表。

　　泄泻或痢疾的证型颇多，本法要在滑脱不禁的情况下才能应用；如余邪未尽而误用本法，有"闭门留寇"之患。

　　本法的代表方有：

　　1. 真人养脏汤（《太平惠民和剂局方》）

　　组成：党参 15g，白术 9g，甘草 3g，白芍 12g，当归 9g，肉桂 3g，肉豆蔻 12g，诃子皮 15g，罂粟壳 12g，木香 6g。

　　用法：水煎服。

　　功效：温中固涩。

　　主治：脾胃虚寒之久痢。滑脱不禁，脱肛不收，腹痛喜按，胸闷食少，舌淡脉迟者。

　　方解：本方属温补与固涩并行的一种配伍形式。中气虚弱，故用参、术、甘草补气健脾；久痢伤阴，腹痛喜按，故用当归、白芍养血调肝、缓急止痛；

证属虚寒，故用辛热的肉桂与参、术、归、芍等药，共呈温中补虚功效。肉豆蔻、诃子皮、罂粟壳收敛固涩，专为久痢脱肛、滑脱不禁等而设，体现涩可固脱法则。木香芳香醒脾，疏达气机，与归、芍同用，治下痢脓血、里急后重证候，有调气则后重自除、调血则脓血自止之义。

2. 四神丸（《内科摘要》）

组成：补骨脂 120g，五味子、肉豆蔻（去油）各 60g，吴茱萸 30g。

用法：研末，馒头或冷饭为丸，每日服 6g。

功效：温中固涩。

主治：脾肾虚寒之泄泻。黎明泄泻，不思饮食，食不消化，或腹痛，腰酸肢冷，神疲无力，脉沉迟无力者。

方解：四神丸是治脾肾阳虚而黎明腹泻的方剂。方中补骨脂温补肾阳，吴茱萸温中祛寒，此两味可涩肠止泻，共同体现了温中固涩法则。但是，脾肾阳虚何以平时不泻，每至黎明才泻？是因为在黎明肝气萌动的时候，肝乘脾虚来犯，就会产生腹泻。此方吴茱萸不仅温中祛寒，又能条达肝气，使肝不乘脾，则黎明腹泻的症状可解。

本方对于慢性肠炎、肠结核的腹泻都有一定疗效。

十八、驱虫法

常见的消化道寄生虫有蛔虫、钩虫、绦虫等，各种寄生虫病的临床表现有其特异性。

蛔虫寄生于小肠，蛔虫病主症为腹中嘈杂，脐周腹痛，时作时止，贪食，面黄肌瘦，或鼻孔作痒，睡中龄齿，唇内侧有小点如粟粒状，舌上有椭圆形红色小点，面上或见赤丝，或有白色虫斑。治疗蛔虫病常以苦楝根皮、雷丸、鹤虱、川楝、乌梅、使君子、槟榔皮等驱蛔药为基础，适当配伍牵牛子、大黄、芒硝等泻下药，以利于排出虫体。同时应根据寒热虚实的不同证型，配入温中、清热、补虚之类药物，如化虫丸。

钩虫寄生于十二指肠及小肠上段，钩虫病主要症状有上腹部不适，或隐隐作痛，面色萎黄，四肢无力，心悸气短，耳鸣眼花；甚至嗜食生米、泥土等异物，面部、手掌和全身皮肤呈蜡黄色，有轻度或重度的凹陷性水肿。治疗此病宜用青矾、白矾、苍术、厚朴等药组成杀虫方剂。如钩虫丸就是疗效十分可靠的方剂。

绦虫病患者的粪便中常排出白色节虫，用南瓜子、槟榔治疗本病有较好疗效。

本法的代表方有：

1. 钩虫丸（经验方）

组成：栀子9g，黄柏9g，甘松9g，茵陈30g，苍术18g，白矾9g，青矾18g，甘草9g。

用法：上药共研细末，红糖为丸，早晚用白开水送服（米汤、油汤亦可用），七日服完，重症患者可连续服四五剂。若改为汤剂，效果欠佳。

功效：燥湿杀虫，利胆退黄。

主治：钩虫病。心悸气短，肢体面部黄肿；或嗜食生米、泥土等物。

方解：本方重用茵陈清肝胆之热，除肝胆之湿，解肝胆之郁，利胆退黄；辅以栀子、黄柏，则清热力量为之增强。佐以甘松、苍术醒脾燥湿，青矾、白矾酸涩燥湿，则燥湿力量亦颇显著，青矾、白矾又有杀虫之功。因此，本方与一般治湿热方剂有所不同。苍术、甘松芳香醒脾、燥湿化浊，甘草、红糖健中，亦能使已困的脾阳恢复，故本方能呈清热燥湿、利胆杀虫功效。

本方对钩虫病有殊效。此外，通过利胆退黄功效，对于慢性肝炎、慢性胆囊炎等均可应用。

化裁：硝石矾石散，组成为硝石、矾石（烧）等分，为散，以大麦粥和服，每次3g，日三服。服药后小便色黄，大便色黑，是病去的征象。又治女劳疸，症见额上黑，微汗出，足下热，薄暮即发，膀胱急，小便自利。

2. 化虫丸（《太平惠民和剂局方》）

组成：鹤虱（胡粉炒，去胡粉）9g，苦楝皮18g，槟榔15g，芜荑9g，枯矾9g，使君子15g。

用法：共研细末，酒煮面粉为丸。根据病人年龄大小，酌量服用，若一岁小儿只可服1g。温米饮送服。

功效：杀肠道诸虫。

主治：蛔虫、钩虫、绦虫病等。

方解：本方所用各药都有驱虫功效，鹤虱、使君子善驱蛔虫；苦楝根皮可驱蛔虫、蛲虫、绦虫，对蛔虫病疗效尤为可靠；槟榔能杀绦虫、钩虫、姜片虫，其余芜荑、枯矾也都有杀虫作用。故对肠道诸虫病有一定疗效，但较常用于蛔虫病。

3. 南瓜子粉槟榔煎（经验方）

组成： 南瓜子（研粉）60~120g，槟榔 30~60g。

用法： 槟榔煎液，送服南瓜子粉，一次服完，继服泻剂。

功效： 驱绦虫。

主治： 绦虫病。

方解： 本方由南瓜子和槟榔两味组成。现代药理研究发现，南瓜子对绦虫有瘫痪作用，主要作用在绦虫的中段和后段；槟榔所含槟榔碱可麻痹绦虫神经系统，为驱虫佳品。由于两味药对绦虫都有麻痹作用，且一作用于神经系统，一作于消化系统，尤其是肠中后段，故本方对绦虫病有满意的疗效。

本方两药性味平和，剂量宜大，少则效果欠佳。服后宜继服泻剂，使虫体排出体外。

十九、祛湿清肠灌肠法

灌肠一方

组成： 大黄 15g，白花蛇舌草 30g，野牡丹 30g，苦参 15g，珍珠末 1g。用水 500mL 煎至 200mL。

功效： 祛湿清肠，祛腐消痈。

主治： 慢性结肠炎、溃疡性结肠炎属肠道湿热夹肝郁及阴虚者。

灌肠方法： 用大号肛管从肛门插入最少 15cm，上接墨菲滴管连接灌肠器，滴速为 60 滴/分钟，滴时加珍珠粉一支于药液内。灌肠后嘱病人垫高臀部，尽量让药液在结肠内停留不少于 4 小时，每日保留灌肠 1 次，10 天为 1 个疗程，间歇 4 天再进行第二疗程，最多为 3 个疗程。

个别患者出现灌肠后腹痛加重，便意频频，保留时间短的，则去大黄加蒲公英 30g、败酱草 30g。

二十、补脾温肾灌肠法

灌肠二方

组成： 晚蚕砂 20g，补骨脂 12g，野牡丹 20g，珍珠末 1g，用水 500mL 煎至 200mL。

功效： 补脾温肾，收敛生肌。

主治： 慢性结肠炎，溃疡性结肠炎，属脾气虚及脾肾阳虚证患者。

灌肠方法： 按上一治法的灌肠方法操作。

附录：脾胃兼心肝（胆）治法

（一）兼心的治法

补养心脾法（心脾两虚）

心脾两脏不仅有相互资生的关系，且一主血，一主气。若心脾两虚，气血亏损，宜用补养心脾法以两顾其虚。对心脾不足、气血两虚的惊悸、怔忡、健忘、多梦、体倦、食少、便溏及妇女月经不调、崩漏等，投此最为合拍。心主血，心血不足，心体失养则惊悸、怔忡、健忘、多梦；脾主运化水谷，为后天之本，主气，统血。脾伤则倦怠食少；脾虚血失所统，气虚不能摄血，则崩漏下血、月经不调。此证理属心脾两伤，宜补养心脾，两脏同治。故本法常用补气健脾的人参、白术、茯苓、甘草、山药、黄芪、大枣、花生衣和养心安神的枣仁、柏子仁、远志、当归、熟地黄等两组药物构成。体现这一配伍的有归脾汤（见补脾摄血法）。

本法虽然属于心脾同治的方法，但重点在于治脾，故本类方剂常以补脾为主，养心安神为辅。当然，在特殊情况下亦可以养心安神为主，不是一成不变的。

（二）兼肝胆的治法

调和肝脾法（肝脾不和）

肝胆病变最易影响到脾胃，脾胃虚弱又最易导致肝胆乘虚来犯，以致肝脾不和。

肝脾或胆胃不和，常表现出腹痛或呕吐等主要症状，这些症状从部位而言，属于脾胃病变；从病理机制而言，均属于肝胆影响到脾胃；从治法而言，又都是以疏肝理气的柴胡、木香、郁金、枳壳、延胡索、金铃子，清肝的黄芩、黄连，平肝的芍药等，与健脾和中的茯苓、半夏、白术、甘草之类组合成方，故合并为一法讨论。

胆气犯胃、胃气上逆所致的呕吐，既有口苦、胁肋胀满疼痛等肝胆症状，又有呕吐恶心、脘闷食少等脾胃症状。呕吐仅是现象，引起呕吐的原因则是肝胆有病影响脾胃，主要矛盾在肝胆。所以，治疗胆气犯胃的呕吐，应把重点放在肝胆，在治肝胆的前提下配伍降逆止呕药物。如小柴胡汤、蒿芩清胆汤，就属于此种配伍形式。

根据"胃本不呕，胆木克之则呕"的理论，治疗一般的呕吐亦可配伍适量的平肝、清肝药物，以增强止呕功效。汉代张仲景用桂枝汤治妊娠呕吐，就向我们提供了治呕应当平肝的范例。

肝脾不和的腹痛当分虚实论治，脾虚引起的肝胆不和以腹部拘挛作痛为特点，由于脾虚不能养肝，肝乘脾胃之虚侵犯脾胃，以致腹部挛急作痛。治疗此证，当一面补气健脾，以防御肝气来犯；一面养血平肝，使肝木不横强。这种肝脾同治的配伍形式，称为抑木培土法，对于上述的腹痛确有可靠的疗效。如小建中汤（见温中健脾法）、芍药甘草汤、当归芍药散等由当归、白芍之类的养血调肝药和白术、甘草、饴糖等补气健脾药组成，就是根据上述机理配伍的。

肝气实以致肝气横逆引起的腹痛，多兼气郁或肝脾郁热，当以疏肝、清肝、平肝为重点，适当配伍清理肠胃的药物，如四逆散等属于此种配伍方法。

此外，肝脾气郁，症见胸胁痞闷，饮食减少，或月经不调，脘腹疼痛者，亦应当疏肝理脾同时并举。如越鞠丸、逍遥丸就是肝脾同治的例子。

本法的代表方有：

1. 四逆散（《伤寒论》）

组成：柴胡 12g，白芍 18g，枳壳 12g，甘草 6g。

用法：水煎服。

功效：疏肝理脾。

主治：肝脾失调，横逆犯胃。胸胁满痛，心下痞塞，或脘腹痛者。

方解：本方证系肝脾失调，肝郁气滞则胸胁苦满，肝木乘脾则心下痞塞、脘腹作痛。治疗此证当疏肝理脾同时并举。方以柴胡疏肝气，枳实行气消痞；芍药、甘草平肝缓急，和中止痛，以调和肝脾。肝脾既和，则诸证可解。

本方用途甚广，凡慢性肝炎、肋间神经痛、胆囊炎、胆道蛔虫病、胰腺炎、急性胃肠炎、急性阑尾炎等，均可以此为基础加减治疗。

2. 越鞠丸（《丹溪心法》）

组成：香附、川芎、山栀子、苍术、神曲各等分。

用法：水泛为丸。每次服二钱，开水送服。亦可作汤剂。

功效：疏肝理脾。

主治：气、血、火、食、痰、湿等六郁。胸膈痞闷，吞酸呕吐，饮食不消等。

方解：人以气为本，气和则上下不失其度、运行不停其机而无病。若饮食不节，寒温不适，喜怒无常，忧思无度，使气机失常，则病从此起。肝喜条达，若忧思无度则肝气郁结，气郁则胸膈痞闷不舒；肝为藏血之脏，肝气郁，影响肝血亦郁，血郁则或见胸胁刺痛，固定不移，或为月经不调；肝与胆同居，为相火寄居之所，肝气郁影响肝火亦郁，火郁则口苦泛酸。此气、血、火三郁在肝胆。肝病最易传脾，即所谓肝病及脾，肝病而脾亦病。脾司运化，喜燥恶湿，脾郁不能胜湿则湿郁、痰郁；不能运化水谷则食郁。湿、痰、食三者壅滞中焦，则胀满不食、吞酸、呕吐诸症丛生，此湿、痰、食三郁病在脾胃。故病虽有气、血、火、湿、痰、食之分，实际就是肝脾郁结所致。

此方体现疏肝理脾、行气解郁法则。方中香附调气疏肝，善解气郁；川芎辛温活血，善治血郁；山栀子泻肝火，清郁热，俾气血之郁开，肝胆之热去，则胸胁痞闷、口苦诸症可解。苍术芳香辛温，功能醒脾燥湿，使脾阳健运，则湿去痰消；配健脾祛积的神曲以消食滞，使湿、痰、食诸郁解，而胀满不食、呕吐吞酸诸症随之亦解。此方虽然只有 5 味药物，却能统治肝脾六郁，临证时可根据郁结情况，加入所需药物以增强疗效。如气郁为主的，加佛手皮、柴胡、青皮、木香、乌药；血郁为主的加桃仁、红花、丹参、牡丹皮、乳香、没药；火郁为主的加黄芩、黄连；痰郁为主的加陈皮、半夏、南星；湿郁为主的加茯苓、薏苡仁；食郁为主的加山楂、麦芽、鸡内金；夹寒加吴茱萸；痞闷加枳壳；胀满加厚朴等。

本方可用于慢性胃肠炎、神经衰弱、慢性肝炎患者的消化不良，吞酸嘈杂，腹部胀满而又兼精神不振者。

3. 当归芍药散（《金匮要略》）

组成：当归 9g，川芎 9g，芍药 30g，白术 12g，茯苓 12g，泽泻 12g。

用法：为散，每次服 3g，酒和，一日服 2 次。亦可作汤剂。

功效：补血调肝，运脾除湿。

主治：妊娠腹中疼痛及腹中诸痛。妊娠或产后下利，小便不利，腹痛，腰足麻痹无力等。

方解：《金匮》载此方治妇人怀孕腹中疼痛，以及妇人腹中诸痛，可见本

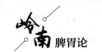

方治疗的重点是腹痛。腹痛的原因很多，此证的机理属肝虚血滞、脾虚湿滞、肝脾不和。治疗此证当养血调肝与运脾除湿并举。故方以当归、白芍、川芎养血调肝；白术、茯苓、泽泻补脾渗湿；苓、泽甘淡渗湿，使脾不为湿邪所困；归、芎活血行滞，使营血畅通，共同体现养血调肝、补脾除湿法则。方中重用芍药，不仅养血，更主要的是运用本品以平肝止痛。

化裁：

（1）**加味当归芍药散**：当归 9g，川芎 9g，白芍 9g，茯苓 12g，白术 9g，泽泻 9g，续断 9g，薏苡仁 12g。每日 1 剂，连服 2 剂。治疗胎位异常。于妊娠 7~9 月时服。

（2）**得生无忧散**：当归 2g，白芍 4g，川芎 5g，黄芪 2g，甘草 1g，厚朴 2g，枳壳 1g，菟丝子 4g，艾叶 2g，荆芥穗 2g，羌活 1.5g，川贝母 3g。治胎位异常。

4. 蒿芩清胆汤（《重订通俗伤寒论》）

组成：青蒿 12~30g，黄芩 9~15g，枳实 9g，竹茹 9~15g，青黛 6~15g，滑石 18g，甘草 3g，陈皮 12g，半夏 12g，茯苓 12g。

用法：水煎服。

功效：清热利湿，降逆祛痰。

主治：胆热犯胃，寒热如疟，寒轻热重，胸胁胀痛，口苦吐酸苦水，或呕吐黄涎而黏，甚则干呕呃逆，舌红苔白或黄腻，脉弦数者。

方解：本方由温胆汤加青蒿、黄芩、滑石、青黛组成。青蒿清透少阳半表之邪，黄芩、青黛清泄肝胆里热，竹茹清泄胆胃又有止呕功效，枳实、半夏、陈皮降逆止呕、和胃化痰，茯苓、滑石、甘草淡渗湿热，导湿热从小便而出。本方有清热利胆、和胃化痰之功，使湿热去，胆胃和，则诸症可解。

本方可用于急、慢性胆囊炎湿浊较重者。若加茯苓、泽泻等利湿药，亦可用于急性肾盂肾炎。

第六章　岭南脾胃病治疗的常用药物

一、补脾气药

(一) 党参

为桔梗科多年生草本植物党参的根。党参的商品分为潞党参和台党参两类，潞党参为山西潞安县所产，故又名西潞党，质量最好。其余地区所产皆作台党参（包括岷党、叙党、川党、东党等）。

【性味归经】甘，微温。入脾、肺经。

【功效应用】补中益气、健脾胃，广泛用于各种气虚证。

1. **脾胃虚弱**　症见食欲不振、肢体倦怠，或泄泻、呕吐及久病气虚等。常与白术、茯苓、炙甘草等同用，如四君子汤。

2. **气虚下陷**　用于气虚下陷所致的脱肛、子宫脱垂、胃下垂等，常配其他补气升提药如黄芪、白术、升麻等同用，如补中益气汤。

3. **消渴证**　津伤口渴、肺虚气短，常配麦冬、五味子等同用，如生脉散。

【用法用量】9~30g。

【使用注意】本品常用于一般补益方剂中，其补脾益气的功效与人参相似，但力量稍弱，如治疗虚脱证，用人参为宜。不能与藜芦配伍，气滞和火盛者慎用。有时为防其气滞可酌加陈皮或砂仁。

【应用参考】

（1）有强壮和健胃作用，能促进新陈代谢，帮助消化，促进乳糜吸收。

（2）据化学分析，本品含有皂苷及微量生物碱等。

（3）据药理研究，本品能使机体周围血管扩张和抑制肾上腺素，从而有降低血压的作用，对神经系统有兴奋作用，能增加机体的抵抗能力，同时使

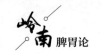

红细胞和血红蛋白增加，但可使白细胞和淋巴细胞减少。

（4）用于预防咳嗽而有肺虚表现者，尤其对毒性症状较轻的肺结核疗效较好，用于肾炎和减轻尿蛋白排出。

（二）人参

为五加科植物人参的根，产于我国吉林、辽宁者称吉林参，产于朝鲜者称为朝鲜参，石柱参、红参、白参、条参（边条参）都属吉林参。

【性味归经】甘、微苦，微温，入脾、肺经。

【功效应用】

1. 大补元气　用于气虚欲脱的重症，表现为气息微弱，呼吸短促，肢冷汗出，脉搏微弱等症。单用人参可以大补元气、强心救脱，如独参汤。若气脱兼见亡阳证，则须配合附子同用，如参附汤。

2. 补脾益气　本品能鼓舞脾胃之元气，对于脾胃虚弱之胸痹、食欲不振、泄泻及呕吐等症，为治疗要药，如四君子汤、补中益气汤等补脾常用方均以人参为主药。

3. 补肺气　用于肺气不足之气短喘促，如用于肾虚不能纳气而喘，可配蛤蚧同用。

4. 益阴生津　用于消渴证，可配黄芪、山药同用；如病后津气两伤，汗多口渴，可配麦冬、五味子同用，如生脉散。

【用法用量】3～9g，入汤剂，一般宜顿服。用于虚脱危症可适当增加用量。

【使用注意】

（1）人参价贵，一般补益方剂中可用党参。

（2）凡阴虚火旺、湿热内盛者均不宜用。

（3）前人认为本品不宜与藜芦、五灵脂同用（反藜芦，畏五灵脂）。

【应用参考】关于人参的药理作用和化学研究，由于所用品种和研究方法不同，结果颇不一致，归纳起来大致有以下几方面：

（1）依据化学分析，人参含人参皂苷、挥发油（主要为倍半萜烯）、脂肪酸（主要为人参酸）、植物甾醇、维生素、糖等。

（2）据药理研究，人参对大脑皮层兴奋过程和抑制过程均有加强作用，尤其加强兴奋过程更为显著，故有抗疲劳作用；又能作用于垂体-肾上腺素系统，从而能增强机体对有害因素的抵抗力，提高动物对低温或高温的耐受力，有降低血糖及促进性激素样作用，并能调节胆固醇代谢，抑制高胆固醇血症的发生；有强心作用，故在心力衰竭、休克时可用本品。

（三）太子参

又名孩儿参，为石竹科多年生草本植物太子参的块根。主产于江苏、安徽等地。

【性味归经】甘、平，入脾、肺经。

【功效应用】

1. **健脾益气** 用于脾胃虚弱之倦怠乏力、食欲不振，以及肺气不足之自汗少气等症，常与补气健脾药如黄芪、白术、山药、炙甘草等同用。

2. **生津** 用于热病后津伤口渴，常与麦冬、五味子等同用；临床上亦有用于久热不退或小儿夏季热，常配竹叶、麦冬、白薇、扁豆花、西瓜翠衣、甘草、莲叶等同用。

【用法用量】9~15g。

【使用注意】本品性较平淡，补益脾胃之力不及党参，生津作用较党参为好，有时可代西洋参用。

（四）黄芪

又名北芪，为豆科多年生草本植物黄芪的根，主产于甘肃、陕西、内蒙古、河北、山西等地。

【性味归经】甘，微温。入脾、肺经。

【功效应用】

1. **补脾益气** 用于脾胃虚弱之食少倦怠，脾虚泄泻及肺虚气短等症。取本品味纯甘，性微温，略带香气，故能补脾、益气，常配党参、白术、山药、炙甘草等同用。

2. **固表止汗** 用于表虚自汗。取本品补气之中而有外达之性，故能补气固表以止汗。本品固表止汗作用较好，临床上通过不同配伍能治各种汗出证。

3. **益气升阳** 用于气虚下陷之症，如脱肛、子宫脱垂、胃下垂、肾下垂及气虚血脱的崩漏等，如补中益气汤则以本品为主药，配合补气升阳等药同用，取本品补气之中有上升之性，故能升脾胃之清阳而有益气升阳作用。

4. **利水退肿** 用于虚性水肿，常配白术、防己、炙甘草，或桂枝、茯苓同用，如防己黄芪汤、防己茯苓汤均有本品。

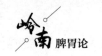

5. 托疮排脓　用于气虚痈疽久不溃破，或溃后久不愈合。常与党参、肉桂同用，取本品补气健脾，能促进脓疮早溃和肌肉的新生，有排脓生肌作用。

此外，本品常用于消渴证，常配山药、天花粉、麦冬、生地黄、五味子等同用。

【用法用量】　9~30g。本品有生用，有蜜炙用，一般用于补益气血宜炙用，固表托脓生肌宜生用。

【使用注意】　凡阴虚火旺、邪热实证均不宜用。

【应用参考】

（1）据化学分析，本品含胆碱、甜菜碱、氨基酸、蔗糖、葡萄糖醛酸及微量叶酸。

（2）据抗菌实验，本品对痢疾杆菌、炭疽杆菌、溶血性链球菌、白喉杆菌、肺炎双球菌、金黄色葡萄球菌等多种细菌有抑制作用。

（3）据药理研究：①有强心作用，能增强正常心脏的收缩，对中毒及疲劳的心脏起作用尤为显著；②有中度利尿和降压作用，能扩张冠状血管及全身末梢血管，因而使血压下降，但临床上作为利尿降压药很少单独使用，需要配合相应的药物，治疗虚性水肿和虚性高血压有一定效果；③加强毛细血管抵抗力作用，可防止氯仿、组织胺或负压所造成的毛细血管渗透性增加的现象，能使X线引起的毛细血管脆性增加的病理现象迅速复常；④有止汗作用，能闭塞皮肤的分泌孔，抑制发汗过多；⑤有类似激素的作用。

（4）据报道，本品配合党参治疗慢性肾炎的蛋白尿及糖尿病有效。

（五）白术

为菊科多年生草本植物，白术的根茎主产于安徽、浙江等地。

【性味归经】　甘、苦，温。入脾、胃经。

【功效应用】

1. 补脾益气　用于脾胃虚弱所致的泄泻或呕吐，体倦食少，四肢无力，常配党参、茯苓、炙甘草等同用，如四君子汤；或配干姜同用，如理中汤。

2. 固表止汗　用于表虚自汗，常配黄芪、防风同用，如玉屏风散。

3. 健脾燥湿　用于脾虚水湿停留的肢体肿胀、小便不利，妊娠足肿，以及湿痹、痰饮等。取本品甘温，益脾胃之阳气，苦温燥脾胃之寒湿。脾喜燥而恶湿，故为补脾燥湿之要药。脾主运化，得阳将运，白术主升脾阳，故对于脾阳不振、运化失职而出现的水肿、泄泻、痰饮、痞满及湿痹等均可应用。

白术配党参、茯苓治脾虚泄泻；配干姜、半夏治胃虚寒呕吐；配茯苓、猪苓、泽泻，或桂枝、茯苓、防己，治肢体肿满；配黄芪治表虚自汗；配半夏、茯苓治痰饮；配枳实治痞满。根据不同情况予以适当配伍，以提高疗效。

【用法用量】 3~12g。

【使用注意】 本品味苦性温燥，凡阴虚火旺者不宜用。

【应用参考】 据化学分析，白术含挥发油，油中主要成分为苍术醇和白术碱，并且含有维生素 A。

据药理研究，白术有利尿作用，其利尿作用可能是由于抑制肾小管对电解质和水分重吸收的结果，同时实验证明白术有轻度降血糖作用。

（六）山药

又名怀山药、薯蓣，为薯蓣科多年生草本植物薯蓣的块根，主产于河南、湖南、广东等地。

【性味归经】 甘，平。质润多液，入脾、肺、肾经。

【功效应用】

1. **补益脾胃** 用于脾胃虚弱之泄泻、体倦、食少、虚汗，常配党参、白术、茯苓、扁豆等同用。

2. **益肺补肾** 用于消渴证，常配黄芪、五味子、天花粉，或麦冬、生地黄等同用；用于遗精，如六味地黄汤（丸）则用本品配熟地黄、山萸肉等同用；用于带下，可配龙骨、牡蛎、海螵蛸、茜草根等同用。皆取本品不寒不燥，味甘能补脾，性平能益肺，质润多液能滋肾的功效。

【用法用量】 9~30g。

【应用参考】 据化学药理研究，本品含黏蛋白、淀粉酶等，其中所含黏蛋白在体内水解成滋养作用的蛋白质和碳水化合物，而所含淀粉酶有水解淀粉为葡萄糖的作用，对糖尿病有一定疗效。

（七）甘草

为豆科多年生草本植物甘草的根茎，主产于辽宁、内蒙古、甘肃、新疆等地。

【性味归经】 生用甘，平；蜜炙用甘，微温。入脾、肺经。

【功效应用】

1. **补脾益气** 本品味醇甘，蜜炙用则性味甘、温，能补脾益气，常用于脾虚气弱等证。如四君子汤，以本品配党参、白术等治脾虚气弱证；如炙甘草汤，以本品配补气益阴药同用，治气虚血少之脉结代、心动悸，取其益气以生血。

2. 清热解毒　本品生用味甘，性偏微凉，有清热解毒的作用。治疗热病常配伍于清热剂中作为辅佐用药。对于疮疡肿毒，内服、外用均宜。

3. 润肺止咳　用于肺热咳嗽咽痛，有润肺、祛痰、止咳之效。多于复方中使用。

4. 调和药性　本品甘平，性和而缓，能调和诸药，故热药用之缓其热，寒药用之缓其寒，烈药用之缓其峻。如调胃承气汤、芍药汤中本品与大黄同用。

【用法用量】3～12g。

【使用注意】

（1）腹胀中满、恶心呕吐者不宜用。

（2）前人认为本品不可与大戟、芫花、甘遂、海藻同用。

（3）本品与常山同用引起呕吐，应加以注意。

【应用参考】

（1）依据化学分析，本品含甘草酸、甘草苷（尿黄酮苷）、甘露醇、β-甾固醇、糖类、有机酸等。

（2）据药理研究，本品有解毒作用，能解某些药物中毒、食物体内代谢产物的中毒及细菌毒素和破伤风毒素、白喉毒素、蛇毒等，解毒的有效成分为甘草酸；所含甘草酸和甘草次酸（甘草酸水解而成）及其盐类有明显的抗利尿作用，甘草次酸又有肾上腺皮质激素样作用；有镇咳作用，系由于对咳嗽中枢的抑制及服药时能覆盖发炎的咽部黏膜，减少对它刺激的结果。

（3）据临床报道，本品有抗酸和解痉的作用，故可用治溃疡病；并有抗炎、抗过敏反应作用，临床上用本品治疗月经病、晚期妊娠中毒症、艾迪生病、传染性肝炎、肺结核、尿崩症都有一定效果。甘草酸可使高血压患者的血胆固醇含量降低和血压下降。但是本品应用可引起血钠潴留、血钾降低、下肢浮肿和血压升高等副作用，与应用去氧皮质醇相似。

（八）饴糖

又名麦芽糖，为淀粉（如米、麦、粟等）经过蒸煮，加入麦芽经发酵糖化而成。

【性味归经】甘、平。入脾、胃、肺经。

【功效应用】

1. **益气补中、缓急止痛** 用于中气虚弱，虚劳里急腹痛，如小建中汤、黄芪建中汤均用之，取其益气补中、和里缓急的作用。

2. **润肺止咳** 用于肺虚或肺燥咳嗽，可配紫菀、百合、党参、甘草等同用。

【用法用量】3~6g。宜溶化冲服，不宜煎煮。

【应用参考】

（1）依据化学分析，本品含麦芽糖、少量蛋白质等。

（2）据临床报道，本品可解附子、乌头毒。

（九）大枣

为鼠李科落叶灌木或小乔木枣树的成熟果实，主产于河北、河南、山东等地。

【性味归经】甘，平。质润多液，入脾、胃经。

【功效应用】

1. **补脾益胃** 用于脾胃虚弱或津液不足之证。取本品补中益气，常与党参、白术等同用。

2. **调和药性** 大枣与生姜同用，有调和营卫、扶正祛邪的作用，与攻下药同用能缓和诸药的峻烈之性。

【用法用量】3~10枚。

【使用注意】湿盛脘腹胀满者不宜用。

【应用参考】

（1）依据化学分析，本品含蛋白质、脂肪、糖类、钙、磷、铁及维生素A、B_2、C等。

（2）根据临床报道，本品单味应用于过敏性紫癜有效。

（十）五指毛桃

又名五爪龙、南芪，为桑科榕属植物粗叶榕的根，多生于村边、灌木丛中。系一小灌木，全株披粗毛，折断后流乳汁，叶形变化大，常见为掌状3~5裂，果桃形，外面密披粗毛，故称"五指毛桃"。

【性味归经】甘，微温。气香。

【功效应用】

1. **补脾益气** 本品甘温能补脾益气，功同黄芪而力较弱，与千斤拔同用则补益之力增强而可治脾胃之气虚证。

2. **祛痰平喘** 本品祛痰止咳，尤以平喘作用较优，用治虚劳喘咳。近有用于慢性气管炎，有较好疗效。

3. **健脾化湿** 用于脾虚水肿，现用于肝硬化腹水、慢性肝炎等病。如以本品配豆豉治疗营养不良性水肿，有较好疗效。

【用法用量】15~30g。

【应用参考】

（1）民间用以代黄芪（北芪）使用。因产于南方，故有"南芪"之称。

（2）据化学分析，本品含氨基酸、糖类、甾体、香豆精等。

（3）据药理研究，本品有止咳、祛痰、平喘作用。

（十一）土党参

又名金钱豹，为桔梗科金钱豹属植物大花金钱豹的根。

【性味归经】甘、平，归脾、肺经。

【功效应用】

1. **补脾益气** 本品能补脾养胃，功同党参而力较弱，为补益常用之品，用于病后体弱、脾胃气虚之证，多与千斤拔、五爪龙同用。

2. **润肺生津** 本品甘平，含有乳汁，质较滋润，故有润肺生津之效，多用于肺阴虚久咳及肺热燥咳等证，可以与牛大力、石仙桃等同用。

【用法用量】15~30g。

（十二）千斤拔

又名老鼠尾、千斤坠，为豆科千斤拔属植物蔓性千斤拔的根。

【性味归经】甘、淡，平。归肺、肾、膀胱经。

【功效应用】

1. **补脾益气** 本品味甘能补脾胃，用于脾胃虚弱、气虚脚肿，常配五爪龙、土茯苓等同用。用于调补作用平缓，为补而不燥之品。亦有与鸡血藤同用，以治气血不足之证。

2. **补肝肾、强筋骨** 用于手足痿软无力，或肾虚腰痛、腰肌劳损，多与臭茉莉、五爪龙等同用。

3. **舒筋活络** 用于风湿骨痛，多与半枫荷、两面针同用。此外还用于跌打损伤，可配大罗伞、九节茶等同用。

【用法用量】30~60g。

【使用注意】另有一品种千斤红（大叶千斤拔）与本品是同科属植物，两者外形基本相同，但千斤红为直立的亚灌木，其叶及果实都较千斤拔大，功效也基本相同，可以互用。

【应用参考】据化学分析，千斤拔含内酯（香豆精）、酚类、氨基酸等。

（十三）刺五加

为五加科植物刺五加的根茎或茎。主产于辽宁、吉林、黑龙江、河北、山西等地。

【性味归经】甘、微苦，温。归脾、肺、心、肾经。

【功效应用】益气健脾，补肾安神。临床应用如下：

1. **脾肺气虚证** 本品能补脾气、益肺气，并略有祛痰平喘之功。治疗脾肺气虚之体倦乏力、食欲不振、久咳虚喘者，单用有效，亦常配伍太子参、五味子、白果等补气药和敛肺平喘止咳药。单纯的脾气虚证和肺气虚证亦宜选用。

2. **肾虚腰膝酸痛** 本品甘温，能温助阳气、强健筋骨。治疗肾中阳气不足，筋骨失于温养而见腰膝酸痛者，可单用，或与杜仲、桑寄生等药同用。亦可用于阳痿、小儿行迟及风湿痹证而兼肝肾不足者。

3. **心脾不足之失眠、健忘** 本品能补心脾之气，并益气以养血，安神益智。治心脾两虚、心神失养之失眠、健忘，可与制首乌、酸枣仁、远志、石菖蒲等养心安神之品配伍。

【用法用量】煎服，9~27g。

【应用参考】

（1）本品含多种糖苷，是其主要有效成分。还含有多糖、异秦皮定、绿原酸、芝麻素、硬脂酸、β-谷甾醇、白桦脂酸、苦杏仁苷等。

（2）刺五加及苷类提取物具有明显的抗疲劳、抗辐射、抗应激、耐缺氧、提高机体对温度变化的适应力、解毒作用。

（3）据报道，口服刺五加片，每次5片，每日3次，预防急性高原反应236例，有效率达97.3%。

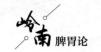

（十四）绞股蓝

为葫芦科植物绞股蓝的根茎或全草。主产于广东、云南、四川、福建等地。

【性味归经】甘、苦，寒。归脾、肺经。

【功效应用】益气健脾，化痰止咳，清热解毒。

1. **脾虚证** 本品味甘入脾，能益气健脾。治疗脾胃气虚之体倦乏力、纳食不佳者，可与白术、茯苓等健脾药同用。因其性偏苦寒，兼能生津止渴，对脾胃气阴两伤而口渴、咽干、心烦者，较为适宜，可与太子参、山药、南沙参等益气养阴药同用。

2. **肺虚咳嗽** 本品能益肺气、清肺热，又有化痰止咳之效。常用于气阴两虚之肺中燥热，咳嗽痰黏，可与川贝母、百合等养阴润肺、化痰止咳药同用。肺气虚而痰湿内盛，咳嗽痰多者，亦可与半夏、陈皮等燥湿化痰药同用。

此外，本品还略有清热解毒作用，可用于肿瘤而有热毒之证。

【用法用量】煎服，10~20g；亦可泡服。

【应用参考】

（1）本品含80多种皂苷，其中有6种与人参皂苷相似。还含有糖类、黄酮类、维生素C，以及18种氨基酸和多种无机元素等。

（2）绞股蓝及绞股蓝皂苷均具有抗疲劳、抗缺氧、抗高温、抗低温、免疫调节作用；具有明显的降血脂、降血糖作用，并具有镇静、催眠、镇痛、增加冠脉流量、抗心肌缺血、增加脑血流量、抑制血栓形成、保肝、抗溃疡等作用。

（十五）红景天

为景天科植物红景天或大花红景天的根茎。主产于西藏、四川、吉林等地。

【性味归经】甘，寒。归脾、肺经。

【功效应用】健脾益气，清肺止咳，活血化瘀。临床应用如下：

1. **脾气虚证** 本品能健脾益气，较长于治疗脾气虚衰之倦怠乏力等症，单用即有一定疗效。因其兼有止带作用，亦常用于脾虚带下，宜与山药、芡实、白术等健脾除湿药同用。本品能益气生血，可用于血虚证，可单用或与补血药配伍使用。

2. 肺阴虚肺热咳嗽 本品味甘，能补肺气、养肺阴；其性偏寒，能清肺热。宜用于肺阴不足之咳嗽痰黏，或有咯血者，可单用，或配伍南沙参、百合等滋肺止咳药。

此外，本品还兼有活血化瘀之功，可配伍其他活血药，用于跌打损伤等瘀血证。

【用法用量】煎服，6~12g。

（1）本品含红景天苷、红景天苷元、二苯甲基六氢吡啶、β-谷甾醇等成分。

（2）红景天或红景天苷具有抗疲劳、抗缺氧、抗寒冷、抗微波辐射作用，可提高工作效率，提升脑力活动，并能增强脑干网状系统的兴奋性，增强对光、电刺激的应答反应，调整中枢神经系统介质的含量趋于正常。

二、温脾阳药

（一）干姜

为姜科多年生草本植物姜的根茎，主产于四川、湖北、广东、广西等地。

【性味归经】辛，热。入心、肺、脾、胃、肾经。

【功效应用】

1. 温中驱寒 本品长于温脾暖胃，故适用于脾胃虚寒证，症见面色苍白，不思饮食，四肢不温，呕吐泄泻，胸腹冷痛，舌淡苔白滑、脉沉迟等，多与补脾益气的党参、白术等同用，如理中汤；用于胃寒所致的腹痛泄泻，可与高良姜同用，以增强温中祛寒止痛之功。

2. 回阳救逆 本品辛热，善祛里寒，用于阳虚欲脱之证，须与附子相须为用，共奏回阳之功，如四逆汤。

3. 温肺化饮 本品能温肺散寒以化痰饮，适用于肺寒咳嗽、痰白清稀之症，多与半夏、细辛、五味子等同用。

4. 温经止血 本品炮姜苦温而涩，辛散之力已减，温守之力增强，有温经止血作用，用于虚寒性的吐血、便血、血崩等症见四肢不温、面色苍白、脉濡细者，多与侧柏叶、阿胶等同用。

【用法用量】3~12g。作止血剂时宜炮焦使用。

【使用注意】阴虚失血或血热妄行致出血者忌用炮姜。

【应用参考】

（1）据化学分析，本品含挥发油及姜辣素。

（2）据药理研究，本品可反射性兴奋血管运动中枢，通过交感神经兴奋使血压上升。

（二）附子

又名淡附片、黑顺片，为毛茛科多年生草本植物乌头块根上所附生的子根。其根名乌头，主产于四川、陕西等地。

【性味归经】辛、热，有毒。入心、肾、脾经。

【功效应用】

1. 回阳救逆　本品辛热燥烈，能温壮心肾阳气，有回阳救逆之功，用于阳气衰微、阴寒内盛所致的下利清谷、四肢厥逆、恶寒蜷卧、脉微欲绝的虚脱证，多与干姜同用以增强回阳救脱之力，如四逆汤；又常与人参同用，共奏回阳救逆、益气固脱的作用，如参附汤。

2. 温肾壮阳　本品能峻补肾阳以益火之源，用于肾阳不足所致阳痿滑精之症，可与肉桂、熟地黄同用，如右归丸；又用于肾阳不足，不能制水，以致水湿泛溢而成之水肿，常配白芍、茯苓、白术等同用，如真武汤。

3. 祛寒止痛　本品辛热气雄，有散寒燥湿、温经止痛的作用，用于脾肾虚寒所致的肠鸣腹痛、胃脘痛、口吐清水或黏痰，大便稀烂或泄泻，手足欠温，脉弦细（可见于溃疡病、胃肠神经官能症、慢性结肠炎等），可用附子配干姜、党参、白术等，方用附子理中汤。用于风寒湿痹，一身关节尽痛，多与桂枝、白术等同用，如桂枝附子汤。

【用法用量】3~15g，用大量时宜久煎（1小时以上）。

【使用注意】本品经炮制方可内服，处方应写明制附子；生附子未经炮制毒性大，不宜内服，又因本品辛热燥烈，阴虚火旺患者及孕妇忌用。

附：乌头

乌头分川乌、草乌两种，川乌主要产于四川，多系栽培；草乌产于江苏、浙江，多系野生。二者作用相同，惟草乌燥烈，毒性更大，入药多用川乌。本品功效与附子相似，但长于祛风胜湿止痛，多用于风寒湿痹，腰膝四肢麻痹或疼痛，可与桂枝、威灵仙等同用；亦有用于寒证之心腹剧痛、疝气痛者，可单用加蜜久煎，内服用量 1.5~9g，不宜过大，以防中毒。禁忌同附子，唯毒性较大，须经炮制后才可内服。内服处方应写明制乌头或制川乌，并宜久煎。前人认为，本品不宜与白及、贝母、半夏、白蔹、瓜蒌实等同用。

【应用参考】

（1）据化学分析，附子、乌头均含有乌头碱、次乌头碱等。

（2）据药理研究，乌头碱有强心作用，本品回阳之功可能与此有关，但生用过量容易中毒，中毒时出现心律不齐，最后可引起心脏及呼吸麻痹而死亡。因为乌头碱对呼吸中枢、血管运动中枢反射机能等都有麻痹作用，故附子、乌头须经炮制，使用时要严格控制剂量，以免发生中毒。中毒时可内服生姜汁，或以绿豆 120g、生甘草 60g 煎水服，并用大剂量阿托品抢救。据研究，乌头、附子与生姜、甘草、远志、黄芪、黑豆同煮食，可使总生物碱减少，故可解其毒。乌头碱作用于人体后，对感觉神经和运动神经有麻痹作用，对黏膜及皮肤感觉神经末梢先兴奋后麻痹，因此附子、乌头的止痛作用可能与此有关。乌头煎剂对甲醛及蛋清引起的大白鼠关节肿胀有明显的消炎作用，其作用强度与口服 1g 氢化可的松相当。

（三）益智仁

为姜科多年生草本植物益智的种仁，主产于广东、广西等地。

【性味归经】辛，温，入脾、肾经。

【功效应用】

1. **温肾固精缩小便**　本品能温肾阳而缩小便，用于肾阳不足不能固摄所致的遗精、夜尿频数、遗尿等症，可与桑螵蛸、乌药、山药等同用。

2. **温脾止泻**　本品辛温气香，有暖脾止泻之功，并善摄涎唾，用于脾胃虚寒所致之泄泻、腹中冷痛、涎唾过多等症，可与党参、白术、干姜等同用。

【用法用量】3~9g。

【应用参考】据化学分析，本品含挥发油，油中主要成分为萜烯、倍半萜烯、倍半烯醇等。

（四）肉豆蔻

为肉豆蔻科高大乔木肉豆蔻树种子的种仁，主产于山东，国外如马来西亚、印度尼西亚等地亦产。

【性味归经】辛，温。入脾、胃、肾经。

【功效应用】

1. **收敛止泻**　本品有温中收敛止泻的作用，适用于脾胃虚寒引起的久泻不止或黎明（五更）泄泻等症，常与温补脾肾、收敛止泻的药物如补骨脂、吴茱萸、五味子等同用，如四神丸。

2. **温中行气**　本品辛温，芳香而燥，有温中健胃、行气止痛的作用，适用于脾胃虚寒引起的脘腹胀痛、食少呕吐之症，常与木香、法半夏等同用。

【用法用量】3~9g，散剂1.5~3g。

【使用注意】本品温中固涩，适用于虚寒泻痢，凡热泻、热痢者忌用。本品一般煨用。

【应用参考】

（1）依据化学分析，本品含有挥发油（肉豆蔻油）、脂肪油等。

（2）根据药理研究，生肉豆蔻有滑肠作用，经煨去油后则减低其烈性，并具有涩肠止泻的作用。又少量服用可增加胃液分泌，刺激胃肠壁蠕动，促进消化，并有轻微的制酸作用，但服用过量可致中毒，产生昏迷、瞳孔散大及惊厥等。

（五）砂仁

为姜科多年生草本植物缩砂仁果实内的种子，主产于广东、广西，以广东阳春出产的较好。

【性味归经】辛，温。气芳香。入脾、胃、肾经。

【功效应用】

1. **行气健胃**　用于脾胃气滞所引起的脘腹胀痛、不思饮食等症。取本品味辛能行气，芳香能健胃，并有止痛作用，多与陈皮、木香、枳壳等同用。

2. **化湿止呕**　用于脾胃湿滞引起的脘闷呕恶诸证，取本品芳香能化湿，和中以止呕，多与半夏、藿香等同用。

3. **安胎**　用于妊娠呕吐，胎动不安。但固胎靠母体气血营养，故临床多与补气血、补肾药如白术、桑寄生、杜仲等同用。

此外，本品常与补益药同用，取其行气健胃，使补而不腻。

【用法用量】2~6g。本品含挥发油，气芳香，入汤剂不宜久煎，须后下，以免减低药效。

附：砂仁花

功效与砂仁相同，但温性略减，力较薄弱，砂仁花还能降肺气，治喘咳尤良。

【应用参考】

（1）据化学分析，本品含挥发油，油中主要成分为龙脑、左旋樟脑、龙脑乙酸酯等。

（2）根据药理研究，本品所含挥发油有芳香健胃作用，能促进胃液分泌，并可排出消化道内的积气，故能行气消胀。

（六）白豆蔻

为姜科多年生常绿草本植物白豆蔻果实的种仁，主产于广东、广西等地。

【性味归经】辛，温。气芳香。入肺、脾、胃经。

【功效应用】

1. 芳香化湿 本品芳香化湿，多用于湿温病而见胸闷不食、舌苔浊腻等症，如湿盛可配薏苡仁、茯苓、通草等同用，如三仁汤；热盛可配黄芩、黄连、滑石等同用，如黄芩滑石汤。

2. 温中止呕 本品气香性温而能温中下气以止呕，用于脾胃虚寒呕吐，常配砂仁、丁香等同用。

3. 行气化滞 本品味辛香能行气，善化脾胃之滞气，用于脾胃气滞所致的胸脘痞满、不思饮食等症，多与砂仁、陈皮等同用。

【用法用量】3~6g。本品含挥发油，不宜久煎，煎药时须后下；亦有作散剂用者，用量 1.5~5g。

【应用参考】

（1）据化学药理研究，本品所含挥发油有调节胃肠机能的作用。

（2）用白豆蔻 3 分，分数次含于口中，缓缓咀嚼，既助消化，又除口臭。

（七）胡椒

为胡椒科植物胡椒的干燥近成熟或成熟果实。主产于海南、广东、广西、云南等地。

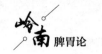

【性味归经】辛，热。归胃、大肠经。

【功效应用】温中散寒，下气消痰。临床应用如下：

1. **胃寒腹痛，呕吐泄泻**　本品味辛性热，能温中散寒止痛，用治胃寒脘腹冷痛、呕吐，可单用研末入猪肚中炖服，或与高良姜、荜茇等同用；治反胃及不思饮食，可与半夏、姜汁为丸服；治脾胃虚寒之泄泻，可与吴茱萸、白术等同用。

2. **癫痫**　本品辛散温通，能下气行滞、消痰宽胸，治痰气郁滞、蒙蔽清窍的癫痫痰多证，常与荜茇等分为末服。

此外，可作调味品，有开胃的作用。

【用法用量】煎服，2~4g；研末服，每次0.6~1.5g。外用适量。

【应用参考】

（1）本品含挥发油，油中主要成分为胡椒醛、二氢香芹醇、氧化石竹烯、隐品酮等。

（2）胡椒碱能延长给戊巴比妥的大鼠睡眠时间，有对抗电或戊四氮致动物惊厥的作用；口服本品能促进大鼠胆汁的分泌，并有抗炎作用。

（八）花椒

为芸香科植物青椒或花椒的干燥成熟果皮。我国大部分地区有分布，但以四川产者为佳，故又名川椒、蜀椒。

【性味归经】辛，温。归脾、胃、肾经。

【功效应用】温中止痛，杀虫止痒。临床应用如下：

1. **中寒腹痛、寒湿吐泻**　本品辛散温燥，入脾、胃经，长于温中燥湿、散寒止痛、止呕止泻。常与生姜、白豆蔻等同用，治疗外寒内侵导致的胃寒腹痛、呕吐等症；与干姜、人参等配伍，治疗脾胃虚寒之脘腹冷痛、呕吐、不思饮食等，如大建中汤；与肉豆蔻同用，可治夏伤湿冷之泄泻不止，如川椒丸。

2. **虫积腹痛、湿疹、阴痒**　本品有驱蛔杀虫之功，常与乌梅、干姜、黄柏等同用，治疗虫积腹痛，手足厥逆，烦闷吐蛔等，如乌梅丸；单用煎液保留灌肠，用治小儿蛲虫病，肛周瘙痒；若与吴茱萸、蛇床子、藜芦、陈茶、烧盐同用，水煎熏洗，可治妇人阴痒不可忍，非以热汤泡洗不能已者，如椒茱汤；单用或与苦参、蛇床子、地肤子、黄柏等煎汤外洗，可治湿疹瘙痒。

【用法用量】煎服，3~6g。外用适量，煎汤熏洗。

【应用参考】

（1）果皮中挥发油的主要成分为柠檬烯，还含 α-蒎烯、β-蒎烯、香桧烯、紫苏烯、芳樟醇等。果皮还含香草木宁碱、菌芋碱、单叶芸香品碱、脱肠草素等。

（2）本品具有抗动物实验性胃溃疡形成的作用；对动物离体小肠有双向调节作用，小剂量时兴奋，大剂量时抑制；并有镇痛抗炎作用；其挥发油对 11 种皮肤癣菌和 4 种深部真菌均有一定的抑制和杀灭作用，其中羊毛小孢子菌和红色毛癣菌最敏感，并能杀疥、螨等。

附：椒目

为花椒的种子。性味苦寒，归肺、肾、膀胱经。功能利水消肿，降气平喘。适用于水肿胀满、痰饮咳喘等。煎服，3~10g。

三、理中气药

（一）木香

为菊科多年生宿根草本植物木香的根。主产于印度（广木香）、四川（川木香）、云南等地。

【性味归经】 辛、微苦，温。气芳香。入脾、胃、大肠、胆经。

【功效应用】

1. 可行气止痛，用于脾胃气滞所致的脘腹胀痛、食少呕吐等症。取本品辛散气香而行气，气行则痛止，常配砂仁、陈皮等同用。

2. 用于肝胆气滞所致的右上腹或两胁疼痛，如胆石症、胆囊炎等，常配枳壳、川楝子、金钱草、茵陈等行气清热利胆之品同用。

3. 用治痢疾、泄泻。由于本品善调胃肠滞气，因大肠气滞则后重，气调则后重可除，故常用于治疗痢疾伴有腹痛、里急后重者，常配黄连同用，如香连丸。煨热用名煨木香，可增加收敛作用而能止泻，用治慢性泄泻（脾虚泄泻），常配党参、白术、煨肉豆蔻同用。此外，本品气芳香能醒脾胃，可用于补药中，使补而不腻。

【用法用量】 1.5~6g。因气芳香，易走散，入煎剂宜后下。

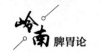

【使用注意】本品性较温燥，阴虚者不宜用。

【应用参考】

（1）据化学分析，本品主要成分为挥发油，若久放油枯或久煎均减低其止痛效果，故其行气作用可能与所含挥发油有关。此外，还含有树脂、广木香碱、葡萄糖。

（2）据抗菌试验，广木香对葡萄球菌、枯草杆菌、大肠杆菌、伤寒杆菌及痢疾杆菌均有不同程度的抑制作用，临床上多用于治疗痢疾。

（3）据药理研究，本品有降压作用。

（4）据临床报道，广木香治疗胆绞痛有相当疗效，其作用原理可能是能解除胆道括约肌痉挛。

（二）枳实

为芸香科小乔木枳树的未成熟幼果。主产于四川、江西、湖南、江苏等地。

【性味归经】苦，微寒。入脾、胃经。

【功效应用】

1. **破气消积**　用于积滞内阻所致的脘腹胀痛、消化不良之实证。本品苦泄之力较大，行气力强，属破气之品，善消痞积，常配厚朴、半夏等同用，如枳实消痞丸。近有用于肝脾肿大、肝硬化、癌肿等病，亦是取其有消痞散结的作用。

2. **下气通便**　味苦能降泄，其性走下，故又能下气通便，用于积滞所致的便秘腹痛，常配大黄、厚朴等同用，如大承气汤。

【用法用量】3~9g。

【使用注意】本品破气作用较强，能伤正气，若非体强邪实之证，一般不宜多用；孕妇慎用；如属脾虚者，应适当配以补气健脾药同用。

附：枳壳

为枳树已成熟的果实，性味、功效与枳实基本相似，但枳壳作用较缓而走上，长于行气消胀，枳实则作用较猛而走下，以破气消积见长，这是二药作用的不同点。

【应用参考】

（1）据化学分析，枳实含有黄酮苷、柠檬精油、橙叶香油等。

（2）据药理研究，枳实、枳壳煎剂能增强胃肠的节律性蠕动，一方面有利于肠内气体和粪便的排出，故能行气通便，另一方面对治疗小肠疝气和脱肛亦有一定的作用；对子宫有显著的兴奋作用，能使子宫收缩有力，肌张力增强，故可用治子宫脱垂。

（三）乌药

为樟科植物乌药的根。主产于浙江天台，故又名台乌；另有产于湖南衡阳的名"衡阳乌药"，为防己科植物。

性味功效：辛，温。入脾、胃、肺、肾经。

【功效应用】

1. 行气止痛　用于脾胃气滞引起的脘腹胀痛，常配陈皮、木香等同用。本品顺气降逆、祛寒止痛，故亦可用于气逆寒郁的小腹冷痛、疝气痛、月经痛，常配小茴香、高良姜、青皮等同用，如天台乌药散。

2. 温肾散寒　用于肾虚有寒所致的小便频数、遗尿等症。本品性较温而走下，能入肾经而散寒，常配益智仁、山药等同用，如缩泉丸。

【用法用量】3~9g。

【使用注意】本品性较温散，阴虚者不宜用。

【应用参考】

（1）据化学分析，本品含乌药烷、乌药烯、乌药醇及乌药酸与乌药醇结合所造成的酯等。

（2）根据药理研究，本品有解除胃痉挛的作用，故可治胃痉挛痛。

（四）陈皮

为芸香科常绿小乔木柑树成熟果实的皮。主产于广东、四川、江西等地。药用以陈久者为佳，故习惯称陈皮。

【性味归经】辛、苦，温。气芳香。入脾、肺经。

【功效应用】

1. 行气健脾　用于脾胃气滞所致的脘腹胀满、不思饮食等症。取本品味辛能行滞气，气芳香能健脾胃，常配厚朴、苍术等同用，如平胃散。

2. 燥湿化痰　用于痰湿停滞所致的咳嗽痰多、胸膈不舒。取本品味苦能

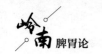

燥湿，湿去则痰自消，常配半夏、茯苓等同用，如二陈汤。又苦能降逆，并有下气止呕作用，故呕逆之症每多用之。如胃寒呕逆，可配生姜同用；胃热呕逆，可配竹茹同用。

此外，本品亦可用于补药中，是取其行气而能助消化，使补而不腻。

【用法用量】3~6g。

【使用注意】本品属辛散温燥之品，舌红津少或内有实热、热痰咳嗽等均须慎用。

【应用参考】

（1）据化学分析，陈皮主要含有挥发油、黄酮苷、胡萝卜素等。

（2）据抗菌实验，陈皮可抑制葡萄球菌的生长。

（3）据药理研究，所含挥发油对消化道有缓和刺激的作用，有利于胃肠积气的排出；并可使胃液分泌增多而助消化，故有祛风健胃作用，亦即行气健脾之意；并能刺激呼吸道黏膜，使分泌增多，有利于痰液排出，可能本品的化痰作用与此有关。同时陈皮略有升高血压、兴奋心脏的作用。

附：

1. 橘红

为橘树的未成熟果皮，入药以广东化州出产者为正品，故有"化州橘红"之称。功效与陈皮相同，但性较温燥，苦味亦较大，偏于燥湿祛痰，多用于湿痰咳嗽。

2. 橘核

为柚树果实的种子，即柚核。性味苦、微温，主入肝经，功能行气止痛，专治疝气痛（如睾丸肿痛、小肠疝痛），常配川楝子、荔枝核、黄皮核、柑核等同用，如五核汤。用量6~9g。

3. 橘络

为柑瓣上的筋膜，性味苦平，功能通络化痰，主治痰滞经络所致的咳嗽、胸胁作痛。用量3~5g。

（五）砂仁（详见温脾阳类药）

（六）厚朴

又名川朴，为木兰科落叶乔木厚朴的树皮。主产于四川、湖北、浙江等地，以四川出产的较好。

【性味归经】苦、辛，温。气香。入脾、胃、肺经。

【功效应用】

1. 行气化湿导滞 用于湿困脾胃、食积气滞所致的胸腹胀满、脘腹疼痛或便秘腹痛等症。取本品辛能行气以消胀，气香能化湿以散满，味苦能下气以导滞，为行气导滞常用药，以治胃肠诸滞。如湿滞纳呆，常配苍术同用，如平胃散；热滞便秘，常配大黄，如大、小承气汤。

2. 降逆平喘 用于喘促咳嗽，多与北杏仁同用，如苏子降气汤；治喘咳痰多，如桂枝加厚朴杏子汤；治桂枝汤证而见喘咳，方中皆取本品味苦能降逆，下气以平喘。

【用法用量】3~9g。本品气香，含挥发油，入汤剂不宜久煎。

【使用注意】本品为辛散温燥、下气降泄之品，内热伤津及脾胃虚弱而大便稀烂者慎用。

【应用参考】

（1）据化学分析，本品含厚朴酚、异厚朴酚和挥发油。

（2）据抗菌实验，本品对痢疾杆菌和葡萄球菌均有较强的抑制作用。

（3）据药理研究，本品能使运动神经末梢麻痹而引起全身弛缓性运动麻痹现象，故可缓解肌肉强直。

附：厚朴花

性味辛温，气香，功能行气宽胸、芳香化湿，多用于气滞或湿浊引起的胸闷不适或胃病，常配伍其他芳香健胃或行气止痛药。

（七）佛手

为芸香科常绿小乔木佛手的果实。以陈久者为佳，主产于广东。

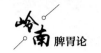

【性味归经】辛、微苦，微温。入肝、脾、胃经。

【功效应用】

1. **行气止痛**　用于肝气郁滞所致的胁肋胀痛，常配素馨花、郁金、白芍等同用。本品入肝行气，善于疏解肝气之郁滞。近代有用治胸膜炎胸痛者，常配木蝴蝶、瓜蒌、黄连、法半夏等同用。对溃疡性疼痛有一定疗效，常配香砂六君子汤。

2. **和胃健脾**　用于脾胃气滞之食少脘胀等，常配陈皮、砂仁等同用，取本品气芳香而能健脾胃。

【用法用量】6～10g。

【附】佛手花

功效与佛手相似，作用较缓而更长降肺气，多用于肺气上逆的喘咳。

【使用注意】另有一品种名香橼，与佛手同科属不同种，功效应用基本相同，但广东习惯两者不分。

【应用参考】据化学分析，佛手含挥发油、黄酮苷、苦味质等。

（八）延胡索

又名玄胡索、元胡，为罂粟科多年生草本植物延胡索的根茎。主产于浙江、天津、黑龙江等地。

【性味归经】辛、苦，温。入肝、脾、肺经。

【功效应用】

1. **行气止痛**　本品辛散温通，能行气止痛，用于气滞心腹诸痛、月经痛及疝气痛等多种痛证，尤多用治胃脘痛。偏热配以川楝子，如金铃子散；偏寒者配以高良姜、香附同用。

2. **活血祛瘀**　用于跌打损伤所致之气血瘀滞疼痛。取本品味苦能泄血中瘀滞，常配三棱、莪术、桃仁等同用。

本品既能入肺脾走气分而行气，又能入肝经走血分而活血，气行血活，通则不痛，故为止痛良药，凡属气血瘀滞引起的各种疼痛均可使用。

【用法用量】6～12g。

【使用注意】

（1）本品醋炒可加强其入肝经止痛的作用，因醋炒后可使其中的生物碱溶解度增高，酒炒则可使其中的部分生物碱破坏散失。

（2）本品能活血通经，月经过多及孕妇均忌用。

【应用参考】

（1）据化学药理研究，本品含有不少于15种生物碱，其中延胡索甲素、乙素、丑素均有镇痛、镇静的作用。左旋延胡索乙素（即颅痛定）已有成药，其镇静、镇痛作用尤为明显，是中枢抑制剂，能抑制中脑网状结构和下丘脑的诱发电位，较大剂量也能抑制防御条件反射，又能对抗苯丙胺和墨西卡林对动物的兴奋作用。此外，还能抑制胃液分泌。左旋延胡索乙素毒性较低，右旋延胡索乙素无明显镇静作用，反而引起短时兴奋，毒性也较大，而延胡索乙素的作用是左、右两旋异构体作用的总和。

（2）据临床报道，颅痛定用于骨折、外伤、手术后止痛，初步认为其镇痛作用较去痛片更强，比吗啡类弱。延胡索乙素及颅痛定可用于失眠，特别是疼痛不能入睡者更为适宜，可作中短程之催眠剂使用。

（九）大腹皮

为棕榈科常绿乔木槟榔果实的果皮。主产于广东、云南等地。

【性味归经】 辛，微温。入脾、胃经。

【功效应用】

1. 行气导滞 用于食滞气阻所致的脘腹饱胀、嗳腐吞酸、大便秘结等症，取本品味辛能行气，性破泄而走下，并有导滞下气通便作用，常配陈皮、厚朴、山楂、麦芽等同用。由于本品兼有祛湿作用，亦有用治内伤湿滞、肠胃不和之证，常配藿香、陈皮、茯苓等同用，如藿香正气散。

2. 利水祛湿 用于水湿内停所致的水肿腹胀。取本品行气以利水，使气机流畅，则小便利，常配茯苓皮、生姜皮等同用，如五皮饮。亦有用于足癣（脚气）者，可配防己、木瓜等同用。

本品行气利水，尤善于消胀，食滞或水肿所致的腹胀每多用之。

【用法用量】 6~20g。

【应用参考】 据化学药理研究，本品含有少量槟榔碱，有刺激副交感神经的作用，其中能使胃肠的紧张性升高，消化液的分泌旺盛，这可能有利于消胀导滞。

（十）香附

为莎草科多年生草本植物莎草的根茎，又名香附子。主产于山东、浙江等地。

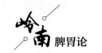

【性味归经】辛、微苦，温。入肝经。

【功效应用】

1. **行气解郁**　用于肝郁气滞所致的胁肋胀痛、肝胃气痛等。本品入肝行气，气行则郁解，故能疏解肝气郁滞之胀痛，常配柴胡、郁金、白芍等同用。

2. **调经止痛**　用于肝气郁结所致的月经不调、痛经等症。本品善疏解肝气郁结，肝郁解则经自调，经调则痛止，故本品为妇科调经要药，常配当归、白芍、艾叶等同用。

【用法用量】9～12g。有用醋制者，名曰醋香附，可增加柔肝止痛的作用。

【应用参考】

（1）据化学分析，本品含挥发油，油的主要成分为香附子烯、香附子醇，此外尚含有脂肪酸及酚性物质等。

（2）据药理研究，本品所含挥发油能直接抑制子宫平滑肌的收缩，对处于收缩状态的子宫作用更为明显；并能明显提高机体对疼痛的耐受性，故有调经止痛的作用，为治疗肝胃气痛、痛经的常用药物。

（3）据临床报道，鲜香附30～60g，水煎服，对初期的丝虫病有一定疗效；香附5～7粒捣烂，于发作前2小时开水冲服，治疗疟疾有良好疗效。

（十一）川楝子

又名苦楝子、金铃子，为楝科乔木苦楝树的果实，主产于四川。

【性味归经】苦，寒。入肝经。

【功效应用】

1. **清热止痛**　用于湿热气滞引起的脘腹胀痛、疝气痛等症。取本品苦寒以清热燥湿，行气疏肝以止痛，常配延胡索同用，如金铃子散；尤多用于疝气痛，多与橘核等同用，如玉核汤。

2. **驱虫**　用于蛔虫、蛲虫病腹痛，多与使君子、槟榔等同用。本品驱虫的效力不及苦楝根皮，故较少用于驱虫，但有止痛作用，因此多用于虫证引起的腹痛。

【用法用量】6～12g。

【使用注意】本品入药以四川所产为道地药材，故习惯多称川楝子，广东产出者一般不作药用。

【应用参考】

（1）据化学分析，本品含脂肪油、川楝素和鞣质等。

（2）据药理研究，本品及苦楝皮（包括树皮、根皮）体外实验时对蛔虫能麻痹其虫体而确有杀虫作用，尤以根皮作用明显。

（3）据临床报道，20%以上浓度的川楝子液对铁锈色小芽孢癣菌有抑制作用，同时证实川楝子有松动头发的作用，用川楝子（烤黄研粉与凡士林或猪油调成油膏）外擦治疗头癣有一定效果；本品与野菊花煎水频服，对肝硬化、肝昏迷有一定疗效。

（十二）郁金

为姜科植物温郁金、姜黄、广西莪术或蓬莪术的块根。温郁金主产于浙江，以温州地区所产最有名，为道地药材；黄郁金（植物郁金）及绿丝郁金（蓬莪术）主产于四川；广西莪术主产于广西。

【性味归经】辛、苦，寒。归肝、胆、心经。

【功效应用】活血止痛，行气解郁，清心凉血，利胆退黄。临床应用如下：

1. **气滞血瘀之胸、胁、腹痛** 本品味辛能行能散，既能活血，又能行气，故可治气血瘀滞之痛证。常与木香配伍，气郁倍木香，血瘀倍郁金；若治肝郁气滞之胸胁刺痛，可配柴胡、白芍、香附等药；若治心血瘀阻之胸痹心痛，可配瓜蒌、薤白、丹参等药；若治肝郁有热、气滞血瘀之痛经、乳房作胀，常配柴胡、栀子、当归、川芎等药；若治癥瘕痞块，可配鳖甲、莪术、丹参、青皮等。

2. **热病神昏、癫痫痰闭** 郁金辛散苦泄，能解郁开窍，且性寒入心经，能清心热，故可用于痰浊蒙蔽心窍、热陷心包之神昏，可配伍石菖蒲、栀子，如石菖蒲郁金汤；治癫痫痰闭之证，可配伍白矾以化痰开窍。

3. **吐血、衄血、倒经、尿血、血淋** 郁金性寒清热，味苦能降泄，入肝经血分而能凉血降气止血，用于气火上逆之吐血、衄血、倒经，可配生地黄、牡丹皮、栀子等以清热凉血、解郁降火，如生地黄汤；用于热结下焦，伤及血络之尿血、血淋，可与生地黄、小蓟等药同用，如郁金散。

4. **肝胆湿热黄疸、胆石症** 郁金性寒入肝胆经，能清利肝胆湿热，可治湿热黄疸，配茵陈蒿、栀子；配伍金钱草可治胆石症。

【用法用量】煎服，5～12g；研末服，2～5g。

【使用注意】畏丁香。香附与郁金均能疏肝解郁，可用于肝气郁结之证。然香附药性偏温，专入气分，善疏肝行气、调经止痛，长于治疗肝郁气滞之月经不调；而郁金药性偏寒，既入血分，又入气分，善活血止痛、行气解郁，长于治疗肝郁气滞血瘀之痛证。

【应用参考】

（1）本品含有挥发油（莰烯、樟脑、倍半萜烯等）、姜黄素、姜黄酮等。另含淀粉、多糖、脂肪油、橡胶、水芹烯等。

（2）郁金有保护肝细胞、促进肝细胞再生、去脂和抑制肝细胞纤维化的作用，能对抗肝脏毒性病变。姜黄素和挥发油能促进胆汁分泌和排泄，减少尿内尿胆元；煎剂能刺激胃酸及十二指肠液分泌。水煎剂能降低全血黏度，抑制血小板聚集，醇提物能降低血浆纤维蛋白含量。水煎剂、挥发油对多种皮肤真菌有抑制作用。郁金对多种细菌有抑制作用，尤其对革兰阴性菌的作用强于革兰阳性菌。郁金也有一定的抗炎止痛作用。此外，郁金还有抗早孕的作用。

（十三）玫瑰花

为蔷薇科植物玫瑰的干燥花蕾。主产于江苏、浙江、福建、山东、四川等地。

【性味归经】甘、微苦，温。归肝、脾经。

【功效应用】

1. **疏肝解郁**　本品芳香行气，味苦疏泄，有疏肝解郁、醒脾和胃、行气止痛之功。用治肝郁犯胃之胸胁脘腹胀痛，呕恶食少，可与香附、佛手、砂仁等配伍。可调经解郁胀，治肝气郁滞之月经不调，经前乳房胀痛，可与当归、川芎、白芍等配伍。

2. **活血止痛**　本品味苦疏泄，性温通行，故能活血散瘀以止痛。治疗跌打损伤，瘀肿疼痛，可与当归、川芎、赤芍等配伍。

【用法用量】煎服，1.5~6g。

【应用参考】

（1）本品含挥发油，油中主要成分为香茅醇、牻牛儿醇、橙花醇、丁香油酚，苯乙醇。此外，尚含槲皮苷、鞣质、脂肪油、有机酸等。

（2）玫瑰油对大鼠有促进胆汁分泌作用；玫瑰花对实验性动物心肌缺血有一定的保护作用。

（十四）救必应

为冬青科植物铁冬青的树皮或根皮。主产于长江流域以南及南部地区。

【性味归经】苦，寒。归肺、肝、大肠、胃经。

【功效应用】

1. **泻火解毒**　用于感冒发热、咽喉肿痛有内热者。

2. **清热利湿**　本品苦能燥湿，寒能清热，故常用于湿热泻痢、气滞胃痛，常配海螵蛸同用。

3. **凉血止血**　常用于血热妄行所致的咳血、吐血、便血、尿血。外用治跌打损伤、烧烫伤、外伤出血。

【用法用量】9~15g，煎服；外用适量，研末调敷患处。

【应用参考】据药理研究，本品具有止血作用，救必应乙素（三萜苷）在试管内能使凝血时间缩短；对血管平滑肌有收缩作用；其黄酮苷部分对豚鼠离体回肠有松弛作用，且能拮抗乙酰胆碱引起的肠痉挛。本品煎剂试管内能抑制金黄色葡萄球菌、溶血性链球菌及痢疾杆菌、伤寒杆菌、绿脓杆菌。

四、升中气药

（一）升麻

为毛茛科多年生草本植物升麻的根茎。主产于辽宁、黑龙江、湖南、山西等地。

【性味归经】甘、辛，微寒。入肺、脾、胃经。

【功效应用】

1. **发表透疹**　用于麻疹初期疹透不快，常配葛根同用，如升麻葛根汤；或配牛蒡子、蝉蜕等同用。

2. **升举阳气**　本品长于升举脾胃清阳之气，与补脾益气药同用，治疗中气下陷的脱肛、胃下垂、子宫下垂等症。常配柴胡等同用，升提之力更显，如补中益气汤。

3. **解毒**　本品善于解毒，用治多种热毒证，如胃热牙痛、口舌生疮，常配石膏、黄连等同用，如清胃散；治咽喉肿痛，多与玄参、桔梗、甘草等同用；治阳毒发斑，多与鳖甲同用。

【用法用量】本品升散力强，一般用量不可过多，以 3~6g 为度；但对于阳毒或时疫，用量可适当增加至 15g 以上。

【使用注意】本品升散之力较大，火热上炎、阴虚火旺、麻疹已透及呼吸窘迫者均不宜使用。

【应用参考】

（1）据化学分析，本品含升麻苦味素及微量生物碱。

（2）据抗菌实验，本品在体外能抑制结核杆菌及皮肤真菌的生长。

（3）据临床报道，本品治疗肠肌弛缓和肛门括约肌麻痹有效。

（二）柴胡

为伞形科多年生草本植物柴胡的根。主产于河北、湖北、黑龙江等地。

【性味归经】苦、微辛，微寒。入肝、胆经。

【功效应用】

1. **和解退热**　用于感冒发热，常配葛根同用，如柴葛解肌汤。又本品苦辛而微寒，性升散而疏泄，为少阳经药，故柴胡尤多用于寒热往来、口苦胁痛、心烦喜呕等少阳证，常配黄芩同用，如小柴胡汤。又可用于疟疾，配常山、草果等同用，疗效较佳，取其和解而善退寒热之功。

2. **疏肝解郁**　用于肝气郁滞所致的头晕目眩、两胁作痛，或月经不调、经痛等，常配补脾调肝、和血调经的当归、白芍、白术等同用，如逍遥散之治胁痛，是取柴胡疏肝解郁以镇痛。如肝胃不和所致的胃痛、胁痛，常见食后胀满、消化不良、恶心、胸膈满闷等症，又常配香附、郁金、青皮、白芍、木香等同用。

3. **升举阳气**　用于脾胃气虚下陷所致的脱肛、子宫脱垂、胃下垂及下利等症，常配升麻、党参、黄芪等同用，如补中益气汤，是取本品升阳作用。

【用法用量】6~12g。

【使用注意】凡阴虚所致的咳嗽、潮热（如肺结核），肝火上炎所致的头胀头痛、眩晕耳鸣（如高血压）等均不宜用柴胡。若需使用，亦要少量，如用量过大会使症状加剧。本品因含皂苷，服后可能引起呕吐，宜与镇吐药如半夏等同用。

【应用参考】

（1）本品有北柴胡（硬柴胡）、南柴胡（软柴胡）之分。

（2）据化学分析，本品含挥发油（内有柴胡醇）、脂肪酸、植物甾醇、柴胡皂苷等。

（3）据抗菌实验，本品在试管内能抑制结核杆菌的生长。

（4）据药理研究，本品有明显的退热作用，特别适宜于解退弛张热（热度高低不一，早晚波动在1℃以上）及往来寒热（恶寒时不发热，发热时不恶寒，二者交替出现），凡发热性、感染性疾病，有上述热型者，均可用柴胡退热；有抑制疟原虫发育的作用，为治疗疟疾的常用药。

（5）据临床报道，本品对肝郁型慢性肝炎有较好疗效。

（三）葛根

为豆科多年生藤本植物葛的块根。主产于广东、湖南、四川、广西等地。

【性味归经】甘、辛，凉。入脾、胃经。

【功效应用】

1. **解肌退热**　用于感冒表证，症见发热、头痛而兼有项背强硬者，常配桂枝同用，如葛根汤；或配柴胡、黄芩同用，如柴葛解肌汤。

2. **生津止渴**　用于热病口渴。单用或配天花粉、芦根等同用。解表药性味多辛燥，葛根味甘性凉，解表清热之中又能生津，故能治热病烦渴，此为其性能特点。

3. **透发麻疹**　用于麻疹初期透发不快者，常配升麻同用，如升麻葛根汤，取本品既能解肌，又能透疹。

4. **升阳止泻**　用于热泄热痢，常配黄连、黄芩等同用，如葛根芩连汤。取本品有升阳作用，既能清胃中之热，又能升胃中清阳之气，故能治热陷阳明，胃中清阳不升之协热下利证。葛根煨用可治脾虚泄泻，取其减少凉散之性，专于升发脾胃清阳之气以止泄泻，如七味白术散则以煨葛根配四君子汤、藿香、木香等同用，以治脾虚泄泻。故葛根之用，不但治协热下利，也可适用于脾虚泄泻。

【用法用量】6~12g。本品生用能清热，煨用能止泻。

【应用参考】

（1）据化学药理研究，葛根含有多量淀粉，遇水则膨胀而胶着，有缓和局部刺激作用，和水涂敷能消除局部炎症，内服可治肠炎；本品有较强的解热作用，略有降低血糖作用，又能缓解肌肉痉挛，这一点与其善治项背强硬有关；本品含异黄酮成分大豆黄素，能扩张脑及冠状血管，并能对抗垂体后叶素引起的急性心肌缺血，临床上单味使用治疗冠状动脉粥样硬化性心脏病

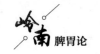

有一定疗效。

（2）据临床报道，本品对高血压伴有颈项强硬疼痛者有明显的缓解作用。

五、祛脾湿药

（一）藿香

为唇形科一年生或多年生草本植物藿香的全草。主产于广东、吉林、甘肃、贵州等地。

【性味归经】辛、微温。气芳香。入脾、胃、肺经。

【功效应用】

1. 芳香化湿 前人有谓"脾爱暖而喜芳香"，本品辛温，其气芳香，芳香可以化湿，并能醒脾和胃，适用于湿浊内阻、脾胃湿困、运化失调引起的脘腹痞满、恶心呕吐、食少体倦、大便溏泄、舌苔白滑等消化不良偏于湿者，与行气除湿药同用，其效果更佳，常配苍术、厚朴、陈皮等同用，如不换金正气散。

暑多夹湿，本品并能解暑湿，故亦有用于治暑湿病、湿温病等，多与滑石、茵陈蒿、黄芩等同用，如甘露消毒丹。

2. 和中止呕 脾喜燥而恶湿，湿浊去，则脾胃健运和畅。本品能辟浊化湿，故有和中止呕作用。用于脾胃不和之呕吐，如胃寒停饮呕吐，常配半夏同用，以增强止呕之力；如妊娠恶阻呕吐，常配砂仁、香附等行气安胎药同用。总之，本品止呕之力较强，为脾胃呕逆之要药，但应以脾胃湿浊或胃寒为适用，如胃热或胃虚者则不宜。

3. 散表邪除湿滞 本品味辛能散表邪，性温能行滞气，故亦有宣散表邪、行气化滞的作用，多用于感冒夹湿滞证（肠胃型感冒），常配苏叶、白芷、陈皮、厚朴等同用，如藿香正气散。

总之，本品外能散表邪，内能化湿滞，是一味气味芳香、性较平和的药物，正如前人评："芳香不嫌其猛烈，温煦不偏于燥热。"

【用法用量】3~9g。

【使用注意】

（1）本品有广藿香、土藿香两种。广藿香主产于广东，有特异清香之气，品质最佳；土藿香气味较差，品质亦次于广藿香。

（2）本品入药用全草，亦有单用叶，名藿香叶；单用梗，名藿香梗。用叶取其走表而宣散，用梗取其走中而宽胸。

（3）本品含有挥发油，故不宜久煎，以免有效成分挥发而降低疗效。

【应用参考】

（1）据化学分析，广藿香含挥发油，油中成分为广藿香醇、广藿香酮、丁香烯、广藿香烯等；土藿香含挥发油，油中成分为甲基胡椒酚、柠檬烯、蒎烯等。

（2）据药理研究，本品所含挥发油，对肠胃神经有镇静作用，并能扩张微细血管；挥发油气味芳香，又可促进胃液分泌而助消化；此外，本品尚含有少量鞣质，有收涩作用，按中医传统使用经验，本品并非收敛止泻药，而所治之泄泻乃脾胃湿滞所引起者，化湿所以能止泻。

（二）佩兰

为菊科多年生草本植物兰草的全草。主产于江苏、北京、广东等地。

【性味归经】辛、平。入脾经。

【功效应用】

1. **芳香化湿** 本品气芳香，故能化湿，用于湿浊内阻之胸闷不食、口甘呕恶、舌苔白腻之症。常配藿香、厚朴、白豆蔻等同用。

2. **解暑辟浊** 本品气味清香，善解暑湿之邪，用治暑湿表证，或湿温初起。治暑湿多与青蒿、荷叶等同用；治湿温多与滑石、薏苡仁等同用。

本品功效似藿香，但藿香长于止呕，本品偏于解暑。

【用法用量】6~9g。

【应用参考】

（1）据化学分析，本品含挥发油，油中成分为对-异丙基甲苯、5-甲基-2-异丙基甲苯等。

（2）据抗病毒试验，本品所含挥发油对流感病毒有直接的抑制作用。

（三）苍术

为菊科多年生草本植物苍术的根茎。主产于江苏、河北、吉林等地。

【性味归经】苦、辛，温。气浓香。入脾、胃经。

【功效应用】

1. **燥湿运脾** 本品气芳香能化湿浊，苦能燥湿，湿浊去，脾土自运，故

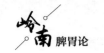

有芳香化浊、燥湿健运的作用。用于脾为湿困、运化失调引起的食欲不振、脘闷呕恶、腹痛泄泻等症，常配厚朴、陈皮等同用，如平胃散。

2. **祛风湿** 本品味辛能散风，苦能燥湿，故能祛风湿。用于风湿病肢体关节疼痛，常配独活、秦艽等同用；也可用于湿热下注之脚膝肿胀，常配黄柏同用。

总之，本品外可解风寒之邪，内能化湿浊之郁，多用于湿浊郁滞之证。

【用法用量】6~9g。

【使用注意】

（1）本品以江苏茅山产者为最佳，名茅山苍术（茅术），气清香而不辛烈，不同于一般的苍术。

（2）本品辛香燥烈，需用米泔水浸制以减其辛燥之性。

（3）本品性温而燥，能耗伤津液，故阴虚有热不宜用；又能发汗，故汗多者忌用。

【应用参考】

（1）本品与白术均能燥湿，但本品苦温而性燥烈，长于燥湿运脾，多用于湿滞证；白术甘温而少燥烈之性，善于补脾益气，多用于脾虚证。故凡欲补脾则用白术，凡欲运脾则用苍术，若补运相兼则苍、白二术相兼同用。

（2）@据化学药理研究，本品所含挥发油小剂量呈镇静作用，大剂量呈中枢抑制作用，并能降低血糖，可治疗糖尿病。

（3）据临床报道，本品含大量维生素 A 和维生素 D，对夜盲症、软骨病、皮肤角化症等都有治疗作用。治夜盲症古方早已使用，如配石决明、黑芝麻、猪肝等同用；治小儿软骨病与牡蛎同用，研末服。

（四）厚朴（详见理中气类药）

（五）半夏

为天南星科多年生草本植物半夏的地下块茎。主产于湖北、河南、安徽、贵州等地。

【性味归经】辛，温。有毒。入脾、胃经。

【功效应用】

1. **燥湿祛痰** 脾为生痰之源，喜温燥而恶湿。本品性温燥，燥可祛湿，故为燥湿祛痰之要药。用于咳嗽气逆、痰涎壅滞之属于湿痰者，常配橘红、茯苓等同用，如二陈汤。

2. 和胃止呕 胃气以降为顺，以升为逆，若痰饮湿浊停蓄于胃，致胃气不和，势必上逆而为呕。本品能燥湿化痰，痰浊清除则胃和呕止，故有和胃止呕的作用。由于止呕之功效较为显著，可用于多种呕吐证候，对痰饮和湿浊阻滞引起的呕吐尤为适宜，常配生姜同用，如小半夏汤。若胃寒呕吐者，可配生姜、藿香、丁香等同用，如藿香半夏汤；若胃热呕吐者，可配合清热泻火的药物，如黄连、竹茹等同用，如黄连橘皮竹茹半夏汤。

3. 散结消痞 本品味辛能散结，散结所以消痞，并能消痰，故多用于痰滞胸膈引起的胸脘痞胀或坚痞作痛等，多与瓜蒌等同用，如小陷胸汤。此外，有用于瘰疬痈疽者，亦取其消痰散结的作用。

本品治病虽多，但仍以燥湿祛痰、降逆止呕为主要功效。

【用法用量】6～12g。

【使用注意】

（1）本品生用名生半夏，有毒，多作外用以消痈疽；制用名制半夏，无毒，多作内服。生姜能制半夏毒，故炮制多用姜制。根据炮制方法不同，有法半夏、姜半夏、清半夏和半夏曲等。其中法半夏温燥性较大，长于祛痰，兼具调和脾胃之功，临床多用；姜半夏功效类似于法半夏，但止呕之力更胜，兼具温中的功效；清半夏辛燥性降低，功效以祛痰为主，多用于小儿科；半夏曲温燥性大减，长于消食化滞，用于痰滞。

（2）半夏经炮制后毒性很小，但辛温性燥，对于热痰、燥痰，以及津伤口渴等症，宜慎用。前人认为本品不宜与乌头同用（反乌头）。

【应用参考】

（1）据化学分析，本品含有挥发油、棕榈酸、植物甾醇、皂苷、生物碱、黏液质、淀粉、油酸、硬脂酸、亚麻仁油酸等。

（2）据药理研究，本品有祛痰作用，可能与所含皂苷有关；并能镇静咳嗽中枢、解除支气管痉挛而有镇咳作用。由于能使咳嗽减轻，间接使支气管分泌物减少，亦有助于祛痰，其镇咳作用可能与半夏所含的挥发性生物碱有关。另外，本品有明显的抑制呕吐中枢的作用，可能与所含的植物甾醇有关。

（3）据临床报道，本品常用以治疗急性支气管炎、慢性胃炎、神经性呕吐、妊娠呕吐等疾病。

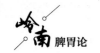

（六）薏苡仁

又名苡仁、薏米，为禾本科多年生草本植物薏苡的种仁。主产于山东、福建、河北、辽宁等地。

【性味归经】甘、淡，微寒。入脾、胃、肺经。

【功效应用】

1. **利水渗湿**　本品味淡能渗湿利水，用于脚气、水肿等，可配伍其他利水渗湿药如木瓜、茯苓、猪苓等同用；如属脾虚水肿，则须配伍健脾祛湿药同用。

2. **祛风湿**　本品能祛风湿、除痹痛，且善通利关节，缓解拘挛，又性寒能清热，故用于风湿热痹、筋脉拘挛等，常配防己、蚕砂等同用。

3. **清热排脓**　疮痈之脓，多由湿热壅滞而致。本品能清热除湿，故有清热排脓而消痈（内痈）之效，常用于肺痈、肠痈。治肺痈常配鱼腥草、苇茎、冬瓜仁、桃仁等同用；治肠痈常配白花蛇舌草、牡丹皮、桃仁、冬瓜仁等同用。

4. **健脾止泻**　本品味甘而淡，有补益脾胃的作用（但补益之力不大），炒热用对脾虚夹湿之泄泻有健脾止泻之功，常配党参、白术、茯苓等同用，如参苓白术散。

此外，本品有用于湿温病者，如三仁汤，用本品做主药之一，配杏仁、豆蔻等同用，治疗湿温初起之证，是取本品有清热除湿之效。

【用法用量】9～30g。

【使用注意】

（1）本品入药有生用、炒用之分，生用清热利湿，炒用健脾止泻。

（2）由于本品性较滑利，故孕妇宜慎用。

【参考资料】

（1）据化学分析，本品含薏苡仁油、糖类、氨基酸、维生素 B_1 等。

（2）据药理研究，用石油醚浸出的薏苡仁油对动物子宫能使其紧张度增加，振幅增大，故有收缩子宫的作用，孕妇慎用本品可能与此有关；薏苡仁油能减少动物骨骼肌的挛缩，故本品能缓解拘挛似与此有关；薏苡仁对癌细胞有抑制作用。

（3）据临床报道，本品每日 100g 煲粥食用，治扁平疣有效。

（七）茯苓

为多孔菌科植物茯苓菌寄生于松树根部的菌核。其外皮呈褐色者，叫茯苓皮；皮内呈淡红色者，为赤茯苓；内呈白色者为白茯苓，习惯上所称之茯苓即为白茯苓；茯苓块中穿有松根部分称为茯神。主产于云南（故又称云苓）、江苏、湖南等地。

【性味归经】 甘、淡，平。入脾、胃、心、肾经。

【功效应用】

1. **利水渗湿** 本品味甘淡能渗利，故有利水渗湿之功。用于水湿停滞所致的小便不利、泄泻、水肿等症，常配猪苓、泽泻、白术、桂枝等同用，如五苓散。亦可用于湿热淋浊，可配泽泻、车前子等同用。

2. **健脾补中** 本品味甘入脾，有补益之功，故能健脾补中。多用于脾虚湿困所致的食少脘闷或泄泻等症，常配党参、白术、陈皮、甘草等同用，如五味异功散。对于脾虚不运，痰饮内停，上泛于心所致的心悸、头晕（痰饮病），常以本品配桂枝、白术、甘草同用，如苓桂术甘汤，亦取其健脾祛湿之功。

3. **宁心安神** 习惯认为茯神功效较好，今多不分。用于心悸不安、失眠等症，常以朱砂拌用（称"朱茯苓"或"朱茯神"），以增强安神效果。亦有配伍其他养心安神药如酸枣仁、柏子仁、麦冬、天冬等同用，以治阴虚火旺或思虑过度所致的心悸、失眠、精神恍惚等症，如补心丸。

总之，本品为补益、渗利之品，配伍不同，能补能泻，与补气药同用则健脾，与利尿药同用则渗湿。

【用法用量】 9~15g。

附：

1. **茯苓皮**

性味同茯苓，功专利水消肿而无补益之性。用于治疗水肿，常配大腹皮、生姜皮等同用，如五皮饮。

2. **茯神**

性味同茯苓，二者功效大致相同，但长于宁心安神，多用于心悸、失眠等症。

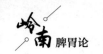

【使用注意】本品习惯使用有白茯苓和赤茯苓之分，白茯苓健脾的功效较好，赤茯苓利尿的功效较胜，但临床使用已不分。

【应用参考】

（1）据化学分析，本品含茯苓酸、β-茯苓糖、麦角甾醇、蛋白质、脂肪、卵磷脂、胆碱及钾盐等。

（2）据药理研究，证实本品有利尿、镇静等作用，其利水作用可能是抑制肾小管重吸收机能的结果。

（八）豆蔻（详见温脾阳药）

（九）草豆蔻

又名草蔻仁，为姜科多年生草本植物草豆蔻的种仁。主产于广东、广西等地。

【性味归经】辛、温。气香。入脾、胃经。

【功效应用】

1. 祛寒燥湿　用于脾胃寒湿郁滞引起的呕吐、脘痛等症，多与高良姜、香附、生姜等同用。

2. 芳香健胃　用于脾胃虚寒之不思饮食等症，宜与砂仁、陈皮、六曲等同用。

【用法用量】本品性较温燥，用量宜少，一般2~5g。

【使用注意】本品能祛寒燥湿、健胃，故对于寒湿郁滞中焦，脾胃失其健运，用之最宜；脾胃虚弱而无寒湿者不宜使用。

【应用参考】

（1）据化学分析，本品含挥发油（油内成分有樟脑）。

（2）据药理研究，本品小剂量对豚鼠离体肠管有兴奋作用，剂量大则呈抑制作用。

（十）苦参

为豆科多年生小灌木苦参的根。主产于山西、湖北、河南、北京等地。

【性味归经】苦、寒。入心、肝、大肠经。

【功效应用】

1. 清热燥湿　多用治湿热久痢，有较好的疗效，可配木香等同用，亦有单用每日 30~45g 煎水，分 3 次服。此外，亦可治湿热疮毒，常配清热解毒药如金银花、蒲公英等同用。

2. 祛风杀虫止痒 用治妇女阴痒（包括滴虫性阴道炎）、湿疹、疥疮、疥疮、麻风等，内服外用均可，尤以外用为多。可与金银花、贯众、枯矾、甘草等同用，外洗治疗皮肤湿毒瘙痒；若治麻风，可配大风子或苍耳子，煎水内服。

3. 清热利水 用于小肠湿热蕴结之小便不利，可配木通、车前子等清热利尿药同用；亦有用于水肿实热证者。

【用法用量】内服 9~15g；外用可适当增加用量，可用 15~30g。

【应用参考】

（1）据化学分析，本品含苦参碱及司巴丁。

（2）据抗菌实验，本品对葡萄球菌、绿脓杆菌有抑制作用，对皮肤真菌、阴道滴虫亦有抑制作用。

（3）据药理研究，本品所含苦参碱有利尿作用。

（4）据临床报道，用本品制剂治疗 129 例急性菌痢，均治愈。用法：以 50% 煎剂，每次服用 20~30mL，每日 3 次。

（十一）茵陈蒿

又名茵陈，为菊科多年生草本植物茵陈蒿的幼嫩茎叶。主产于山西、山东、安徽等地。

【性味归经】苦、微寒。入脾、胃、肝、胆经。

【功效应用】本品苦能燥湿，寒能清热，并善渗泄而利小便，故为清利湿热之品，尤善清肝胆湿热。常用于治疗下列病证：①湿热黄疸（阳黄），常配栀子、大黄等同用，如茵陈蒿汤。亦可配伍温中祛寒药如附子、干姜等治疗寒湿黄疸（阴黄），如茵陈四逆汤。对本品予以适当配伍，可治疗一切黄疸，故为治疗黄疸专药；②湿热泄泻，常配火炭母、木棉花等同用。

【用法用量】作配伍用 9~30g，单用 30~60g。

【使用注意】本品有绵茵陈与土茵陈之分，二者功用大致相同。土茵陈产于广东，芳香气较浓，习惯上认为其芳香化湿之力较大；而绵茵陈则以清热利尿作用为好。

【应用参考】

（1）据化学分析，本品含挥发油，油的主要成分为 β-蒎烯、香豆素、茵

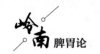

陈蒿素等，并含有叶酸。

（2）据抗菌实验，本品对金黄色葡萄球菌、大肠杆菌、伤寒杆菌、人类结核杆菌、病原性丝状菌及其他皮肤真菌有抑制作用。

（3）据药理研究，本品有明显的利胆作用，在增加胆汁分泌的同时也增加胆汁中固体物、胆酸和胆红素的排泄；并有解热和降压的作用。

（十二）猪苓

为多孔菌科真菌猪苓的干燥菌核。寄生于桦树、枫树、柞树的根上。主产于陕西、山西、河北、河南、云南等地。

【性味归经】甘、淡，平。归肾、膀胱经。

【功效应用】利水消肿，渗湿。本品甘淡渗泄，利水作用较强，用于水湿停滞导致的各种水肿，单味应用即可取效。常用于治疗下列病证：①水湿内停所致之水肿、小便不利，常与泽泻、茯苓、白术等同用，如四苓散；②肠胃寒湿，濡泻无度，常与肉豆蔻、黄柏同用，如猪苓丸；③配生地黄、滑石、木通等，治热淋小便不通，淋沥涩痛，如十味导赤汤。

【用法用量】煎服，6~12g。

【使用注意】猪苓与茯苓均可利水消肿、渗湿，用治水肿、小便不利等。然猪苓利水作用较强，无补益之功；而茯苓性平和，能补能利，既善渗泄水湿，又能健脾宁心。

【应用参考】

（1）本品含猪苓葡聚糖I、甾类化合物、游离及结合型生物素、粗蛋白等。

（2）其利尿机制是抑制肾小管对水及电解质的重吸收。猪苓多糖有抗肿瘤、防治肝炎的作用。猪苓水及醇提取物分别有促进免疫及抗菌作用。

（3）据报道，口服猪苓多糖胶囊治疗慢性乙肝疗效显著，猪苓多糖注射液肌注治疗免疫功能低下的体弱儿童取得良效。

（十三）泽泻

为泽泻科植物泽泻的干燥块茎。主产于福建、四川、江西等地。

【性味归经】甘，寒。归肾、膀胱经。

【功效应用】利水消肿，渗湿，泄热。

1. 水肿、小便不利、泄泻　本品淡渗，其利水作用较强，治疗水湿停蓄之水肿,小便不利,常和茯苓、猪苓、桂枝配用,如五苓散;泽泻能利小便而实大便,治脾胃伤冷之水谷不分、泄泻不止,与厚朴、苍术、陈皮配用,如胃苓汤;本品泻水湿、行痰饮,常治痰饮停聚、清阳不升之头目昏眩,配白术同用,如泽泻汤。

2. **淋证、遗精** 本品性寒,既能清膀胱之热,又能泄肾经之虚火,下焦湿热者尤为适宜。故用治湿热淋证,常与木通、车前子等药同用;对肾阴不足、相火偏亢之遗精、潮热,则与熟地黄、山茱萸、牡丹皮同用,如六味地黄丸。

【用法用量】 煎服,5~10g。

【应用参考】

(1)本品主要含泽泻萜醇 A、B、C,以及挥发油生物碱、天门冬素、树脂等。

(2)本品有利尿作用,能增加尿量,增加尿素与氯化物的排泄,对肾炎患者利尿作用更为明显。有降压、降血糖作用,还有抗脂肪肝作用。对金黄色葡萄球菌、肺炎双球菌、结核杆菌有抑制作用。

(十四)火炭母

为蓼科植物火炭母的全草。分布于广东、福建、台湾、广西、海南等地。

【性味归经】 性微寒,味微酸、涩。归肝经、脾经。

【功效应用】

本品性微寒能清热,味涩可燥湿。常用于湿热下注所引起的暑湿泄泻,可与凤尾草配伍使用。也常与其他清热药配伍治疗肺热咳嗽、咽喉肿痛等症,外用时可治疗皮炎、湿疹、脓疱疮等,也可煎水外洗治疗角膜云翳、斑翳。

【用法用量】 9~15g,鲜品 30~60g。外用:适量,捣敷或煎水洗。

【使用注意】 本品有毒。

【应用参考】 据药理研究,本品叶含山柰酚、槲皮素等,根含 D-半乳糖、L-鼠李糖等,具有抗菌、抗乙型肝炎病毒、中枢抑制、对平滑肌抑制或兴奋、降压作用。

(十五)凤尾草

为凤尾蕨科植物凤尾蕨的全草。分布于云南、四川、广东、广西、江西等地。

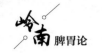

【性味归经】性寒，味微苦。归大肠、心、肝经。

【功效应用】清热利湿，凉血止血，消肿解毒。用于痢疾、腹泻，可配合辣蓼、马齿苋等药同用。治疗小便淋痛不利、湿热带下，可配萹蓄、瞿麦、海金沙等同用。用于咽喉肿痛，可配大青叶、板蓝根等药同用。用于尿血、便血、痔疮出血，可配侧柏叶、大蓟、小蓟、蒲黄炭等药同用。配合半枝莲、半边莲等药，用于胃癌、肠癌等疾病。配合蒲公英、金钱草等药，治疗急性传染性肝炎。

【用法用量】15~60g，煎服；外用适量，捣敷或煎水洗。

【使用注意】虚寒证忌服。

【应用参考】据药理研究，本品含有黄酮类、甾醇、内酯、酯类和酚性成分。

（十六）木棉花

为木棉科植物木棉的干燥花。分布于广东、广西、福建、台湾等地。

【性味归经】性凉，味甘、淡。归大肠经。

【功效应用】清热、利湿、解毒、止血。用治大肠湿热所致的泄泻、痢疾、血崩、疮毒、金创出血。

【用法用量】用量6~9g，煎服，或研末服。

【应用参考】据药理研究，本品含鞣质、木棉胶及微量元素等，乙醇提取物含肉豆蔻酸、棕榈酸、棕榈酸乙酯、油酸乙酯等成分。

（十七）鸡蛋花

为夹竹桃科植物鸡蛋花的花朵或茎皮。主产于两广、云南等地，在东南亚等地也多有种植，属于佛教的"五树六花"之一。

【性味归经】味甘、微苦，性凉。归肺、大肠经。

【功效应用】清热解毒，利湿，止咳。用于预防中暑、肠炎、细菌性痢疾、消化不良、小儿疳积、传染性肝炎、支气管炎。

【用法用量】3~9g。

【应用参考】据药理研究，从埃及产红鸡蛋花及粉红鸡蛋花根中分离出的抗菌成分鸡蛋花素具有很强的抗真菌作用，对革兰阳性和阴性细菌及结核杆菌都有明显抑制效果。鸡蛋花苷对革兰阴性和阳性细菌也有显著抑制作用。此外，鸡蛋花苷还有明显通便作用。

（十八）车前子

为车前科植物车前或平车前的干燥成熟种子。前者分布全国各地，后者分布北方各省。

【性味归经】 甘，微寒。归肝、肾、肺、小肠经。

【功效应用】 利尿通淋，渗湿止泻，明目，祛痰。临床应用如下：

1. **淋证、水肿** 本品甘寒而利，善通利水道，清膀胱热结。治疗湿热下注于膀胱而致小便淋沥涩痛者，常与木通、滑石、瞿麦等清热利湿药同用，如八正散；对水湿停滞水肿，小便不利，可与猪苓、茯苓、泽泻同用；若病久肾虚，腰重脚肿，可与牛膝、熟地黄、山茱萸、肉桂等同用，如济生肾气丸。

2. **泄泻** 本品能利水湿、分清浊而止泻，即利小便以实大便。尤宜于小便不利之水泻，可单用本品研末，米饮送服；若脾虚湿盛泄泻，可配白术同用；若暑湿泄泻，可与香薷、茯苓、猪苓等同用，如车前子散。

3. **目赤肿痛、目暗昏花、翳障** 车前子善清肝热而明目，故可治目赤涩痛，多与菊花、决明子等同用；若肝肾阴亏，两目昏花，则配熟地黄、菟丝子等养肝明目药同用，如驻景丸。

4. **痰热咳嗽** 本品入肺经，能清肺化痰止咳，治肺热咳嗽痰多，多与瓜蒌、浙贝母、枇杷叶等清肺化痰药同用。

【用法用量】 煎服，9~15g。宜包煎。

【使用注意】 肾虚遗滑者慎用。

【应用参考】

（1）本品含黏液质、琥珀酸、二氢黄酮苷、车前烯醇、腺嘌呤、胆碱、车前子碱、脂肪油、维生素A、维生素B等。

（2）本品有显著利尿作用，还能促进呼吸道黏液分泌，稀释痰液，故有祛痰作用。对各种杆菌和葡萄球菌均有抑制作用。车前子提取液有预防肾结石形成的作用。

附：车前草

为车前的全草。性能功用与车前子相似，兼有清热解毒功效。多应用于热毒痈肿，内服或用鲜草捣烂外敷。用量 10~20g，鲜品加倍，外用适量。

（十九）玉米须

为禾本科植物玉蜀黍的花柱及柱头。全国各地均有栽培。

【性味归经】 甘，平。归膀胱、肝、胆经。

【功效应用】 利水消肿，利湿退黄。

1. **水肿** 本品甘淡渗泄，功专利水渗湿消肿。治疗水肿，小便不利，可单用玉米须大剂量煎服；或与泽泻、冬瓜皮、赤小豆等利水药同用；亦可治脾虚水肿，与白术、茯苓等相伍；本品归膀胱经，利水而通淋，尤宜于膀胱湿热之小便短赤涩痛，可单味大量煎服，亦可与车前草、珍珠草等同用；用于石淋可与海金沙、金钱草等同用。

2. **黄疸** 本品能利湿而退黄，药性平和，故阳黄或阴黄均可用。可单味大剂量煎汤服，亦可与金钱草、郁金、茵陈等配用。

【用法用量】 煎服，30~60g。鲜者加倍。

【应用参考】

（1）本品含有脂肪油、挥发油、树胶样物质、树脂、苦味糖苷、皂苷、生物碱及谷甾醇、苹果酸、柠檬酸等。

（2）玉米须有较强的利尿作用，还能抑制蛋白质的排泄。玉米须制剂可促进胆汁分泌，降低其黏稠度及胆红素含量。有增加血中凝血酶原含量及血小板数，加速血液凝固的作用。另外还有降压作用。

（二十）马齿苋

为马齿苋科植物马齿苋的干燥地上部分。全国大部地区均产。

【性味归经】 酸，寒。归肝、大肠经。

【功效应用】 清热解毒，凉血止血，止痢。临床应用如下：

1. **热毒血痢** 本品性寒质滑，酸能收敛，入大肠经，具有清热解毒、凉血止痢之功，为治痢疾的常用药物，单用水煎服即效。亦常与粳米煮粥，空腹服食，治疗热毒血痢，如马齿粥；《经效产宝》单用鲜品捣汁入蜜调服，治疗产后血痢；若与黄芩、黄连等药配伍，可治疗大肠湿热之腹痛泄泻，或下利脓血、里急后重者。

2. **热毒疮疡** 本品具有清热解毒、凉血消肿之功，用治血热毒盛之痈肿疮疡、丹毒肿痛，可单用本品煎汤内服并外洗，再以鲜品捣烂外敷，如马齿苋膏；也可与其他清热解毒药配伍使用。

3. 崩漏、便血 本品味酸而寒，入肝经血分，有清热凉血、收敛止血之效。故可用治血热妄行之崩漏下血，可单味药捣汁服；若用治大肠湿热之便血痔血，可与地榆、槐角、凤尾草等同用。

【用法用量】煎服，9~15g，鲜品 30~60g。外用适量，捣敷患处。

【应用参考】

（1）本品含三萜醇类、黄酮类、氨基酸、有机酸及其盐，还有钙、磷、铁、硒、硝酸钾、硫酸钾等微量元素及其无机盐，以及硫胺素、核黄素，维生素 B_1、维生素 A、β-胡萝卜素、蔗糖、葡萄糖、果糖等。

（2）本品乙醇提取物及水煎液对痢疾杆菌有显著的抑制作用，对大肠杆菌、伤寒杆菌、金黄色葡萄球菌、杜益氏小芽孢癣菌均有一定抑制作用。本品提取液具有较明显的抗氧化、延缓衰老和润肤美容的功效。本品能升高血钾浓度，对心肌收缩力呈剂量依赖性的双向调节作用。此外，还有利尿和降低胆固醇等作用。

六、养胃阴药

（一）石斛

为兰科常绿草本植物多种石斛的茎。主产于四川、贵州、广西等地。

【性味归经】甘、微寒。入肺、胃经。

【功效应用】养阴清热生津（清虚热）。用于热病伤阴之口干燥渴，或阴虚久热不退，常配麦冬、生地黄、天花粉、白薇、地骨皮等同用。又用于胃阴不足所致胃病干呕、舌光少苔之症，可配竹茹、沙参、玉竹等同用。

本品为清肺养胃之药，凡舌红光无苔津少阴虚之证服之尤宜，对热病伤阴者有泄热存阴之效。

【用法用量】6~12g。

【使用注意】石斛常用的品种有霍山石斛、小环钗、金钗石斛、川石斛等，临床上认为滋阴生津以霍山石斛较好，清虚热以小环钗、金钗石斛为佳，川石斛次之。鲜石斛养阴清热生津之力尤胜于干石斛。

【应用参考】

（1）据化学分析，本品含多量黏液质及石斛碱。

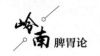

（2）据药理研究，石斛煎剂入胃能促进胃液分泌，以助消化；至肠能加强肠蠕动。

（二）天花粉

为葫芦科多年生宿根草质藤本植物瓜蒌的根。主产于河南、山东、湖北、福建等地。

【性味归经】苦、甘，寒。入肺、胃经。

【功效应用】

1. **清热生津**　用于热病津伤口渴，每与清热药同用；又治消渴证，可配葛根、山药、生地黄、知母等同用。

2. **清肺化痰**　用治肺热咳嗽，甚或咳血等症，常与麦冬、沙参、石斛等同用。

3. **解毒消肿**　用于热毒疮疡之证，多与金银花、赤芍、甘草、白芷等同用，如仙方活命饮。

【用法用量】9～15g。

【应用参考】据化学分析，本品含多量淀粉、蛋白质及皂苷等。

（三）玉竹

又名葳蕤，为百合科多年生草本植物玉竹的地下根状茎。主产于湖南、河北、江西等地。

【性味归经】甘、微寒。质润多液。入肺、胃经。

【功效应用】养阴润燥。用于肺胃燥热、阴液不足所致的咳嗽咽干、心烦口渴及肺燥干咳等症，常配麦冬、沙参、甘草等同用，取本品养阴润肺、清热生津的作用。

此外本品质润多液，有柔润息风、滋液柔筋的作用，用于阴虚内风生动而眩晕，以及津液不足、筋不柔和而挛痛等症。

【用法用量】9～15g。

【使用注意】中寒便溏、痰湿内盛者均忌用。

【应用参考】

（1）据化学分析，本品含铃兰苦苷和玉竹黏多糖等。

（2）据药理研究，本品小剂量有强心作用，大剂量则可抑制心脏，并有降低血糖的作用。

（四）沙参

本品有南沙参、北沙参两种，南沙参为桔梗科草本植物沙参的根；北沙参为伞形科多年生草本植物珊瑚菜的根。北沙参主产于山东、河北等地。

【性味归经】 甘，微寒。入肺、胃经。

【功效应用】

1. 润肺止咳 本品有清肺热、润肺燥、养肺阴之功。适用于肺燥干咳之症，尤以兼有肺阴虚者为宜，常配川贝母、麦冬等同用。

2. 养胃生津 本品甘寒，有清热、养胃生津的作用。适用于热病后或阴虚津亏而见口燥、咽干之症，常配生地黄、麦冬、玉竹等同用。

【用法用量】 9~15g。

【使用注意】 本品为寒凉之品，故肺寒痰湿咳嗽者不宜用。前人认为本品不宜与藜芦同用（反藜芦）。

【应用参考】 南沙参和北沙参功用相似，都能清热养阴，但北沙参润肺之力较大，南沙参清肺祛痰之功较胜。

（五）生地黄

又名生地、干地黄，为玄参科多年生草本植物地黄的根茎。主产于河南、浙江等地。

【性味归经】 甘、微苦，寒。入心、肝、肾经。

【功效应用】

1. 清热凉血 本品味甘苦性寒而入血分，故能清热凉血。用于温病热邪入营见高热、口渴、舌红绛者，常配黄连、玄参等同用，如清营汤；用于血热引起的各种出血证，常配牡丹皮、赤芍、犀角（水牛角代）等同用，取其凉血以止血。

2. 养阴生津 本品质润多液而能养阴，味甘性寒能生津液，故有养阴润燥生津的作用。用于温热病后期热伤津液，常配玄参、麦冬等同用，如增液汤；用于阴虚火旺，常配山萸肉、山药、泽泻等同用，如六味地黄丸；用于消渴（如糖尿病），常配知母、玄参等同用。

【用法用量】 本品质重，用量宜大，鲜地黄用15~60g，干地黄用9~30g。

【使用注意】 本品因液多而性黏滞，故脾虚有湿之腹满便溏及阳虚等证均忌用。

【应用参考】

（1）地黄根据其加工及作用的不同，在应用上有鲜地黄、干地黄和熟地黄之分。鲜地黄性较寒，长于清热凉血；干地黄性味甘寒，长于养阴生津；熟地黄性味甘温，长于补血滋阴。

（2）据化学分析，本品含地黄素、甘露醇、维生素 A 类物质及铁质等。

（3）据抗菌试验，本品对皮肤真菌有抑制作用。

（4）据药理研究，本品能促进血液凝固，有止血作用；有强心作用，对衰弱的心脏作用更明显，其作用主要在心肌；有降低血糖的作用，故可用治糖尿病。

（六）麦门冬

又名麦冬、寸冬，为百合科多年生草本植物沿阶草的块根。主产于浙江、四川、江苏等地。

【性味归经】甘、微苦，微寒。入肺、胃、心经。

【功效应用】

1. 养阴清热 用于阴虚内热或热病伤津之心烦口渴，可配天冬同用，如二冬膏；或配玄参、生地黄同用，如增液汤，皆取本品养阴清热之效。

2. 润肺止咳 用于肺有燥热所致的咳嗽痰稠气逆，可配知母、贝母、沙参、百合、甘草等同用。

【用法用量】6~15g。

【使用注意】寒痰咳嗽、脾虚便溏者不宜用。

【应用参考】

（1）天冬、麦冬均为甘寒清润之药，具有清热养阴、润肺止咳作用。但天冬质润多液，滋阴之力较大，并能滋肾；麦冬善养胃阴，且能清心降火。天冬重在润肺滋肾，肺肾阴虚多用天冬；麦冬重在养胃生津，热病伤津常用麦冬。

（2）据化学分析，本品含多量葡萄糖、维生素 A 及多量 β-谷甾醇。

（3）据药理研究，本品有镇咳祛痰、强心利尿作用。

（七）芦根

为禾本科多年生草本植物芦苇的地下根茎，其茎亦供药用，名苇茎。主产于安徽、江西、广东等地。

【性味归经】甘，寒。入肺、胃经。

【功效应用】

1. **清热生津、利尿** 本品味甘能生津，性寒能清热，并能利尿，可使热从小便排出，为常用之清热药。用于热病心烦、口渴、小便短赤之症，多与淡竹叶、麦冬、天花粉等同用；若温热病热盛伤津口渴者，则多以鲜芦根汁与荸荠汁、麦冬汁、梨汁等同用，清热生津力更大，如五汁饮；本品尤善清肺热，凡风温犯肺、肺热咳嗽初起有表证者，常配辛凉解表药同用，如银翘散、桑菊饮等；亦有用治肺痈（肺脓疡）者，常配冬瓜仁、薏苡仁、桃仁等同用，如苇茎汤。

2. **清胃止呕** 用于胃热呕吐呃逆，多与竹茹、枇杷叶等同用。

此外，民间有用本品解河豚毒者，用鲜品500g捣汁或煎服。

【用法用量】15~30g。

【应用参考】

（1）苇茎的功效与芦根相同，但清肺之力较强，多用于治疗肺痈。

（2）据化学分析，本品含天门冬酰、糖类及蛋白质、氨基酸等。

（3）据药理研究，本品能溶解胆结石，可治黄疸及急性关节炎等。

（八）乌梅

为蔷薇科落叶乔木梅树的未成熟果实（青梅）经加工熏制而成。主产于湖南、四川等地。

【性味归经】酸、涩，平。入肝、脾、肺、大肠经。

【功效应用】

1. **敛肺止咳** 用于肺虚久咳，可与款冬花、紫菀、陈皮、党参等配伍。

2. **涩肠止泻** 用于久泻久痢，可与肉豆蔻、诃子、白术、党参、茯苓等同用。

3. **生津止渴** 本品味酸，每与甘凉或甘寒之药同用而起酸甘化阴的作用，适用于虚热引起的消渴，可与天花粉、葛根、麦冬等同用。

4. **安蛔止痛** 本品味极酸，而蛔得酸则静，故有安蛔作用，适用于蛔虫引起的呕吐、腹痛，常配干姜、细辛、黄柏等同用。近来有用治胆道蛔虫引起之胆绞痛者，可以本品与木香、枳壳、川楝子、黄连、干姜等同用。

【用法用量】3~9g。

【应用参考】

（1）据化学分析，本品富含酸质、枸杞酸、苹果酸、琥珀酸等。

（2）据抗菌分析，本品对大肠杆菌、痢疾杆菌、伤寒杆菌、绿脓杆菌、霍乱弧菌及结核杆菌等均有抑制作用，对真菌亦有抑制作用。

（3）据药理研究，本品对豚鼠的蛋白致敏、组织胺休克有拮抗作用。

（4）据临床报道，乌梅捣烂局部涂敷，可治胼胝及鸡眼。

（九）黄精

为百合科植物黄精、滇黄精或多花黄精的根茎。黄精主产于河北、内蒙古、陕西；滇黄精主产于云南、贵州、广西；多花黄精主产于贵州、湖南、云南等地。

【性味归经】甘，平。归脾、肺、肾经。

【功效应用】补气养阴，健脾，润肺，益肾。临床上用于治疗下列各证：

1. 阴虚肺燥之干咳少痰及肺肾阴虚的劳嗽久咳　本品甘平，能养肺阴、益肺气，可治疗肺金气阴两伤之干咳少痰，多与沙参、川贝母等药同用。因本品不仅能补益肺肾之阴，而且能补益脾气脾阴，有补土生金、补后天以养先天之效，亦宜用于肺肾阴虚之劳嗽久咳。因作用缓和，可单用熬膏久服，亦可与熟地黄、百部等滋养肺肾、化痰止咳之品同用。

2. 脾虚阴伤证　本品能补益脾气，又养脾阴，主治脾脏气阴两虚之面色萎黄、困倦乏力、口干食少、大便干燥。本品能气阴双补，单用或与补气健脾药同用。

3. 肾精亏虚　本品能补益肾精，对延缓衰老，改善头晕、腰膝酸软、须发早白等早衰症状有一定疗效，如黄精膏方单用本品熬膏服，亦可与枸杞、何首乌等补益肾精之品同用。

【用法用量】煎服，9~15g。

【使用注意】黄精与山药均为性味甘平，主归肺、脾、肾三脏，气阴双补之品。然黄精滋肾之力强于山药，而山药长于健脾，并兼有涩性，较宜于脾胃气阴两伤之食少便溏及带下等症。

【应用参考】

（1）本品含黄精多糖、低聚糖、黏液质、淀粉及多种氨基酸（囊丝黄精还含多种蒽醌类化合物）等成分。

（2）黄精能提高机体免疫功能和促进 DNA、RNA 及蛋白质的合成，促进淋巴细胞转化作用；具有显著的抗结核杆菌作用；对多种致病性真菌有抑制作用；对伤寒杆菌、金黄色葡萄球菌也有抑制作用；有增加冠脉流量及降压作用，并能降血脂及减轻冠状动脉粥样硬化程度；对肾上腺素引起的血糖过高呈显著抑制作用；还有抑制肾上腺皮质的作用和抗衰老作用。

（十）明党参

为伞形科植物明党参的根。主产于江苏、浙江、四川、安徽等地。

【性味归经】甘、微苦，微寒。归肺、脾、肝经。

【功效应用】润肺化痰，养阴和胃，平肝。临床上用于治疗下列各证：

1. **肺阴虚证** 本品能养肺阴、润肺燥，并可清肺化痰，主治肺阴虚燥热内盛所致的干咳少痰、痰黏不易咯出、咽干等症，常与北沙参、南沙参、川贝母、天花粉等滋阴润肺、清热化痰药同用。

2. **脾胃阴虚证** 本品入于脾胃，能养阴清热、生津止渴，主治热病耗伤胃津或脾阴不足而见咽干口燥、舌红少津、食少呕恶等症，常与太子参、麦冬、山药等养阴清胃、健脾生津药同用。

3. **肝阴不足或肝热上攻所致眩晕、头痛、目赤等症** 本品还略有滋阴平肝、清肝降火之功，可治阴虚阳亢之眩晕、头痛，可与白芍、石决明等滋阴平肝药同用。治肝火目赤，可与桑叶、菊花等清肝明目药同用。

【用法用量】煎服，6~12g。

【应用参考】

（1）本品含挥发油、脂肪油、多糖、氨基酸类、β-谷甾醇、豆甾醇、丁二酸及多种微量元素。

（2）明党参能降低实验动物的血清胆固醇，提高高密度脂蛋白与胆固醇的比率，增加血清超氧化物歧化酶，降低血清丙二醛；可提高小鼠脾脏淋巴细胞的活性，抑制二硝基氯苯所致迟发性过敏反应；还有耐缺氧、抗高温、抗疲劳等作用。

七、清胃火药

（一）石膏

为硫酸钙的天然矿石，有软、硬两种，入药内服用软石膏。主产于湖南、

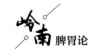

湖北等地。

【性味归经】甘、辛，寒。入肺、胃经。

【功效应用】清热泻火、除烦止渴。

本品性寒，善清肺胃经之热邪。肺胃热盛则见烦渴，本品能清肺胃，故兼有除烦止渴的作用，主要用于气分实热证，为清热泻火之要药。临床上用于治疗下列各证：

1. **温热病热在气分**　出现高热、烦渴、大汗出、脉洪大、舌红苔黄之实证，乙脑、流脑、重感冒等多种热性病见有上诉症状者均可用之。本品有较强的清热作用，常与知母同用，如白虎汤。

2. **肺热咳嗽实证**　常配麻黄、杏仁、甘草同用，如麻杏甘石汤即取本品辛寒以清肺腑之实热。肺炎及气管炎属实热证者可用之。

3. **温热病气血两燔而见热毒发斑**　常用本品与清热凉血药生地黄、玄参、牡丹皮等同用，如化斑汤、清瘟败毒饮等。

此外，头痛、牙痛、咽喉痛等属于胃热上攻者，亦可配伍其他药物以清胃热。

本品煅后名煅石膏，清热力大减，但具有收敛生肌、保护疮面等作用，多研末外用，治疗疮疡多脓、湿疹、烧伤等。

【用法用量】内服清热多生用，用量9～30g，必要时可用60～90g，宜打碎先煎。外用收敛多煅用。

【使用注意】体虚胃弱、心脏衰弱脉微细及阳虚者忌用。

【应用参考】

（1）据化学分析，生石膏主要成分为含水硫酸钙，此外尚杂有少量硅酸、氢氧化铝、硫化物、有机物及微量的铁、镁元素等。煅石膏主要成分为脱水硫酸钙。

（2）据药理研究，本品可能是通过抑制体温调节中枢的亢进而产生有力的解热作用，同时发汗中枢也被抑制，故解热而不发汗，无伤津之弊。石膏经胃酸作用，一部分变为可溶性钙盐，在小肠被吸收入血，钙能抑制神经肌肉的兴奋性而起镇静、解痉作用，能降低血管的通透性。故石膏能够治疗热性头痛、牙痛、热病烦躁及斑疹等，其作用原理可能与此有一定关系。

（二）知母

为百合科草本植物知母的根茎。主产于河北、山西等地。

【性味归经】苦，寒。入肺、胃、肾经。

【功效应用】

1. **清热除烦** 本品苦寒能清肺胃实热，常用于热证出现高热、烦渴、脉洪数等症，常与石膏同用，如白虎汤。又治肺热咳嗽、咳吐黄痰，常配贝母、桑白皮等同用。

2. **滋阴润燥** 本品能泻实火，但质润，故又能滋阴润燥以退虚热，用于肺胃阴亏、阴虚火旺引起的骨蒸潮热、盗汗、心烦、咳血、舌红少津、脉细数等症，常与黄柏同用，配入养阴药中，如知柏八味丸。肺结核、泌尿系感染、热病后期等有阴虚火旺者均可使用。

此外可用治消渴病（糖尿病），但需配伍清热生津药用，如配玉米须、天花粉、麦冬等，取本品有润肺燥、清胃热及滋肾阴的作用。

【用法用量】6~12g。

【使用注意】本品苦寒，且质润多液，有滑肠作用，脾虚便溏者不宜用。

【应用参考】

（1）据化学分析，本品含知母苷、黄酮苷、少量芳香性物质、脂肪油、微量烟酸、多量黏液。

（2）据抗炎试验，本品对大肠杆菌、伤寒杆菌和葡萄球菌有较强的抑制作用。

（3）据药理研究，本品确有解热作用，同时能降低神经系统的兴奋性，配合酸枣仁等能降低大脑皮层的过度兴奋，以治虚烦失眠；配合黄柏能降低神经兴奋性，增强滋阴降火作用。

此外，试验证明本品还有利尿作用。

（三）黄芩

为唇形科多年生草本植物黄芩的根。主产于河北、山西、内蒙古等地。

【性味归经】苦，寒。入肺、脾、胃经。

【功效应用】

1. **清热泻火** 本品苦寒，能清热泻火，用于热病发热口渴，甚或高热烦躁，常与黄连、黄柏、栀子同用，如黄连解毒汤；治疗肺热咳嗽，痰黄黏稠者，常配桑白皮、鱼腥草、瓜蒌皮等同用；治疗疮疡痈肿，可用本品内服外敷或配伍其他清热解毒药如黄连、黄柏等同用，如黄连解毒汤；本品有降血压的作用，可治疗热性高血压，多与夏枯草等同用。

2. **清热燥湿**　本品味苦能燥湿，性寒能清热，故有清热燥湿的作用，适用于湿热为患之证，如胃肠湿热泄泻及痢疾，常配白芍、黄连等同用，如黄芩汤、芍药汤；治疗湿温病，可与滑石、通草等同用，如黄芩滑石汤；治疗膀胱湿热之小便短赤、淋沥涩痛，常配木通、生地黄等同用。

3. **清热安胎**　用于孕妇有热而致胎动不安，常配白术同用。

4. **清热止血**　用于火盛迫血妄行而致的吐血、衄血、便血、血崩等症，常与大黄、黄连、黄柏等同用，如泻心汤。取诸药苦寒以清热，热清则血不妄行，出血之症可愈。

【用法用量】6~9g。

【应用参考】

（1）据化学分析，本品含黄芩苷、汉黄芩苷等。

（2）据抗菌试验，本品有较广的抗菌谱，对白喉杆菌、葡萄球菌、溶血性链球菌、肺炎双球菌及伤寒杆菌、痢疾杆菌、百日咳杆菌都有较强的抑制作用，可能与其加强皮层抑制作用有关；对多种皮肤真菌及流感病毒也有抑制作用，抗菌的成分为黄芩苷元。

（3）据药理研究，本品水煎液有解热作用；本品所含黄芩苷水解产生黄芩苷元及葡萄糖醛酸，黄芩苷元有利尿作用，葡萄糖醛酸有解毒作用；黄芩浸剂、煎剂均有直接扩张血管而呈现降压作用；黄芩苷有镇静作用，可能是加强皮质抑制作用的结果；黄芩酊剂对肠道有抑制作用；黄芩苷能降低毛细血管的通透性，故能止血；黄芩有抗炎抗变态反应作用，能抑制动物过敏性气喘、被动性皮肤过敏反应、组织胺皮肤反应及过敏性浮肿和炎症。

（四）黄连

为毛茛科多年生草本植物黄连的根茎。主产于四川、湖北、云南等地。

【性味归经】苦，寒。入心、脾、胃经。

【功效应用】

1. **泻火解毒**　本品大苦大寒，泻火解毒力甚强，用于各种热毒证，如疔毒内攻或温热病热邪炽盛，内陷心包而出现高热、烦躁、神昏谵语、舌红、脉数实者（如败血症、脓毒血症、毒血症等有上述症状者），均可用本品配黄芩、黄柏、栀子等同用，如黄连解毒汤；凡属实热证之疮疡肿毒、目赤肿痛、咽痛等，均可单用本品或黄连解毒汤治之。

2. **清热燥湿**　本品苦寒能燥湿，性寒能清热，用于湿热为患诸证，如胃肠湿热所致泄泻、痢疾可单用；或配木香同用，如香连丸；或配白头翁等同用，如白头翁汤。治疗胃热呕吐可配竹茹、半夏等同用，如黄连橘皮竹茹半夏汤。或配吴茱萸同用，如左金丸，以治热病胸痞呕吐。

3. **清心除烦**　本品苦寒，能清心火，适用于心火亢盛所致的虚烦不眠，可配朱砂、酸枣仁等同用，如朱砂安神汤。

4. **清热止血**　用于火盛迫血妄行之吐血、衄血等出血证，常配大黄、黄芩等同用，如泻心汤。

【用法用量】0.5~9g。

【应用参考】

（1）据化学分析，本品主要含小檗碱（黄连素），其次为黄连碱、甲醛黄连碱、棕榈碱等生物碱。黄连叶亦含小檗碱，含量为根的 1/5~1/2，与黄柏所含的小檗碱量大致相同，故叶亦可供药用。

（2）据抗菌试验，本品的抗菌谱很广，对痢疾杆菌的抗菌作用最强，对伤寒杆菌、大肠杆菌、白喉杆菌、百日咳杆菌、绿脓杆菌、结核杆菌、脑膜炎链球菌、肺炎链球菌等均有抑制作用；对钩端螺旋体有抑制作用；对阿米巴原虫有抑制作用；对各型流感病毒有抑制作用；对各种致病性皮肤真菌的抑制作用较黄芩强。因此，对于上述微生物引起的疾病均可使用。但据抗菌试验进一步表明，单味使用时细菌易产生抗药性，使用复方（如黄连解毒汤）则细菌难以产生抗药性，所以临床上以用复方为佳。

（3）据药理研究，小檗碱在体内和体外均有加强白细胞吞噬金黄色葡萄球菌的功能；小檗碱有很好的利胆作用，故对胆囊炎甚为合适；小檗碱有缓和的解热作用。

（4）据临床报道，黄连用于高血压有一定疗效，与蛇根草制剂有协同作用；对于肺结核亦有一定疗效。

（五）栀子

又名山栀子，为茜草科常绿灌木栀子的果实。主产于湖南、浙江等地。

【性味归经】苦、寒。入心、肺、肝、胆、三焦经。

【功效应用】

1. **清热除烦**　用于热病所致的发热、心烦不安、睡眠不宁，甚至谵语躁狂等，常与淡豆豉或黄芩、黄连等同用，如栀子豉汤、黄连解毒汤，皆取本品苦寒而善清心、肺、三焦经之热。邪热得清，则心烦不眠、狂躁诸症自除。

2. **清利湿热** 用于肝胆湿热郁结所致的发黄（如传染性肝炎、胆囊炎等有黄疸者），常配木通、滑石、海金沙等同用，如八正散。此外，湿热所致的目赤肿痛、酒渣鼻、乳痈、疮疡、口舌生疮等均可使用。以上所治，皆取本品燥湿、清利肝、胆、三焦湿热之功。

3. **凉血止血** 用于血热所致之吐血、衄血、尿血等，常配侧柏叶、生地黄、白茅根等同用。

此外，本品研末外敷有祛瘀消肿作用，治扭挫伤有良效（栀子根亦有此作用）。

【用法用量】3~9g。

【使用注意】本品入药有生用和炒用之分，生用偏于清热，炒黑用偏于止血。

【应用参考】

（1）据化学分析，本品含异栀子苷、去羟栀子苷、栀子酮苷、山栀子苷、京尼平苷酸及黄酮类栀子素、三萜类化合物藏红花素和藏红花酸、熊果酸等。

（2）据抗菌试验，本品有广谱抗菌作用，在体外还能杀灭血吸虫。

（3）据药理研究，本品有降压作用，治疗肝阳上亢的高血压，可与夏枯草、野菊花等同用；可增加胆汁分泌，呈现利胆作用；能降低血中胆红素。此作用与中医之清利肝胆湿热有相似之处。

（六）淡竹叶

为禾本科淡竹叶属多年生植物淡竹的地上部分（亦有用苦竹叶者）。主产于浙江、广西等地。

【性味归经】甘，淡。入心、胃、膀胱经。

【功效应用】

1. **清热除烦** 用于热病烦热、口渴，以及口舌生疮、牙龈肿痛等症，此皆心胃二经有热所致。本品善清心胃之热以除烦，常配石膏、麦冬、生地黄等同用。

2. **利水通淋** 用于热淋小便涩痛（如急性泌尿系感染）及热病小便短赤等症，常配木通、生地黄等同用，如导赤散。本品甘淡能渗湿利尿，寒能清热，故有清热利尿通淋的作用。

此外，有用于外感风热者，常配金银花、连翘等同用，如银翘散，取本品有疏解表热的作用。

【用法用量】6~9g。

【应用参考】

（1）据抗菌试验，本品对金黄色葡萄球菌、绿脓杆菌有抑制作用。

（2）据药理研究，本品确有解热作用，并能增加尿中氯化物的排泄而呈利尿作用。

（七）芦根（详见养胃阴药）

（八）寒水石

为天然层积矿物单科晶系硫酸钙及三方晶系碳酸钙矿石，系白色、透明、有棱的硬块，或为粗粒状结晶石。

【性味归经】辛、咸，大寒。入胃、肾经。

【功效应用】有类似于石膏的功效。多用于温热病壮热、烦渴之实证，常与石膏同用，如碧雪丹，治天行时疫发狂昏愦、咽喉肿痛、口舌生疮等症。又如三石汤，治暑温邪在气分，大热烦渴、苔黄等症。

外用于风热火眼及烫火伤。

【用法用量】9~30g。

【使用注意】脾胃虚弱及无实热证者忌用。

（九）蒲公英

为菊科植物蒲公英、碱地蒲公英或同属数种植物的干燥全草。全国各地均有分布。

【性味归经】苦、甘，寒。归肝、胃经。

【功效应用】清热解毒，消肿散结，利湿通淋。临床应用如下：

1. 痈肿疔毒、乳痈内痈 本品苦寒，既能清解火热毒邪，又能泄降滞气，故为清热解毒、消痈散结之佳品，主治内外热毒疮痈诸证，兼能疏郁通乳，故为治疗乳痈之要药。用治乳痈肿痛，可单用本品浓煎内服；或以鲜品捣汁内服，渣敷患处；也可与全瓜蒌、金银花、牛蒡子等药同用。用治疗毒肿痛，常与野菊花、紫花地丁、金银花等药同用，如五味消毒饮（《医宗金鉴》）；用治肠痈腹痛，常与大黄、牡丹皮、桃仁等同用；用治肺痈吐脓，常与鱼腥草、冬瓜仁、芦根等同用。本品解毒消肿散结，与板蓝根、玄参等配伍，还可用治咽喉肿痛；鲜品外敷还可用治毒蛇咬伤。

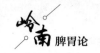

2. **热淋涩痛、湿热黄疸**　本品苦、甘而寒，能清利湿热、利尿通淋，对湿热引起的淋证、黄疸等有较好的疗效。用治热淋涩痛，常与白茅根、金钱草、车前子等同用，以加强利尿通淋的效果；治疗湿热黄疸，常与茵陈、栀子、大黄等同用。

此外，本品还有清肝明目的作用，以治肝火上炎引起的目赤肿痛，可单用取汁点眼，或浓煎内服；亦可与菊花、夏枯草、黄芩等配伍使用。

【用法用量】煎服，9~15g。外用鲜品适量捣敷或煎汤熏洗患处。

【应用参考】

（1）本品含蒲公英固醇、蒲公英素、蒲公英苦素、肌醇和莴苣醇、蒲公英赛醇、咖啡酸及树脂等。

（2）本品煎剂或浸剂对金黄色葡萄球菌、溶血性链球菌及卡他球菌有较强的抑制作用，对肺炎双球菌、脑膜炎双球菌、白喉杆菌、福氏痢疾杆菌、绿脓杆菌及钩端螺旋体等也有一定的抑制作用，和 TMP（磺胺增效剂）之间有增效作用。还有利胆、保肝、抗内毒素及利尿作用，其利胆效果较茵陈煎剂更为显著。蒲公英地上部分水提取物能活化巨噬细胞，有抗肿瘤作用。体外试验提示本品能激发机体的免疫功能。

（十）紫花地丁

为堇菜科植物紫花地丁的干燥全草。产于我国长江下游至南部各省。春秋两季采收，除去杂质，洗净，切碎，鲜用或干燥生用。

【性味归经】苦、辛，寒。归心、肝经。

【功效应用】清热解毒，凉血消肿。临床应用如下：

1. **疔疮肿毒、乳痈肠痈**　本品苦泄辛散，寒能清热，入心肝血分，故能清热解毒、凉血消肿、消痈散结，为治血热壅滞之痈肿疮毒、红肿热痛的常用药物，尤以治疗毒为其特长。用治痈肿、疔疮、丹毒等，可单用鲜品捣汁内服，以渣外敷；也可配金银花、蒲公英、野菊花等清热解毒之品，如五味消毒饮（《医宗金鉴》）；用治乳痈，常与蒲公英同用，煎汤内服，并以渣外敷，或熬膏摊贴患处，均有良效；用治肠痈，常与大黄、红藤、白花蛇舌草等同用。

2. **毒蛇咬伤**　本品兼可解蛇毒，治疗毒蛇咬伤，可用鲜品捣汁内服，亦可配雄黄少许，捣烂外敷。

此外，还可用于肝热目赤肿痛及外感热病。

【用法用量】煎服，15~30g。外用鲜品适量，捣烂敷患处。

【应用参考】

（1）本品含苷类、黄酮类。全草含棕榈酸、反式对羟基桂皮酸、丁二酸、二十四酰对羟基苯乙胺、山柰酚-3-O-鼠李吡喃糖苷和蜡，蜡中含饱和酸、不饱和酸、醇类及烃。

（2）本品有明显的抗菌作用，对结核杆菌、痢疾杆菌、金黄色葡萄球菌、肺炎球菌、皮肤真菌及钩端螺旋体有抑制作用。有确切的抗病毒作用。实验证明，其提取液对内毒素有直接摧毁作用。本品尚有解热、消炎、消肿等作用。

（3）据报道，紫花地丁临床多与其他清热解毒药同用，水煎内服治疗急性扁桃体炎、急性肺炎、肺心病肺部感染及外科化脓性炎症。

八、散胃寒药

（一）高良姜

为姜科多年生草本植物高良姜的根茎。主产于广东、台湾等地。

【性味归经】辛，热。入脾、胃经。

【功效应用】温中散寒止痛。本品善于散脾胃之寒而温中止痛，用于胃受寒侵引起的脘腹疼痛，多与香附同用，以温中散寒、行气止痛。此外，亦有用于胃寒呕吐，多与生姜、法半夏同用，取本品有和胃降逆之功。

【用法用量】3~9g。

【应用参考】

（1）据化学分析，本品含有挥发油和黄酮苷衍生物。

（2）据抗菌试验，本品在体外对炭疽杆菌、溶血性链球菌、枯草杆菌、结核杆菌等皆有抑制作用。

（二）生姜

为姜科多年生草本植物姜的根茎。主产于四川、湖北、广东等地。

【性味归经】辛，温。有辛辣味。入肺、胃经。

【功效应用】

1. **解表散寒** 用于感冒风寒表证，常配其他解表药同用，能增强发汗作用，如葱姜汤、荆防败毒散等。

2. 温中止呕　用于风寒呕吐，常与半夏同用，如小半夏汤。

3. 散寒止咳　用于风寒咳嗽。取本品辛温能温肺散寒，味辣性温能行水气，故可用于治疗肺寒痰饮咳嗽，常配半夏、陈皮、北杏仁等同用。若治肺寒咳嗽，生姜疗效不及干姜。

此外，本品与大枣同用能调和营卫，如桂枝汤。

本品能解半夏、南星毒，故半夏、南星多用姜制。误服半夏、南星中毒而致喉舌麻痹者，服生姜汁可解。同时生姜亦有解鱼蟹毒的作用，在煮鱼、蟹及其他海鲜时，加入生姜同煮可以散寒气、解除腥味。

【用法用量】　10~30g，或2~4片。

【使用注意】

（1）本品有生用、煨熟用之分，生用发散，熟用温中。

（2）肺热燥咳、胃热呕吐者忌用。

【应用参考】

（1）据化学分析，本品所含挥发油有加速血液循环作用，并能刺激胃液分泌，兴奋肠管促进消化，故有健胃作用。

（2）据临床报道，本品有杀灭阴道滴虫的作用；用生姜汁半匙内服，治疗蛔虫性肠梗阻有效。

（三）干姜（详见温脾阳药）

（四）川椒

又名蜀椒、花椒，为芸香科落叶灌木或小乔木蜀椒的果壳。主产于四川、辽宁、山西等地。

【性味归经】　辛，热。有毒。入脾、胃经。

【功效应用】

1. 温中止痛　本品味辛辣而性热，善散阴寒之气，所以有温中止痛的作用。适用于脾胃虚寒所致的腹中冷痛或呕吐下利之症，多与温中补脾的党参、干姜等同用，如大建中汤。

2. 驱蛔　本品有驱杀蛔虫的作用，用于因蛔虫引起的腹痛、呕吐或吐蛔之症，可与杀虫的乌梅、榧子及止呕的生姜等同用。属于胃寒者，兼配温中安蛔的干姜、细辛、附子等同用；属胃热者，兼配苦寒泄热的黄连、黄柏等同用。

【用法用量】1.5~6g。

【应用参考】

（1）据化学分析，本品含挥发油，油中成分为苧烯、枯醇等。此外尚含植物甾醇、不饱和酸等。

（2）据抗菌试验，本品对大肠杆菌、痢疾杆菌及皮肤真菌有抑制作用。

（3）据药理研究，本品所含挥发油有局部麻醉及止痛作用，兼有杀灭猪蛔虫作用，可作为驱虫剂。

（4）据临床报道，川椒的果皮（椒红）在体外有直接抑制血吸虫作用。

（五）胡椒

为胡椒科攀援性藤本植物胡椒的已成熟果实。主产于云南、广东、海南岛等地。

【性味归经】辛，热。入胃、大肠经。

【功效应用】温中散寒。用于胃寒所致的呕吐、泄泻、腹痛等症，可与干姜、高良姜、香附、党参等同用。

此外，胡椒常作调味品用，有醒脾开胃的作用；对胃及十二指肠溃疡属于虚寒者，亦可使用。

【用法用量】1.5~3.5g，散剂一次1~1.5g，多研末用。

【应用参考】

（1）据化学分析，本品含胡椒碱、胡椒脂碱及挥发油等。

（2）据药理研究，本品小剂量可促进食欲，大剂量则刺激胃黏膜，引起充血性炎症。

（六）吴茱萸

为芸香科常绿灌木或小乔木吴茱萸接近成熟的果实。主产于贵州、广西、湖南等地。

【性味归经】辛、苦，热。入肝、胃、脾、肾经。

【功效应用】散寒止痛，降逆止呕。本品味辛性温，善于温散肝胃之寒，味寒能降，并能降逆以止呕，多用于下列诸证：

（1）肝胃虚寒、浊阴上逆所致的头痛或胃脘疼痛而见呕吐涎沫、口淡、舌质淡、脉弦或弱等症者，多与党参、生姜等同用，如吴茱萸汤。

（2）寒疝疼痛，多配行气止痛的小茴香、荔枝核、川楝子等同用，是取本品温肝止痛之力。

（3）肝经火郁、胃气上逆所致的左胁作痛、呕吐酸水、口苦、舌红、脉弦数等症，以本品少量配伍苦寒泻火药黄连同用，如左金丸，取本品降逆和引经的作用。

此外在用于脾胃虚寒所致的五更泄泻和寒湿脚气等症，以及脾肾虚泻，常配补骨脂、五味子、肉豆蔻等同用，如四神丸，取本品有温脾之功；治寒湿脚气，常配槟榔、木瓜等同用，如鸡鸣散，取本品有散寒除湿降逆的作用。

【用法用量】3~9g。

【应用参考】

（1）本品含挥发油（油中主要成分为吴萸烃及吴萸肉脂），并含吴萸碱、吴萸次碱等。

（2）据抗菌试验，吴茱萸水浸剂（1∶3）对多种皮肤真菌均有不同程度的抑制作用。此外，本品对蛔虫、水蛭有显著的杀灭作用。

（3）据药理研究，本品有收缩子宫作用。

（4）据临床报道，本品研末，醋调贴两足心，治高血压效果显著。

（七）丁香

为桃金娘科常绿乔木丁香的花蕾。主产于印度、马米西亚及东非沿岸。

【性味归经】辛，温。入肺、胃、肾经。

【功效应用】

1. 温中降逆 本品能暖胃散寒，善于降逆，为胃寒呕吐呃逆之要药，多与降逆止呕的柿蒂同用，如丁香柿蒂汤；亦可用于脾胃虚寒所致的食欲不振、呕吐、泄泻等症，可与党参、白术、砂仁等同用。

2. 温肾助阳 用于阳痿、子宫虚冷等，可与附子、肉桂等同用。

【用法用量】1.5~3.5g。

【使用注意】

（1）本品有公、母两种。花蕾为公丁香，气味较浓而力优；果实为母丁香，气味较淡而力缓，故入药以公丁香为胜。

（2）前人认为，本品不宜与郁金同用（畏郁金）。

【应用参考】

（1）据化学分析，本品含挥发油（丁香油），油中成分为丁香油酚、丁香烯等。此外，尚含丁香素、邻苯三酚鞣酸等。

（2）据抗菌试验，本品在体外对白喉杆菌、炭疽杆菌、金黄色葡萄球菌、伤寒杆菌、痢疾杆菌、霍乱弧菌、变形杆菌、鼠疫杆菌等皆有抑制作用，又有抗皮肤真菌作用。

（3）据药理研究，丁香能使胃黏膜充血，促使胃液分泌，又能刺激胃肠蠕动；丁香水浸剂体外试验对蛔虫有麻痹作用。

（八）肉桂

又名官桂，为樟科常绿乔木桂树的干皮。主产于广西、广东等地，国外产于越南、锡兰等地。

【性味归经】辛、甘，大热。入肝、肾、脾经。

【功效应用】

1. **温肾壮阳** 用于肾阳不足所致的滑精早泄、腰膝冷痛等症，多与附子同用，如附桂八味丸。用于肾不纳气之虚喘证，可与蛤蚧同用。

另本品有引火归原的作用，对于虚火上炎的牙痛，可单用焗服。

2. **温中祛寒** 用于脾胃虚寒之胃痛、腹痛、泄泻等症，常与温中补脾的干姜、党参、白术等同用，以加强温中祛寒的作用，如附桂理中汤。

3. **温经止痛** 本品性热能祛阴寒，味辛善行血中之滞以通血脉，故有温经止痛的作用，用于经脉受寒、气血凝滞所致的妇女痛经及阴疽。治血寒痛经常配当归、川芎、吴茱萸等同用，如温经汤；治阴疽多与熟地黄、鹿角霜、芥子等同用，如阳和汤。

此外，在治疗气血衰弱的方中适当加入肉桂，效果更好，取本品有鼓舞气血生长的作用。

【用法用量】1.5~3g。本品宜研末和丸，或泡服（焗服）。若入汤剂，则药效减失。

【使用注意】本品辛热燥烈，能损胎气，故孕妇慎用。

【应用参考】

（1）据化学分析，本品含有桂皮油，主要成分为桂皮醛，并含少量醋酸桂皮脂和鞣质等。

（2）据药理研究，桂皮油能缓解胃肠的痉挛，并抑制肠内的异常发酵，故有止痛作用。但因本品辛热，故适用于寒性疼痛者。另外，本品有扩张血管作用，因而能起到疏通血脉的作用。

（九）荜茇

为胡椒科植物荜茇的干燥近成熟或成熟果穗。产于广东、云南等地。

【性味归经】辛，热。归胃、大肠经。

【功效应用】温中散寒，下气止痛。主治胃寒腹痛，呕吐，呃逆，泄泻。本品辛散温通，能温中散寒止痛，降胃气，止呕呃。常与干姜、厚朴、附子等配伍，用治胃寒脘腹冷痛、呕吐、呃逆、泄泻等，如荜茇丸；与白术、干姜、肉豆蔻等同用，可治脾胃虚寒之腹痛冷泻，如荜茇散。此外，以本品配胡椒研末填塞龋齿孔中，可治龋齿疼痛。

【用法用量】煎服，1.5~3g。外用适量。

【应用参考】

（1）本品果实含胡椒碱、棕榈酸、四氢胡椒酸、挥发油等。

（2）本品挥发油非皂化物能降低动物外源性及内源性总胆固醇；挥发油能对抗多种条件所致的缺氧及心肌缺血，纠正动物实验性心律失常，并有镇静、镇痛、解热等作用。

（十）荜澄茄

为樟科植物山鸡椒的干燥成熟果实。主产于广西、广东、湖南、湖北、四川等地。

【性味归经】辛，温。归脾、胃、肾、膀胱经。

【功效应用】温中散寒，行气止痛。临床应用如下：

1. **胃寒腹痛、呕吐、呃逆**　本品辛散温通，能温中散寒止痛，治胃寒脘腹冷痛、呕吐、呃逆，功似荜茇。可单用或与高良姜、丁香、厚朴等同用。

2. **寒疝腹痛**　本品味辛性温，能散寒行气止痛。常与吴茱萸、香附、木香等同用，治疗寒疝腹痛。

此外，治下焦虚寒之小便不利或寒湿郁滞之小便浑浊，可与萆薢、茯苓、乌药等同用。

【用法用量】煎服，1.5~3g。

【应用参考】

（1）果实含挥发油2%~6%，油中主要成分为柠檬醛、柠檬烯、香茅醛、莰烯、甲基庚烯酮、香叶醇、α-蒎烯、莳烯、对伞花烃、乙酸乙酯、β-蒎烯及甲基庚烯酮等。

（2）大鼠灌服荜澄茄醚提物、水提物有抗动物实验性胃溃疡的作用；挥发油有抗心律失常、改善兔心肌缺血的作用，并能松弛豚鼠气管平滑肌而有平喘作用等。

九、消食积药

（一）神曲

又名六神曲、建曲，为面粉和其他药物（青蒿、苍耳、辣蓼、杏仁、赤小豆）混合后经发酵而成的加工品。

【性味归经】甘、辛，温。入脾、胃经。

【功效应用】消食和胃。本品为多种解表药和面粉混合后经发酵而成，故消食之中并能解表，常用于感冒食滞之证，可与解表和胃的藿香、苏叶等同用。亦用于一般伤食积滞之脘腹胀满或泄泻等症，多与麦芽、山楂、莱菔子等同用，如保和丸。

此外，丸剂中有金石药品难以消化吸收，可加入神曲，以助消化。

【用法用量】6~15g。可生用或炒用，炒焦者名焦六曲。

【应用参考】

（1）据化学分析，本品含乳酸菌及淀粉酶，并含挥发油、苷类等。

（2）据临床报道，本品对小儿单纯消化不良有较好的疗效。

（二）麦芽

为禾本科一年生草本植物大麦的发芽麦粒。我国各地有产。

【性味归经】咸、甘，平。入脾、胃经。

【功效应用】

1. 消食健胃　本品能帮助淀粉类食物的消化，适用于米面薯芋等食物积滞不消所致的消化不良，多与六曲、陈皮等同用；对于小儿乳食不化吐乳，单用麦芽煎服有效。亦有用于脾虚运化力差，食欲不振者，多与茯苓、山药等同用，是取本品消食之中又有健脾开胃之功。

2. 回乳　本品能疏肝气，因而有抑制乳汁分泌的作用，适用于妇女断乳、乳房胀痛者，可单用100g水煎服。此外，取本品之疏肝作用，亦可用于肝气不舒之脘胁胀闷、嗳气兼有食欲不振等症，多与川楝子、青皮等同用。

【用法用量】9~30g。

【使用注意】

（1）本品有生用与炒用之分，生用性平，以消导为主；炒用性偏温，可增加健脾开胃之力。

（2）本品能退乳，故哺乳妇女不宜用。

【应用参考】

（1）据化学分析，本品含淀粉酶、转化糖酶、维生素B、脂肪、卵磷脂等。

（2）据药理研究，本品所含淀粉酶有健胃助消化作用。炒麦芽不宜炒焦，否则影响淀粉酶的含量而作用降低，微炒则对酶无影响。越嫩越短的芽含酶量越高。

（三）谷芽

为禾本科一年生草本植物粳稻发芽的谷粒。我国各地均产。

【性味归经】甘，平。入脾、胃经。

【功效应用】消食健胃。本品功同麦芽而善消各滞，消食之力较麦芽和缓，而补脾健胃作用较强，故常用于脾胃虚弱而食欲减退之症，多与白术、砂仁、茯苓等同用。

【用法用量】9~15g。

【使用注意】本品有生用与炒用之分，生用以消食为主，炒用能增加健脾开胃的作用。

【应用参考】据化学分析，本品含维生素B、淀粉酶、脂肪、蛋白质等。

（四）山楂

为蔷薇科落叶灌木山楂的果实。主产于山东、浙江等地。

【性味归经】酸、甘，微温。入脾、胃、肝经。

【功效应用】

1. **消食导滞**　本品善消肉食积滞，用于肉积不消，腹胀腹痛，或泄泻之症，可与行气导滞的木香、枳壳等同用；亦可单用山楂水煎服。

2. **化瘀散结**　本品并入血分，能化瘀散结，适用于产后瘀滞腹痛。可单用煎水加入砂糖服，或与行气活血的当归、川芎、延胡索、益母草等同用。

此外，山楂炭有止泻痢的作用，用治泻痢久不止者。

【用法用量】6~12g。

【使用注意】

（1）本品有山楂肉与山楂粒，前者为成熟果实，多用于消食；后者为未成熟果实，多用于消化不良的泄泻。

（2）同科植物野山楂的果实山里红称野山楂，性味功效与山楂相似，味较缓，并有生津止渴作用。

【应用参考】

（1）据化学分析，本品含枸橼酸、苹果酸、维生素 C 及碳水化合物、蛋白质等。

（2）据抗菌试验，本品在体外对痢疾杆菌有较强的抑制作用。

（3）据药理研究，山楂有降压强心、扩张血管及降低胆固醇的作用，故用于高血压及冠状动脉硬化性心脏病有一定的效果。又本品能收缩子宫，故有助于产后瘀血的排出，因而起散瘀止血的作用。

（五）鸡内金

又名鸡肫皮，为家禽类鸡的胃内膜。我国各地均有产。

【性味归经】甘、涩，平。入脾、胃、小肠、膀胱经。

【功效应用】

1. **消食化积** 本品既能消食积，又能健脾胃，适用于饮食停滞所呈现的各种证候，可根据其具体情况单用或配伍用。如用于小儿脾虚疳积，多与补脾益气的茯苓、山药、白术等同用；用于脾胃虚寒之食欲不振、纳谷不化者，可与益气祛寒的白术、干姜同用。

2. **止遗尿** 本品味兼涩，有收涩止遗尿的作用。用于小儿遗尿，可以本品连鸡肠炙后研末服。亦有取本品收涩之性用治遗精者，可研末服，早晚各 3g。

3. **化石通淋** 用于沙淋（如泌尿系结石），可与海金沙、金钱草等同用。

【用法用量】3~9g。本品研末服效果比煎汁好。

【应用参考】据药理研究，人口服鸡内金粉后，胃液分泌量、酸度、消化力三者均增加；胃的运动时间延长，蠕动波增强，使胃运动明显增强，胃排空大大加速，故有消食化滞之功，用治各种消化不良有良效。

（六）莱菔子

为十字花科一年生或越年生草本植物莱菔（萝卜）的种子。主产于河南、山东等地。

【性味归经】辛、甘，平。入脾、肺经。

【功效应用】

1. **消食导滞**　本品味辛能行，消食之中长于行气除胀。用于食积所致的胃脘胀满、嗳气吞酸，或腹痛泄泻等症，多与神曲、山楂同用，如保和丸。

2. **降气祛痰**　本品炒用有降气除痰的作用，适用于久咳痰喘实证，多与芥子、苏子同用，如三子养亲汤。

【用法用量】6~12g。

【使用注意】

（1）据化学分析，本品含脂肪油，油中有芥酸甘油酯、微量挥发油。

（2）据抗菌试验，本品对皮肤真菌有抑制作用。

（3）据临床报道，用鲜萝卜汁及白茅根汁为主药治矽肺多例，有一定疗效。萝卜汁外用治阴道滴虫病亦有效。木薯中毒可用大量萝卜汁频频灌服解救。

（七）陈皮（详见理中气药）

（八）布渣叶

又名破布叶、火布麻，为椴树科破布叶属植物破布叶的叶。多生于山谷、旷野，系灌木或小乔木，单叶互生。

【性味归经】甘、淡，微寒。归脾、胃经。

【功效应用】

1. **清热消滞**　本品善消热滞，为常用的消导药。多用于湿热食滞所致的食欲不振、脘腹胀痛、泄泻等症，可配葫芦菜、火炭母同用；也用治感冒食滞，可配解表消滞之药，如黄皮叶、五指柑等同用。

2. **清利湿热**　用于湿热所致的黄疸（如黄疸型肝炎），是取其清热利湿以退黄，可配茵陈蒿同用。

【用法用量】15~30g。

（九）葫芦茶

为豆科植物葫芦茶的全草。分布于广东及海南、广西、云南、贵州、福建、江西等地。

【性味归经】性凉，味苦、涩。归肺、膀胱、肝经。

【功效应用】清热解毒、利水除湿、消食杀虫。用治感冒发热、咽喉肿痛、肠炎、痢疾、痈疽肿毒、肾炎水肿、小便短赤、小儿疳积、钩虫病。外治阴道滴虫病。

【用法用量】25～75g，煎服。外用捣汁涂或煎水洗。

【应用参考】据化学分析，本品含香豆精、有机酸、鞣质、生物碱、黄酮苷等。药理研究提示水煎液具镇吐作用；对金黄色葡萄球菌、肺炎双球菌、绿脓杆菌有不同程度的抑制作用。

十、通腑结药

（一）大黄

又名锦大黄、川军，为蓼科多年生高大草本植物掌叶大黄（北大黄）及药用大黄（南大黄）的根茎。掌叶大黄主产于青海、甘肃等地，药用大黄主产于四川、湖北等地。

【性味归经】苦，寒。入胃、大肠、肝经。

【功效应用】

1. **泄热通便**　本品气味俱厚，性降下行，善于荡涤肠胃实热积滞。用于壮热口渴、大便不通、腹胀腹痛、苔黄脉实之症，多与枳实、厚朴、芒硝等同用，如大承气汤。又本品兼入血分，能泻血分实热，可用治火热亢盛、迫血上溢的吐血、衄血，多与黄连、黄芩等同用。又本品苦寒，能泻实热，可用治实热黄疸，多与茵陈蒿、栀子等同用，如茵陈蒿汤。

2. **活血祛瘀**　本品有活血祛瘀、引血下行的作用，可用于瘀血凝滞引起的经闭、少腹疼痛，多与当归、红花、赤芍同用；用于肠道郁热、血气凝滞所致的肠痈（如急性阑尾炎），多与牡丹皮、桃仁、冬瓜仁等同用，如大黄牡丹汤；用于跌打损伤、瘀血内蓄之证，可与其他活血祛瘀药如当归、桃仁、红花等同用。

此外，本品性味苦寒，有清热解毒的作用，可作为烫火伤及热性疮疡的外敷药。

【用法用量】3~12g，散剂减半。煎药后下则泻下力增强。

【使用注意】

（1）本品有生、熟之分，生用泻下清热力强；熟用多经酒制，药性较缓和。散剂服 0.03~0.3g 可收涩止泻，服 1g 以上可致泻，泻后会产生继发性便秘。

（2）服本品后可能引起腹痛，尿或染成黄色或紫红色。

【应用参考】

（1）据化学分析，本品含有蒽醌衍生物，如大黄素、大黄酸、芦荟大黄素、大黄素、大黄酚等，此外尚有鞣质。

（2）据抗菌试验，本品对金黄色葡萄球菌、霍乱弧菌、大肠杆菌、痢疾杆菌、绿脓杆菌、肺炎双球菌等，均有较强的抑制作用。

（3）据药理研究，本品所含结合性大黄酸类物质能刺激大肠壁，引起肠管收缩，分泌增加，使大肠内容物易于排出，从而达到泻下排便作用。其所含之芦荟素能引起盆腔内脏充血，可能因此有活血通经的作用。

（4）据临床报道，本品配甘草（10∶2）共研极细粉末外敷，治慢性下肢溃疡（臁疮）有效。

（二）芒硝

为含于矿石或海水、盐泉及矿泉中的硫酸盐类，经煎炼而成的结晶。主产于河北、河南、山东等地。

【性味归经】咸、微苦，寒。入胃、大肠经。

【功效应用】

1. **泄热通便、润燥软坚**　本品性寒能清热，味苦能降泄，味咸能软坚，故有泄热通便、润燥软坚的功效。常用于肠胃实热积滞引起的大便秘结，多与大黄同用，如大承气汤。

2. **清热解毒**　本品外用有清热解毒的作用，用于目赤肿痛（如结膜炎），可用朴硝置豆腐上蒸化，取汁抹眼；用于口腔及喉头肿痛糜烂，可用芒硝的精制品玄明粉配硼砂、甘草等同用，如冰硼散。

【用法用量】6~9g。入汤剂宜去渣溶化服。

【使用注意】本品有朴硝（皮硝）、芒硝、玄明粉之分，三者大致相同，朴硝杂质较多；芒硝质较纯，多入药用；玄明粉质最轻，但泻下作用较缓和，又可作口腔、眼科外用药。另有风化硝，即将芒硝置于空气中风化而成，临床上多用于喉科及治疗口腔炎症的撒布剂。

【应用参考】

（1）据化学分析，芒硝主要成分为含水硫酸钠、氯化钠。

（2）据药理研究，本品所含的硫酸钠不易被肠壁吸收，在肠腔溶解后与水形成高渗的盐溶液，因而使肠道保持大量水分，扩张肠道，引起肠蠕动增强而排便。

（三）火麻仁

又名麻子仁，为大麻科一年生草本植物大麻果实的种仁。主产于山东、吉林等地。

【性味归经】 甘，平。入脾、胃、大肠经。

【功效应用】 滋养润肠。本品富含内脂，能润滑大肠，并有滋养作用，性质平和，为常用的润下药。适用于老年人、虚人、热性病后或产后津枯血少的肠燥便秘及习惯性便秘，多与杏仁、白芍等同用，如麻仁丸；亦可与郁李仁、柏子仁等同用，如五仁汤。

【用法用量】 9~30g，须打碎用。

【应用参考】

（1）据化学分析，本品主要含有较多脂肪油（30%）、蛋白质（19%），以及挥发油、维生素E、卵磷脂等。

（2）据药理研究，本品所含的脂肪油对肠壁和粪便起润滑作用，软化大便，使之易于排出，作用缓和，无肠绞痛副作用，泻后也不会引起便秘。

（四）郁李仁

为蔷薇科落叶灌木郁李及欧李果实的核仁。主产于内蒙古、黑龙江等地。

【性味归经】 辛、苦、甘，平。入大肠、小肠、脾经。

【功效应用】

1. **润肠通便** 本品富含油脂，味甘性平可润燥，微苦主降泄，故有润燥通便、降泄下气的作用。适用于肠燥便秘，多与火麻仁、柏子仁等同用，如五仁汤。

2. **利尿消肿** 本品味辛能行，味苦能泄，故有行水、祛湿的作用。适用于脚气、水肿而大小便不通者，多与薏苡仁同用。

【用法用量】6~9g。

【使用注意】本品降泄滑利，通便利水之力较缓，故阴虚便秘及孕妇均应慎用。

【应用参考】

（1）据化学分析，本品含有苦杏仁苷及植物固醇，并有大量脂肪油。

（2）据药理研究，本品有降压作用。

（五）虎杖

为蓼科植物虎杖的干燥根茎和根。我国大部分地区均产，主产于江苏、江西、山东、四川等地。

【性味归经】微苦，微寒。归肝、胆、肺经。

【功效应用】利湿退黄，清热解毒，散瘀止痛，化痰止咳。

1. **湿热黄疸，淋浊，带下** 本品苦寒，有清热利湿之功，治湿热黄疸，单用本品煎服即效，亦可与茵陈、黄柏、栀子配伍，效力更佳；治湿热蕴结膀胱之小便涩痛、淋浊带下等，单用即效，如（《姚僧里集验方》）以此为末，米饮送下，治五淋亦可配利尿通淋药同用。

2. **水火烫伤，痈肿疮毒，毒蛇咬伤** 本品入血分，有凉血清热解毒作用。若水火烫伤而致肤腠灼痛或溃后流黄水者，单用研末，香油调敷，亦可与地榆、冰片共研末，调油敷患处；若湿毒蕴结肌肤所致痈肿疮毒，以虎杖根烧灰贴，或煎汤洗患处；若治毒蛇咬伤，可取鲜品捣烂敷患处，亦可煎浓汤内服。

3. **经闭，癥瘕，跌打损伤** 虎杖有活血散瘀止痛之功。治经闭、痛经，常与桃仁、延胡索、红花等配用；治癥瘕，如（《千金方》）以本品配土瓜根、牛膝合用；治跌打损伤疼痛，可与当归、乳香、没药、三七等配用。

4. **肺热咳嗽** 本品既能苦降泄热，又能化痰止咳，治肺热咳嗽。可单味煎服，也可与贝母、枇杷叶、杏仁等配伍使用。

本品还有泄热通便作用，可用于热结便秘。

【用法用量】煎服，9~15g。外用适量。

【使用注意】本品不宜大剂量及长期服用，一般以不超过30g为宜。

【应用参考】

（1）本品含虎杖苷、黄酮类、大黄素、大黄素甲醚、白藜芦醇、多糖。

（2）本品有泻下、祛痰止咳、降压、止血、镇痛作用。煎液对金黄色葡萄球菌、绿脓杆菌等多种细菌均有抑制作用。对某些病毒亦有抑制作用。

（六）芦荟

为百合科植物库拉索芦荟及好望角芦荟的汁液经浓缩的干燥物。前者我国云南、广东、广西等地有栽培，药材称老芦荟，质量较好。后者主产于非洲南部地区，药材称新芦荟。

【性味归经】苦，寒。归肝、胃、大肠经。

【功效应用】泻下通便，清肝，杀虫。临床应用如下：

1. 热结便秘 本品苦寒降泄，既能泻下通便，又能清肝火、除烦热。治热结便秘，兼见心肝火旺而烦躁失眠之证，常与朱砂同用，如更衣丸。

2. 烦躁惊痫 本品有较好的清肝火作用，用治肝经火盛的便秘溲赤、头晕头痛、烦躁易怒、惊痫抽搐等症，常与龙胆草、栀子、青黛等同用，如当归芦荟丸。

3. 小儿疳积 本品能杀虫疗疳，用治虫积腹痛、面色萎黄、形瘦体弱的小儿疳积，以芦荟与使君子等分为末，米饮调服；或配人参、白术等益气健脾之品，如肥儿丸。

此外，取其杀虫之效，可外用治疗癣疮。

【用法用量】入丸、散服，每次 1~2g。外用适量。

【使用注意】脾胃虚弱而食少便溏者及孕妇忌用。本品可引起局部接触性皮炎，并对肾脏有一定毒副作用。

【应用参考】

（1）本品含芦荟大黄素苷、对香豆酸、少量 α-葡萄糖、多种氨基酸等，并含微量挥发油。

（2）芦荟蒽醌衍生物具有刺激性泻下作用，伴有显著腹痛和盆腔充血，严重时可引起肾炎。其提取物有抑制 S180 肉瘤和艾氏腹水癌的生长，并对离体蟾蜍心脏有抑制作用。水浸剂对多种皮肤真菌和人型结核杆菌有抑制作用。

（3）据报道，以芦荟研粉或制成浸膏可治疗多种肠胃疾病，用于多种细菌感染性疾病，可改善心血管系统功能，治疗糖尿病，并对痤疮有较好疗效。国外报道，美国以芦荟为原料做成的食品为健身补品，饮用芦荟汁可以预防感冒及扁桃体炎；日本、美国有人以芦荟制成芦荟膏，对皮肤粗糙、雀斑、肿疮都有疗效。

第七章 岭南脾胃病自拟经验方及临床应用

一、风热喉痹汤

【组成】玄参 15g，岗梅根 30g，土牛膝 30g，牛蒡子 12g，鱼腥草 30g，桔梗 12g，夏枯草 30g，人参叶 10g，麦冬 15g，甘草 6g。

【功用】疏风清热，散结消肿

【主治】咽喉红肿疼痛，甚至化脓、声音难出，发热，面红口苦、口干、小便短黄、大便秘结，舌红苔黄、脉滑而数。

【方解】方中首选玄参，性寒味咸，归肺、胃、肾经，具有清热解毒、养阴利咽的功效，临床上主要用于热入营血、热伤津液及喉痹肿痛等。土牛膝甘苦性凉，能驱风、消肿、清热解毒，治白喉乳蛾、咽喉红肿有良效。本病由于风热火毒之邪上壅咽喉，热毒内蕴使然，故以上二药清热解毒泻火，为君。以疏散风热、解毒透邪、利咽散肿的牛蒡子及活血散瘀、清热解毒以治咽喉肿痛和喉蛾之岗梅根为臣，以助玄参、土牛膝清热解毒、泻火消肿之力。鱼腥草解毒清热、排脓消痈，桔梗开宣肺气、祛痰排脓，两者合用增强排脓消肿之力；以善于清泄肝火散郁结、归肝胆经之夏枯草解木火刑金之热邪；以甘微苦、微寒、益胃生津、清心除烦之麦冬和味苦微甘性寒、生津液、降虚火之人参叶护津液，以解燥热之证；甘草清热解毒，且有调和诸药作用，同为佐使药。纵观全方，疏风清热，解毒散结，活血消肿，生津止渴，君臣佐使配伍精当，可谓是一首治疗喉痹良方。本方主要用于肺胃蕴热，胃经热盛，风邪入侵，邪毒上壅所致之喉痹。肺胃热盛，风邪夹热毒上壅咽喉，则见咽喉红肿热痛，甚则化脓。热毒内盛，灼伤津液，故见发热，小便短赤，大便秘结。舌红苔黄、脉滑而数俱为肺胃热毒盛而夹痰之象。临床上常用于急慢性咽喉炎、急慢性扁桃体炎、化脓性扁桃体炎等。

【加减化裁】肺胃热盛而发热较高者加石膏、黄芩，夹有肝火而面红易怒多梦者加龙胆草，外感风邪较重者加荆芥、薄荷，若大便秘结不通可加重牛蒡子用量，并加用虎杖，若红肿较甚加生地黄、牡丹皮。

【验案举要】

宁某，女，48 岁，2006 年 9 月 16 日初诊。患者 2 个月来出现咽痛，左上牙龈肿痛，舌体左侧痛，曾自行服药治疗，但疼痛未见明显减轻，遂来求诊于中医。来诊时症见：咽痛，左上牙龈肿痛，舌体左侧痛，口不干，无咳；咽充血，左咽腭部见小脓点，双扁桃体 I 度肿大。舌淡红，边有齿痕，苔薄黄腻，脉弦滑。

诊为喉痹，属肺胃热盛证。治以疏风清热、散结消肿。以风热喉痹汤加减。

处方：玄参 15g，麦冬 15g，桔梗 15g，板蓝根 15g，岗梅根 30g，诃子 15g，牛蒡子 15g，浙贝 6g，茵陈 15g，生地黄 15g，土牛膝 30g，甘草 6g。3 剂，日 1 剂，水煎服。

后患者以上方加减服用近半月，咽痛明显减轻，扁桃体脓点消失。

【注意事项】若为阴虚而热不显或气阳不足、火不归元所致之喉痹，非本方所宜。

二、清热止咳平喘汤

【组成】麻黄 6g，杏仁 12g，甘草 6g，石膏 30g，瓜蒌仁 30g，浙贝 10g，葶苈子 12g，鱼腥草 30g，桔梗 12g。

【功用】清热豁痰，止咳平喘。

【方解】方用麻黄归肺经，有宣肺平喘之用。但其性温，故配伍辛甘大寒之石膏，且麻黄引石膏入肺而清肺经郁热，二者共为君药。葶苈子苦辛大寒，泻肺降气平喘；杏仁祛痰止咳平喘；瓜蒌仁清肺化痰，利气宽胸，润肠下气，三者共为臣药，助君药增强止咳平喘之功。浙贝清热散结，化痰止咳；鱼腥草清热解毒，合开宣肺气之桔梗，更增祛痰排脓之力，俱为佐药。甘草祛痰止咳、调和诸药，为使药。诸药合用，以清为主，佐君臣之力，共达热清气平、祛痰平喘之效。

【主治】咳嗽、咳痰，痰黄稠或白稠，甚则喘促，身热不解，咳逆气急，胸闷口渴，有汗或无汗，舌红苔黄或黄白相间，脉滑而数者。

【临床应用】本方主要用于风热袭肺，或风寒入里郁而化热，形成邪热郁肺或痰热壅遏于肺所致之咳嗽咯痰气喘，身热汗多口渴，痰多胸闷，喘逆气急，甚则鼻翼扇动，舌红苔黄或黄白相间，脉滑而数。如西医之上呼吸道感染、慢性支气管炎、各型肺炎、慢性阻塞性肺病、各种变应性咳嗽或喘促及感冒后咳嗽者。

【加减化裁】风寒未尽加荆芥、豆豉，风热未解加金银花、薄荷，肺热气壅而胸满喘急加桑白皮、苏子、地龙，并重用葶苈子，热甚伤津烦渴者加芦根、知母。

【验案举要】

袁某，男，49 岁，2010 年 4 月 5 日初诊。主诉：咳嗽 1 个月。患者 1 个月前因感冒后出现咳嗽症状，自行服感冒药治疗后感冒已愈，但仍咳嗽、痰多，曾到当地医院就诊并服药治疗，具体用药不详，但咳嗽仍未见明显减轻，且日夜均咳，遂转诊于中医。来诊时症见：咳嗽，痰多色白，偶见黄痰，日夜均咳，伴有气促，夜间痰鸣较明显，影响睡眠，汗出多，大便溏泄，日 1 次。舌暗红，苔白，脉沉细。诊为咳嗽，属痰热内阻、肺失宣降证。治以降肺止咳，清热化痰。以清热止咳平喘汤加减。处方：苏子 10g，葶苈子 10g，法半夏 12g，橘红 6g，茯苓 15g，甘草 6g，地龙 20g，鱼腥草 30g，麻黄根 30g，北杏仁 12g，浙贝 10g，射干 20g。7 剂，水煎服，日 1 剂。后患者以上方加减服用半个月，咳嗽症状基本消除。

【注意事项】可根据肺热与表郁的轻重调整石膏与麻黄的用量。肺肾不足虚喘者不宜应用本方。

三、宣肺化痰止咳汤

【组成】麻黄 6g，杏仁 12g，法半夏 12g，橘红 6g，茯苓 15g，紫菀 15g，白前 12g，苏梗 15g，甘草 6g。

【功用】宣肺平喘，燥湿祛痰。

【方解】方中麻黄味苦辛性温，为肺经专药，能发越人体卫表阳气，有发汗解表、宣肺平喘的作用；杏仁味苦性温，亦为肺经专药，有止咳平喘作用。杏仁与麻黄一宣一降，使肺气宣肃正常，二者共为君药。法半夏味辛性温，有燥湿化痰作用，可除咳嗽痰多；橘红辛苦温归肺经，功能理气宽中、燥湿化痰，使痰去咳止喘平，两药同为臣药。茯苓补气健脾、利水渗湿，俾湿去脾旺，痰自无由生；紫菀可治肺虚久咳，性质温润苦泄，有较好的止咳化痰作用；白前味辛甘性平，有祛痰降气止咳作用，与紫菀、半夏为伍可治偏寒咳嗽；苏梗味辛甘性温，能宽胸利膈，有理气消痰作用，共为佐药。甘草补气且能化痰止咳、调和诸药，为使药。诸药合用，湿痰去，咳可止，喘可平也，可谓一首治湿痰、寒痰久咳良方。

【主治】湿痰、寒痰久咳声高，痰多，脉浮滑数者。

【临床应用】本方证为外感风寒、素体湿盛痰多而咳，或久咳痰多，咳嗽上气，痰气不利所致。临床上常用于久咳不止，甚则伴有喘促，痰多痰鸣之证。如西医学之变应性咳嗽及感冒后咳嗽、上呼吸道感染、慢性支气管炎、各型肺炎、慢性阻塞性肺病咳嗽或见喘促症状者。

【加减化裁】若肺有郁热者加桑白皮、石膏；肺热阴虚加花粉、沙参；痰湿盛加贝母、瓜蒌仁；喘促甚者加葶苈子、苏子。

【验案举要】

何某，女，69 岁，2010 年 3 月 5 日初诊。主诉：咳嗽 2 个月余。患者 2 个月前因受凉后出现咳嗽，且症状逐渐加重，遂到当地医院就诊，诊断为慢性支气管炎急性发作，经住院治疗后症状好转出院，具体治疗措施不详。出院后患者仍有咳嗽，日夜均作，偶伴气促，遂转求中医治疗。来诊时症见：咳嗽，痰多色白，日间夜间均咳，以夜间咳嗽明显，伴有气促，大便偏溏，日 1 次。舌暗红，苔白，脉沉缓。诊为咳嗽，属寒痰内阻、肺失宣降证。治以宣降肺气、止咳化痰。

以宣肺化痰止咳方加减，处方：苏子 10g，葶苈子 12g，法半夏 12g，橘红 6g，甘草 6g，地龙 20g，紫菀 15g，百部 18g，麻黄 6g，北杏仁 12g，浙贝 10g。7 剂，水煎服，日 1 剂。后患者以上方加减治疗 1 个月余，至 2010 年 4 月 12 日来诊时患者咳嗽已基本痊愈，偶感头晕，以中药继续调治之。

【注意事项】外感温燥之邪或素体阴虚者禁用本方。

四、养肝宁神汤

【组成】酸枣仁 25g，丹参 18g，夜交藤 30g，合欢皮 18g，延胡索 25g，茯神 18g，珍珠母 30g，知母 12g，浮小麦 20g，大枣 20g，甘草 6g。

【功用】养血活血，宁心安神。

【方解】方中重用酸枣仁养肝血，安心神；延胡索味辛、苦，平，入心、

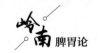

肝、脾经，擅长解郁安神，现代药理研究认为延胡索有镇静、催眠、安定作用，二药共为君药。丹参有"一味丹参饮，功同四物汤"之说，与夜交藤合用，养血安神之效更佳，更与合欢皮为伍，共奏养血活血、养心安神之功，以上诸药共为臣药。茯神健脾安神；珍珠母平上亢之肝阳；知母补不足之阴并清内郁之火；浮小麦、甘草、大枣合而取甘麦大枣汤之意，可达养心除烦、清热止汗之效，可奏佐使之功。诸药配伍，与酸枣仁汤相比，无川芎之温燥，而更增丹参、夜交藤、合欢皮、珍珠母安神解郁宁肝之品，使心肝之血养之有源，虚火得制，浮阳得伏，虚烦不眠诸症皆可自愈，故达效宏力专之效。

【主治】心烦失眠，心悸盗汗，头目眩晕，咽干口燥，或精神恍惚，郁郁寡欢，睡眠不安，舌红苔白或少苔，脉弦。

【临床应用】本方主要用于不寐证属肝血不足、血不养心、心肾不交者。盖肝藏血，肝血不足，无以养心，心失所养，则致心悸少寐；无以上养清窍，则头目眩晕。血不足而虚热内生，故见心烦口干之症；心气亏损，肝气失和，可见恍惚悲伤之表现。临床上常用于心悸少寐之症，如西医学之神经官能症、更年期综合征等，见肝血不足、心失所养、心肾不交之证候者。

【加减化裁】盗汗明显，可加煅牡蛎、糯稻根、五味子；烦躁甚者，加生地黄、栀子；心悸易惊，加龙骨、人参；心阴虚损明显，加百合、柏子仁。

【验案举要】

徐某，男，39岁，2010年1月11日初诊。主诉：失眠10余天。患者近来因工作压力较大而出现失眠，整夜均不能入睡，伴有焦虑烦躁，到当地医院行甲状腺功能、血糖、心电图及高血压等相关检查均未见异常，为求进一步治疗遂来求诊。来诊时症见：失眠，整夜不能入睡，心悸，无头晕。伴有烦躁，出冷汗，头部出汗较明显，喉间有痰，口淡，大便量少，肠鸣。患者自诉既往体质较弱，常年鼻塞多痰。舌淡胖大苔黄厚，脉濡。诊为：不寐，属心肝血虚兼有痰湿之证。治以养血活血、宁心安神，以养肝宁神汤加减。处方：甘草6g，浮小麦30g，大枣10g，酸枣仁30g，延胡索30g，丹参10g，防风10g，橘红10g，茯苓20g，糯稻根30g，生牡蛎30g，珍珠母30g，茯神20g。7剂，日1剂，水煎服。

后患者以上方加减调理近2个月，睡眠质量明显改善，夜间能睡6~8小时，日间精神较佳。

【注意事项】肝经实火、痰热内盛所致之失眠非本方所宜。

五、火凤清肠方

【组成】火炭母 30g，凤尾草 30g，白花蛇舌草 30g，败酱草 30g，延胡索 15g，救必应 20g，防风 18g，白术 15g，甘草 6g。

【功用】清热化湿，凉血止泻。

【方解】本方以火炭母、凤尾草为君药，清热利湿、凉血解毒以止泻。白花蛇舌草、败酱草为臣药，以助君药清热化湿之力。救必应清热祛湿、行气止痛，为岭南常用治疗腹痛腹泻草药，延胡索行气止痛，防风祛风胜湿止泻，白术健脾燥湿止泻，共为佐药。以甘草为使，既可甘缓和中，又能调和诸药。本方以通为用，是通因通用治法，清热化湿凉血以止泻。火凤清肠方是亦清亦补的方剂，在临床上广泛应用于肠道湿热之证。

【主治】肠道湿热证。症见腹痛，腹泻，粪便色黄褐而臭，肛门灼热，小便短黄，口干口臭，舌苔黄腻，脉濡数或滑数。本证乃由感受湿热之邪，肠腑传化失常所致。肠中有热，火性急迫，故泄下急迫；湿热互结，腑气不畅，则泻而不爽；湿热久蕴，气滞血瘀，故腹痛腹胀。

【临床应用】火凤清肠方临床常用于肠道湿热、传导失司之急慢性肠炎、细菌性痢疾，以及功能性腹泻、肠易激综合征、溃疡性结肠炎、结肠息肉等见肠道湿热证候患者。

【加减化裁】夹食滞者，加用神曲、麦芽、山楂以消食化滞；食滞较重，脘腹胀闷，泄下不爽者，加用大黄、枳实、槟榔以消导积滞、清理湿热；湿阻中焦而胸脘痞闷、泛呕欲吐者，加藿香、佩兰、竹茹以芳香化湿、理气和中；久病血瘀内生者，加用桃仁、红花以活血化瘀；气滞腹胀明显，加用厚朴、莱菔子以行气消胀。

【验案举要】

案一：功能性腹泻，火凤清肠方加减治之

蒋某，女，28 岁，2009 年 2 月 20 日初诊。患者平素大便一日 2～3 次，泻而不爽，粪色黄褐而臭，口干口臭。近来因食用火锅后出现大便一日 2 次，粪色黄褐而臭，肛门灼热，口干口臭，神疲乏力，纳差，食后腹胀加重，舌红苔黄腻，脉滑数。曾行电子结肠镜检查提示：全结肠黏膜大致正常。西医诊断：功能性腹泻。中医诊断：泄泻，属肠道湿热证。治以清热化湿、凉血

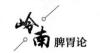

止泻，用火凤清肠方7剂。

二诊（2009年2月28日）：患者药后大便一日1~2次，黏滞感较前改善，腹胀缓解，仍觉口干，无明显口臭，舌红苔黄，脉数。火凤清肠方原方治疗，7剂。随访患者腹泻症状完全改善，大便日一行，质软，无腹胀及口干口臭等不适。

案二：溃疡性结肠炎，火凤清肠方治疗取效

王某，男，46岁，2008年10月20日以腹痛、腹泻、泄下黏液脓血便就诊。既往有溃疡性结肠炎病史4年，每于饮食不节及劳累后诱发，曾服用柳氮磺吡啶、巴柳氮、泼尼松等抗感染治疗，症状时有反复。1个月前患者因工作劳累后再次出现腹痛、腹泻等症状，服用柳氮磺吡啶1.0g，每日4次。1周后症状稍有改善，患者为求进一步中西医结合治疗就诊。现症见腹泻，泻下黏液脓血便，一日2次，伴肛门灼热及轻微腹痛，泻后痛缓，纳差，恶心欲呕，眠差，小便色黄。西医诊断：溃疡性结肠炎；中医诊断：泄泻，属肠道湿热证。治以清热化湿、凉血止泻。用火凤清肠方加竹茹15g、广藿香15g，7剂。

二诊（2008年10月29日）：患者服药后精神好转，大便1日1~2次，质烂，脓血减少，腹痛稍减轻，肛门灼热感减，无恶心欲呕，口干口臭，舌红苔黄，脉缓。嘱患者注意休息，勿过于劳累，饮食清淡营养，继续予原方治疗，7剂。服完后患者腹痛、腹泻症状完全改善，大便日一行，质软，无腹胀不适。

【注意事项】本方主要为肠道湿热证而设，临床上非本证者则非本方所宜。临床应用本方时，患者应注意饮食清淡、易消化，忌辛辣燥热之品，调节情志，戒怒息愤为宜。

【参考资料】对火凤清肠方的临床治疗经验挖掘研究显示，本方广泛应用于肠道湿热导致的各种病证。在100例次的观察研究中，火凤清肠方主治的疾病共10种，其中排在使用频度前列的疾病为功能性腹泻（30次）、肠易激综合征（26次）、溃疡性结肠炎（10次）。主治证候为肠道湿热，但兼夹或涉及的中医证候共10种，兼夹其他证候有气滞（50次）、血虚（20次）、阴虚（10次）、血瘀（10次）。这一结果说明了火凤清肠方治疗的主要疾病及其适用的主要证候和兼夹证候的情况。

六、健脾调肝方

【组成】茯苓 15g，白术 15g，猪苓 15g，泽泻 15g，茵陈 30g，丹参 18g，白花蛇舌草 30g，半枝莲 20g，甘草 6g。

【功用】健脾除湿利水，化瘀解毒退黄。

【方解】本方以茯苓、白术共为君药，以健脾除湿利水。臣以猪苓、泽泻，增强利水渗湿之功。丹参活血化瘀，茵陈解毒祛湿退黄，半枝莲、白花蛇舌草祛湿清热解毒，共为佐药。以甘草为使，既可甘缓和中，又能调和诸药。诸药合用，以达健脾益气、除湿利水、解毒退黄之效。

【主治】慢性病毒性肝炎，肝经湿热留恋兼脾胃气虚患者，症见胁痛，疲劳，肢体困重，身目暗黄，平素胃纳差，大便溏，小便清或稍黄，口不干，舌淡红，苔薄黄腻，脉弦缓或弦滑者。

【临床应用】临床上常用于慢性肝炎，久病见脾胃虚弱者。用于慢性肝炎证属湿热毒邪留恋而脾虚少气症状明显之患者，可收到好的效果。

【加减化裁】若脾虚明显而湿热不甚，可加党参、黄芪、五爪龙、山药等；若腹胀明显、纳差患者，可加川厚朴、大腹皮、枳实、内金、麦芽等；胁痛不舒，肝气不调，加柴胡、川楝子、白芍，可重用麦芽疏肝。若有口干不欲饮、舌嫩红、少苔或剥苔、脉细数等阴虚症状者，加麦冬、石斛、枸杞等养阴清热；若黄疸明显，湿热较甚者，加豨莶草、连翘、郁金解毒利胆退黄；若脾虚证候明显兼有水肿等症者，加薏苡仁及生黄芪、大腹皮等以补气健脾、利水消肿。

【验案举要】肝病邪毒内蕴，肝郁脾虚证，健脾调肝方加减治之

王某，女，24 岁，2008 年 10 月 27 日初诊。1 周前体检发现乙肝两对半 HBsAg（+），HBeAg（+），HBcAg（+），肝功检查 ALT56U/L。来诊前查 HBV-DNA：2.82E+6IU/mL。患者无自觉症状，但为求进一步诊治遂来求医。就诊时症见右胁部略感胀闷不适，易感疲劳，纳欠佳，大偏稀，小便略黄，口略干。舌淡暗，苔薄黄腻，脉弦滑。西医诊断：慢性乙型病毒性肝炎。中医诊断：胁痛，属邪毒内盛、肝郁脾虚证。治以健脾除湿，化瘀解毒。方用健脾调肝方加麦冬 10g、生地黄 15g。水煎服，28 剂，日 1 剂。

二诊（2008 年 12 月 1 日）：服上方后症状有所缓解，仍有疲倦乏力，右上腹胀闷，程度较前减轻，舌淡红苔黄，脉弦滑。辅助检查：肝功八项未见

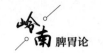

异常，HBV-DNA：7.546E+2IU/mL。药效明确，仍守上方，去生地黄，加郁金 10g。28 剂，日 1 剂。

三诊（2009 年 3 月 1 日）：患者略感疲倦，余无特殊不适，纳一般，眠可，二便正常。复查 HBeAg 定量为 0.49IU/mL，患者现已由大三阳转为小三阳。一诊方加鸡内金 10g、山楂 10g 以增健胃消食之功。水煎服，日 1 剂，连服 28 剂。随访患者，于普通门诊继以上方加减服用 2 个月余，症状消失，复测乙肝两对半提示小三阳转阴，肝功能正常。

【注意事项】本方主要为各类慢性肝炎偏脾虚者而设，临床上非各类慢性肝炎偏脾虚者则非本方所宜。临床应用本方的患者应以注意调畅情志、戒怒息愤、注意休息、清淡饮食、易于消化为宜。

七、解毒清肝方

【组成】贯众 30g，溪黄草 30g，鸡骨草 30g，白花蛇舌草 30g，大枣 10g，丹参 18g，半枝莲 20g，白术 12g，郁金 12g，虎杖 15g。

【功用】清热解毒，活血化瘀，养肝健脾。

【方解】本方以贯众、溪黄草清解湿热毒邪而为君药；白花蛇舌草、半枝莲、鸡骨草增强清热解毒功效，为臣药；郁金、丹参、虎杖疏肝理气、活血化瘀，白术、大枣补血养肝，共为佐药。全方共奏清热解毒、除湿解郁、活血化瘀、健脾养肝之功效。

【主治】慢性乙型肝炎属肝胆湿热证者，症见右胁部疼痛或胀痛，恶心欲呕，纳呆、乏力，口干苦或口臭，或身、目、尿黄，大便不爽，舌质红或淡红，苔黄腻，脉滑数。

【临床应用】根据岭南地区高温高湿之地域气候情况，认为岭南地区肝病患者常以湿热邪毒偏盛为特点，且此病邪贯穿病程始终，故治传染性肝病应时时注重清热解毒化湿法的应用。本方驱邪而不伤正，扶正而不碍邪，寓消于补，用于治疗慢性乙型肝炎肝胆湿热证患者。解毒清肝方既可用于肝炎属于实热证者，亦可用于本虚标实，标证急，急需治标者，均可收到较好的效果。

【加减化裁】热邪重者加栀子、黄芩、龙胆草；湿邪较重可加泽泻、茯苓、厚朴、藿香清化湿邪；湿热均较重，黄疸明显而兼腑气不通者加大虎杖用量，或以大黄易虎杖，加茵陈、龙胆草、豨莶草、枳实；若肝气不调，气机郁滞，疼痛较甚者，加川楝子、枳壳、柴胡，并重用郁金、麦芽。若有口干不欲饮、舌嫩红、少苔或剥苔、脉细数等阴虚症状者，加麦冬、生地黄、石斛、天花粉等养阴清热；若血瘀明显，舌下络脉迂曲粗大者，加三七、赤芍，并加大丹参、郁金用量；若兼有水停而见肿胀者，加茯苓、猪苓、大腹皮、槟榔、泽泻、薏苡仁等利水驱邪。

【验案举要】肝病热毒阻滞，肝胃不和证，解毒清肝方加减治之

苏某，男，44岁，2009年1月23日初诊。患者两年前因饮酒出现右上腹胀闷、乏力等不适，遂到本院门诊就诊，查乙肝两对半提示大三阳，HBV-DNA：8.321E+7IU/mL，肝功：ALT 216.6U/L，AST 98.80U/L，予中药辨证治疗，症状有所缓解。近日因熬夜休息不足，致右上腹胀闷感加重，伴纳少口苦，遂到我科求诊。症见右上腹胀闷，乏力，纳食减少，口苦口干，眠差，大便偏硬，小便略黄，舌红苔黄，舌底脉瘀，脉弦数。西医诊断：慢性乙型病毒性肝炎。中医诊断：胁痛，属热毒阻滞、肝胃不和证。治以清热解毒，疏肝理气和胃。方用解毒清肝方加黄连15g、生地黄15g、夏枯草20g、蒲公英20g。28剂，日1剂，水煎服。

二诊（2009年2月20日）：服上方后症状有所缓解，仍有疲倦乏力，右上腹胀闷，程度较前减轻，偶有口干口苦，舌淡红苔黄，脉数。复查HBV-DNA 4.45E+4IU/mL。守上方28剂，日1剂，水煎服。

三诊（2009年3月20日）：症状好转，乏力、上腹胀较前明显缓解，偶有口苦。舌淡红苔薄白，脉弦数。复查HBV-DNA（—）。续守上方14剂，日1剂，水煎服。

四诊（2009年4月15日）：舌淡红，苔薄黄腻，脉滑。已无任何症状。复查HBsAg（+），HBeAg（+），HBV-DNA（—）。予前方加减继续巩固治疗。处方：珍珠草20g，溪黄草20g，鸡骨草20g，甘草6g，白花蛇舌草15g，丹参15g，郁金15g，山栀子10g，半枝莲15g，怀牛膝15g。28剂，日1剂，水煎服。1个月后随访，患者无特殊不适。

八、健脾疏肝益胃汤

【组成】太子参15g，白术15g，茯苓15g，甘草6g，海螵蛸20g，大枣20g，柴胡12g，香附18g，郁金15g，厚朴18g。

【功用】健脾疏肝，理气和胃。

【方解】本方以太子参、柴胡为君。太子参性平味甘，补而不滞，既能健脾益气，又无党参壅补之弊端；柴胡辛微寒，功擅疏肝解郁。二药合用，疏肝健脾，使中焦气机运转和畅，共为君药。白术、云茯苓补气健脾化湿，助太子参加强健脾之功；香附、郁金疏肝理气，助柴胡调畅中焦之气机，又能活血止痛，四药共为臣药。厚朴擅理中焦之气机，燥湿宽中，消痞除满；海螵蛸制酸和胃，大枣养胃益气，共为佐药。甘草益气和中，调和诸药，为使药。全方性味平和，从健运脾胃、舒畅中焦气机入手，可有效消除中焦痞满胀痛之症状。

【主治】脾胃虚弱、肝胃不和之证，症见胃脘胀满疼痛、喜按，或可痛及两胁，神疲面白，少气懒言，嗳气，食少便溏，舌淡不红、苔白，脉缓或沉弱。

【临床应用】本方可用于脾胃虚弱所致之胃痛胃胀，亦可用于肝脾失调者。临床上常用于慢性胃炎、慢性肝炎等属脾虚肝郁、肝胃不和证者。

【加减化裁】气虚及阳可加炮姜、人参、附子；胃阴不足加玉竹、石斛；气虚较甚，易太子参为党参，加黄芪或五爪龙；恶心嗳气者加代赭石、法半夏、竹茹；气虚致瘀者加丹参、蒲黄、五灵脂；疼痛明显加延胡索、川楝子；兼有郁热加蒲公英、紫花地丁；中焦痞满甚者加砂仁、枳壳；大便不通加虎杖、火麻仁、郁李仁。

【验案举要】

庞某，男，40 岁，2009 年 7 月 21 日初诊。患者 2 年前无明显诱因出现上腹部胀闷不适，到当地医院行胃镜检查示：慢性浅表性胃窦炎，伴黏膜脱垂。经服药系统治疗后症状好转。2 个月前因饮食不慎又出现上腹胀满症状，伴有隐痛，经服药后症状未能缓解，遂来求诊。症见：体虚怕冷，上腹部胀闷持续，伴有隐痛，纳差，稍有咳嗽，无反酸嗳气，大便正常，舌暗红少苔，脉细。诊为胃痞，属脾胃气虚夹湿证。治以健脾益气化湿，以健脾疏肝益胃汤加减。处方：柴胡 12g，党参 18g，白术 15g，茯苓 18g，甘草 6g，苍术 12g，陈皮 6g，川厚朴 18g，泽泻 15g，藿香 15g，延胡索 20g，法半夏 12g，海螵蛸 20g。7 剂，水煎服，日 1 剂。

二诊（2009 年 7 月 28 日）：胃脘症状明显减轻，后以上方加减调治半年余，随访至 2010 年 3 月 29 日来诊时，胃脘不适症状已不明显，因进食不慎等原因偶有发作，但症状不重，继续服药调理巩固疗效。

【注意事项】脾胃有湿热、肝胃郁热之胃痞、胃痛属实证者不宜应用本方。

九、润肠方

【组成】火麻仁 30g，郁李仁 20g，虎杖 30g，生地黄 30g，玄参 15g，麦冬 15g，枳实 18g，白术 18g，甘草 6g。

【功用】滋阴泄热，润肠通便。

【方解】本方以火麻仁、郁李仁为君药，润肠通便。正如《药品化义》所言：“麻仁，能润肠，体润能去燥，专利大肠气结便秘。”《用药法象》言郁李仁“专治大肠气滞，燥涩不通”。虎杖、生地黄、玄参、麦冬为臣药。燥热内结，耗伤津液，燥热不去则津液难复，故一方面用虎杖苦降泄热以通便，另一方面用生地黄、玄参、麦冬滋阴增液，此乃增液汤原方，玄参咸寒润下，麦冬甘寒滋润，生地黄滋阴壮水，共奏滋阴清热、润肠通便之功。君臣合用，滋阴增液、泄热通便。枳实、白术为佐药，枳实苦泄辛散，行气除痞，有助泻下通便之功；白术补气健脾，运化水谷，以为胃行其津液而治胃肠燥热之燥屎内结。以甘草为使，既可甘缓和中，又能调和诸药。本方既润肠通便以治标，又清热滋阴以治本，是标本兼治之方。上述特点使润肠方成为一个体用结合、补泻适宜的方剂，在临床上广泛应用于胃肠燥热、津液不足之证。

【主治】胃肠燥热、津液不足证。症见大便干结，数日不行，腹胀满闷，口干欲饮，神疲乏力，小便短赤，舌红苔燥，脉弦数者。

【临床应用】润肠方临床常用于功能性便秘、肠易激综合征、产后血虚便秘、老年性便秘等见胃肠燥热、津液不足证候者。

【加减化裁】大便干结甚者，加芒硝以软坚通便；腹胀腹痛较甚，加厚朴、莱菔子等，以理气止痛；年老阴血不足，可加用肉苁蓉、核桃肉以养血滋阴；血虚燥热，加用当归、何首乌以养血润肠；若有口干多饮、舌红、苔燥、脉数等热象明显者，加天花粉、芦根等以清热生津；痔疮便后出血者，加地榆、槐花以凉血止血；兼见心烦易怒、面红身热，加龙胆草、栀子以清肝泻火。

【验案举要】

案一：功能性便秘，润肠方加减治之

李某，女，26 岁，2009 年 2 月 24 日初诊。患者平素大便 3~4 日一行，干燥难解，腹胀不适，口干口臭，自行服用苁蓉通便口服液后症状可暂时改

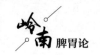

善，但多有反复。近来因过食辛辣食物 3 日未解大便，腹胀不适，口干口苦，神疲乏力，纳差，食后腹胀加重，舌红苔黄燥，脉数。曾行电子结肠镜检查提示：全结肠黏膜大致正常。西医诊断：功能性便秘。中医诊断：便秘，属胃肠燥热、津液不足证。属虚实夹杂，治以滋阴泄热、润肠通便。润肠方加天花粉 15g、厚朴 15g、莱菔子 15g，7 剂。

二诊（2009 年 3 月 2 日）：患者药后大便通畅，2 日一行，质偏干，腹胀较前缓解，舌红苔白，脉缓。润肠方原方治疗，7 剂。随访患者便秘症状完全改善，大便日一行，质软，无腹胀不适。

案二：老年性便秘，润肠方治疗取效

张某，女，72 岁，2008 年 12 月 22 日以大便干结、5 日未行求诊。患者既往有脑中风病史，活动不利，长期卧床，大便长期干结难解，形如羊屎，努力解便每致便后出血，量 2~5mL，色鲜红，自服香蕉等症状无法改善。就诊时患者胸腹胀闷不适，口干，舌红少苔，脉弦。西医诊断：老年性便秘。中医诊断：便秘，属阴虚内热、津亏肠燥证。治以滋阴泄热、润肠通便，用润肠方加肉苁蓉 20g、核桃肉 15g、地榆 10g、槐花 10g，7 剂。

二诊（2008 年 12 月 30 日）：患者服药 2 剂后解出大便，量约 100g，便后仍有少量出血，腹胀改善明显。继服 5 剂后，大便 2 日一行，质仍偏干，排便后腹胀缓解，便血消失，舌红苔白，脉缓。上方去地榆、槐花，7 剂。服完后患者便秘症状完全改善，大便日一行，质软，无腹胀不适。

案三：产后便秘，润肠方奏效

武某，女，30 岁。2009 年 4 月 4 日初诊。患者 2 个月前剖宫产一女，产后大便干燥难解，努力解便每致伤口疼痛不适，就诊时诉已 4 日未解大便，腹胀腹痛明显，甚至胸闷不适，口干口苦。治以滋阴养血，润肠通便。用润肠方加当归 15g、何首乌 20g。7 剂。

二诊（2009 年 4 月 15 日）：患者诉服药期间大便日一次，质较前软，腹胀胸闷缓解，但两日前因食用少量辛辣食物，近 3 日又未再大便，少许腹胀，舌淡红苔白，脉缓。嘱患者日后注意饮食，以清淡易消化为主，少食辛辣燥热之品，继服前方，7 剂。随访患者，服用 7 剂后症状缓解，现大便日一行，质软，无腹胀腹痛等不适。

【注意事项】本方主要为肠胃燥热、津液不足证而设，非本证候者非本方

所宜。临床应用本方时，患者应注意饮食清淡、易消化，忌辛辣燥热之品，调节情志、戒怒息愤为宜。

【参考资料】润肠方的临床诊疗经验挖掘研究显示，在临床 100 例次的观察研究中，润肠方主治中医疾病共 10 种，其中排在使用频度前 4 名的疾病为功能性便秘（30 次）、肠易激综合征（26 次）、产后血虚便秘（20 次）、老年性便秘（15 次）。主治证候为胃肠燥热、津液不足，但兼夹或涉及的中医证候共 10 种，兼夹其他证候有气滞（50 次）、血虚（20 次）、阴虚（10 次）、血瘀（10 次）。这一结果说明了润肠方治疗的主要疾病及其适用的主要证候和兼夹证候的情况。

十、疏肝清胃汤

【组成】柴胡 12g，赤芍 15g，枳实 12g，蒲公英 30g，夏枯草 30g，海螵蛸 20g，延胡索 15g，厚朴 18g，郁金 15g，救必应 15g，甘草 6g。

【功用】疏肝和胃，清热利湿，活血止痛。

【方解】本方重用蒲公英、夏枯草为君药，蒲公英甘寒归胃经，能清泄胃腑湿热，夏枯草辛寒入肝经，清肝胃郁热，二者合用，使肝胃二经郁热、湿热得清，而又无芩连苦寒伤胃之弊。肝胃同居中焦，肝气之疏泄对胃腑之腐熟运化至关重要，故方中以柴胡、枳实疏肝理脾，一升一降，调畅中焦气机，使气机和畅而疼痛自止；赤芍、郁金活血止痛，四药合用，升降有序，气血兼顾，共为臣药。厚朴辛温，行气燥湿，下气宽中，善治中焦痞满；延胡索活血止痛，治一身上下诸痛，对胃痛亦有良效。二药能辅佐臣药理气活血，且在大队寒凉药中使用能防寒凝之弊。救必应性寒，亦能行气止痛、清热利湿，擅治热性胃痛；海螵蛸制酸和胃。四药共为佐药。甘草和中清热，缓急止痛，调和诸药，为佐使药。诸药合用，共奏清热利湿、疏肝和胃、活血止痛之功。

【主治】肝胃不和、湿热中阻之证，症见胃脘胀闷疼痛，或可痛连两胁，可伴有嗳气、反酸、口干苦，喜叹息，大便干结，排便不畅，小便偏黄，舌红或暗红，舌下可见粗大迂曲络脉，脉弦或滑。

【临床应用】本方主要用于胃脘胀痛属肝胃不和、湿热中阻、气滞血运不畅之证。岭南地区高温湿热，生活节奏快，慢性胃炎以脾胃湿热兼有肝郁气滞多见。胃脘胀痛、嗳气反酸、口苦咽干均为肝胃气滞、湿热中阻、血运不

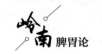

畅之象。本方在临床上可用于胃痛、胃痞伴有嗳气反酸、口干口苦、大便干结，如西医之慢性浅表性胃炎。

【加减化裁】胃痛明显加川楝子、佛手理气止痛；嗳气较重加旋覆花、代赭石、法半夏；恶心欲呕加竹茹、橘皮；反酸明显加瓦楞子、吴茱萸、黄连；血瘀重加丹参、蒲黄、五灵脂；纳呆少食加鸡内金、谷芽、麦芽；大便秘结加虎杖、大黄。

【验案举要】

林某，女，68岁，2009年10月30日初诊。反复胃脘疼痛4年余，加重3个月。患者4年前开始出现胃脘胀满疼痛，曾到当地医院就诊，诊断为慢性胃炎，服药治疗后症状好转，但每因饮食不慎、天气变化症状加重，服药后均可缓解。近3个月来患者上腹部疼痛症状加剧，到当地医院行胃镜检查示：慢性浅表性胃炎，十二指肠球部炎。来诊时症见：上腹部疼痛，并有胀满，饭后加重，自觉食物不消化感，嗳气频频，无反酸，腰部及两侧膝盖酸痛，诉有心率不齐。舌暗红，苔黄腻，舌下络脉粗大，脉沉滑。中医诊为胃痛，属肝胃郁热夹瘀证；西医诊断：慢性浅表性胃炎，十二指肠球部炎。治以疏肝清热，理气和胃。以疏肝清胃汤加减。处方：柴胡12g，赤芍15g，枳壳10g，甘草6g，海螵蛸20g，瓦楞子30g，川厚朴20g，延胡索20g，蒲公英20g，夏枯草20g，郁金15g，大腹皮20g，台乌药20g。14剂，水煎服，日1剂。

二诊（2009年11月13日）：患者胃脘症状明显减轻。后以上方加减调治近半年，至2010年3月1日来诊时，胃脘不适症状已不明显，稍有腰酸痛，症状不重，继续服药调理巩固疗效。

【注意事项】脾胃虚寒者禁用，胃阴亏虚之胃痛胃痞者慎用。

十一、胆石方

【组成】柴胡12g，赤芍18g，枳实12g，郁金18g，金钱草30g，鸡内金10g，虎杖30g，火麻仁30g，肉苁蓉20g，甘草6g。

【功用】疏肝利胆，通腑下石。

【方解】柴胡、赤芍、郁金、枳实疏肝理气，调达肝胆气机，为君药。金钱草利胆排石，据药理研究，金钱草水煎液能明显促进胆汁分泌，使胆管泥沙状结石易于排出，胆管阻塞减轻，可使疼痛减轻、黄疸消退；鸡内金能化石利胆，促进胆石的排出；虎杖苦寒，归肝、胆经，可清热利湿、泻下通腑，通达胆腑气机而促进结石外出，三者共为臣药。佐以火麻仁、肉苁蓉润肠通便。甘草调和诸药，为使药。

【主治】胆石症、胆汁泥沙样淤积、胆囊炎。症见右胁肋部疼痛不适，进食油腻为甚，口苦口干，胃纳欠佳，大便不畅，舌稍红苔黄腻，脉弦数或滑数，证属肝胆湿热、气机不畅者。

【临床应用】胆石方主要应用于胆结石、胆囊炎等属于肝胆气郁兼夹湿热之证。

【加减化裁】胁肋部隐隐疼痛、口干、舌淡红、少苔或剥苔、脉细数等阴虚明显者，去虎杖，加熟地黄、枸杞、川楝子等养阴清热；腹胀者加用香附、大腹皮；黄疸明显，湿热较甚者，重用虎杖，加茵陈、大黄、栀子，仿茵陈蒿汤之意以解毒利胆退黄。

【验案举要】胆结石证属肝胆气郁、湿热内盛，以胆石方化裁治之

李某，男，46 岁，2009 年 2 月 24 日初诊。平素饮食肥甘厚腻，形体肥胖，多次 B 超检查提示肝内胆汁泥沙样淤积。2009 年 1 月 15 日曾因右上腹胀痛 2 周到本院就诊，查 B 超提示胆囊有结石数颗，大小约为 6mm×7mm，脂肪肝。近日右胁肋部胀闷不适，口苦，脘腹胀满，白睛微黄，纳差，大便调，舌苔黄腻，脉弦滑。肝功能：ALT 25U/L，AST 30U/L，GGT 128U/L。中医诊断：胆胀，属肝胆气机郁滞，湿热内盛证。治以疏肝利胆，通腑下石。用胆石方加山楂 20g、茵陈蒿 20g、山栀子 18g、大黄 15g、大腹皮 20g。14 剂。

二诊（2009 年 3 月 12 日）：患者药后舒畅，腹胀满较前明显缓解，纳转佳，舌苔仍偏黄腻，脉滑。上方山栀子减为 12g，去大黄。10 剂。

三诊（2009 年 4 月 5 日）：患者已无症状，复查 B 超提示无胆结石，仍有脂肪肝。遂继续以四逆散加减调和肝脾、清热利湿。

【注意事项】此方可促进通腑排石，减轻临床症状，提高患者生活质量。但如果并发较严重的胆道感染或者梗阻而出现黄疸、发热，病情较急较重者，须中西医结合对症处理，以提高疗效。

十二、平肝止眩汤

【组成】天麻 6g，罗布麻 30g，钩藤 18g，石决明 30g，夏枯草 30g，黄芩 12g，野菊花 18g，决明子 18g，赭石 20g，牛膝 15g，葛根 30g，甘草 6g。

【功用】平肝潜阳，清热息风。

【方解】方中天麻、罗布麻、钩藤入肝经，均有平肝潜阳息风之效，其中罗布麻味甘苦、性凉，有清火平肝利水之功效，现代药理研究表明其有明显的降压作用，三药合用以为君。石决明性味咸平，能平肝潜阳，牛膝活血祛瘀，引血下行，直折亢阳，共为臣药。夏枯草、黄芩、野菊花、决明子清热泻火、清肝明目，用之以清肝经之热，使热清风息，以达釜底抽薪之功；赭石平肝潜阳降逆，用之可助石决明加强潜阳降逆之功；葛根通络解痉，对改善头痛、眩晕等症状有效，以上诸药共为佐药。甘草调和诸药，为佐使药。上方诸药合用，共奏平肝阳、息肝风、清肝热、活血而解肝郁之作用。

【主治】头目眩晕，头痛失眠，面红目赤，急躁易怒，舌红苔黄，脉弦。

【临床应用】本方主要用于肝阳偏亢、风热上扰之眩晕。《素问·至真要大论》云："诸风掉眩，皆属于肝。"肝阳偏亢，升而无制，渐至亢而化风，风气内动；其次，肝阳偏亢而生内热，热极生风，合而发为眩晕，故可见头目眩晕，身体动摇，甚则血随气逆（血压升高）而猝然仆倒。临床上常用于头目眩晕伴面红头痛、心烦失眠、急躁易怒等症。如西医之高血压，脑血栓形成，脑出血，脑梗死，颈椎病等，见肝阳上亢、风火上扰证候者。

【加减化裁】肝阳上亢而头晕头痛者加白芍、珍珠母，眠差少寐加首乌藤、茯神、酸枣仁，耳鸣加磁石、蝉蜕、石菖蒲，大便秘结加大黄或虎杖。

【验案举要】

罗某，女，65岁，2009年2月2日初诊。眩晕半个月余。患者一月中旬因脚踝部扭伤服用抗炎止痛药（具体用药不详）后出现头晕，未伴天旋地转感，无恶心呕吐，偶有乏力。未予治疗，头晕症状一直未能缓解，且近两三日来症状加重，遂来就诊。来诊时见头晕，无天旋地转感，无恶心欲呕，颜面稍潮红，口苦咽干，大便干，舌红苔薄黄，脉弦。测血压为170/95mmHg。诊为眩晕，属肝阳上亢、风邪内扰证。治以平肝潜阳、清热驱风，以平肝止眩汤加减，处方：天麻10g，罗布麻30g，赭石20g，石决明30g，草决明20g，丹参20g，怀牛膝20g，川杜仲18g，夏枯草30g，钩藤12g，白蒺藜10g，葛根30g。7剂，日1剂，水煎服。后患者眩晕改善，偶感疲乏少气，以原方加桑寄生20g、太子参18g、白术12g，补肝肾健脾，继续调理半个月，症状明显好转，血压降至140/80mmHg，此过程未服用西药降压药。

【注意事项】本方适用于眩晕属阳亢风扰之证，若患者素体虚弱，面白少气，血压偏低之眩晕，则不宜应用；湿热内盛之眩晕头痛亦不宜使用。同时应注意结合西医学检查以明确脑部器质性病变。

十三、益气升阳和血汤

【组成】升麻10g，葛根30g，丹参18g，赤芍15g，甘草6g，鸡血藤30g，五爪龙30g，太子参15g，何首乌20g，藁本10g。

【功用】益气升阳，养血活血。

【方解】本方以五爪龙、升麻、葛根为君药。五爪龙俗称南芪，性平微温，味甘气香，功能益气健脾、疗虚补损，但无黄芪燥热之性；升麻、葛根辛甘微寒，入脾、胃经，引清阳之气上升，为升阳举陷之要药。三药合用能使脾运健旺，清气得升。太子参配合五爪龙以增强健脾益气之功，制何首乌、鸡血藤填精生血，使气血旺盛、生化充足，共为臣药。丹参、赤芍活血祛瘀通络、疏通血脉；藁本性味俱升，善达巅顶，引诸药上行，又能发散太阳之风，祛邪外达，三药共为佐药。甘草为使，用以调和全方。其中五爪龙与鸡血藤合用，取当归补血汤之意，又无当归补血汤之温燥，易为体虚患者接受。上方诸药合用，气血兼顾，共奏益气升阳、养血活血之功，使清气上达，血脉和畅，眩晕自除。

【主治】头目眩晕，劳累则加剧，神疲少气，面色苍白或暗淡，少气懒言，心悸少寐，唇甲无华，发色不泽。舌淡或淡暗，苔薄白，脉沉细或细涩。

【临床应用】本方主要用于气血亏虚，中气不足，升清不及所导致的眩晕。中气不足，无以化生气血，久之则致气血亏虚而气虚升清之力不足，元神之府失养则易致眩晕。气虚血行不畅，瘀血内阻，则更加重眩晕头痛。脾虚气血不足则可见神疲乏力少气、心悸少寐等症状。临床上常用于头目眩晕伴气短乏力、心悸少寐等症。西医学之椎-基底动脉供血不足、低血压、脑动脉硬化等，见气血亏虚、中气不足、升清不及证候者。

【加减化裁】气血亏虚，神疲乏力甚者，加党参、白术、黄芪；肾精不足，髓海失养，加黄精、补骨脂；眠差少寐加首乌藤、茯神、酸枣仁；体虚汗出加糯稻根、浮小麦、黄芪；兼有耳鸣加磁石、蝉蜕、石菖蒲。

【验案举要】

何某，男，29岁，2009年3月22日初诊。头晕半年余。患者半年前始出现眩晕，伴恶心欲呕，无天旋地转感，曾到当地医院行头颅CT检查未见异常。颈椎片示：轻度颈椎增生。曾行药物治疗，但仍时有眩晕，今为求进一

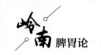

步诊治，遂来求诊于中医。症见：眩晕伴有恶心欲呕，无天旋地转感，疲乏少气，眠差少寐，耳鸣，夜间明显，胃稍不适，大便溏，日1次。舌暗淡，少苔，脉沉细。测血压90/60mmHg。诊为：眩晕，属气血亏虚、清阳不升证。治以益气升阳、活血补血，以升阳活血汤加减。处方：升麻10g，葛根30g，丹参10g，甘草6g，党参20g，白术15g，当归12g，黄芪18g，大枣30g，海螵蛸20g，蝉蜕8g，石菖蒲10g。7剂，日1剂，水煎服。后患者眩晕改善，仍感疲乏少气。以原方加黄精30g、补骨脂18g、续断18g以补益肝肾继续调理，服用近1个月，症状明显好转。

【注意事项】本方主要用于体虚眩晕，但应注意有无器质性病变。若患者眩晕来诊，还应注意区分内耳药物中毒、高血压脑病，或行头颅CT检查以确定是否有脑动脉粥样硬化、脑部肿瘤等病变，以便及时做出相应处理。

十四、肤痒方

【组成】地肤子20g，白鲜皮30g，苍耳子18g，赤芍15g，牡丹皮15g，生地黄18g，防风18g，乌梅10g，蝉蜕18g，地骨皮15g，甘草6g。

【功用】疏风解毒，凉血止痒。

【方解】地肤子、白鲜皮、苍耳子功能疏风止痒，走皮表，善治皮肤瘙痒症，为君药。"诸痛痒疮，皆属于心"，心主血，又外感风邪诱发血热，则皮肤瘙痒多伴血热征象，古人主张"治风先治血，血行风自灭"，故以牡丹皮、生地黄、赤芍走血分，清热凉血以止痒，地骨皮凉血清肺，四药为臣药。佐以防风、蝉蜕祛风止痒，善治皮表风疹瘙痒等症；乌梅酸甘生津，据现代药理研究，乌梅水煎剂对皮肤真菌有抑制作用而可止痒，三药辅助君药加强祛风止痒作用，使风邪去而皮痒止。佐以甘草调和诸药。

【主治】皮肤湿疹，或老年性皮肤瘙痒，伴口舌咽干，舌红苔黄，脉浮数或滑数，证属风邪犯表、血热作痒者。

【临床应用】肤痒方主要应用于湿疹、荨麻疹、皮肤瘙痒症、神经性皮炎等皮肤病，症见瘙痒，或伴红丘疹，长期反复发作，中医辨证属于风邪犯表、血热作痒者。

【加减化裁】若热毒偏盛的可加金银花、连翘、野菊花等清热解毒药物；血热重者可加大牡丹皮、赤芍剂量，酌加紫草；如夹杂湿淫，加薏苡仁、土茯苓；如瘙痒持续难忍，加乌梢蛇、僵蚕以祛风止痒等。

【验案举要】 皮肤瘙痒证属血热风痒，以肤痒方治之而愈

路某，男，32 岁，2009 年 7 月 24 日初诊。患者半年前因饮酒迎风后出现全身皮肤瘙痒不适，经中西医治疗后有轻微缓解，但瘙痒仍不时发作，影响生活及工作，遂来就诊。就诊时患者全身瘙痒，无丘疹，搔抓后皮肤潮红，时发时止，以白天为甚，夜间也常发作，经常影响睡眠，常感浑身微微发热，纳一般，小便稍黄，舌淡红苔薄黄，脉滑数。中医诊断：肤痒症，属血热风痒证。治以疏风解毒，凉血止痒。用肤痒方加紫草 20g、土茯苓 18g、野菊花 15g，14 剂。

二诊（2009 年 8 月 10 日）：患者服药后觉周身舒畅，全身皮肤瘙痒已减大半，但夜间仍有发作，发作时影响睡眠，舌淡红苔薄黄，脉细滑。考虑为阴虚血热，遂用上方去防风，加山栀子 15g、地骨皮 20g，重用生地黄 30g。14 剂。

三诊（2009 年 9 月 5 日）：患者已无明显皮肤瘙痒，偶尔有夜间发作，发作时口渴，舌淡红苔薄黄，脉缓。辨证同前，考虑患者病情已去十之八九，今予二诊方去山栀子，加山楂 15g 继续巩固疗效。

【注意事项】 肤痒症状重者应配合外治法，以提升疗效。同时服药期间应以清淡饮食为主，忌食辛辣及鱼虾之类食物。

第八章　岭南脾胃病医论

一、脾胃湿热理论在岭南地区的临床应用

脾胃湿热是临床常见的脾胃实证，它是"脾湿脏"与"胃燥腑"相济共营烂谷、运化、升清、降浊的生理功能失调导致"脾湿与胃热交蒸"的病理变化。随着地球气候的转暖，生活水平的提高，饮食结构的变化和药物的滥用，本病证的发病已呈上升趋势，不仅东南之地罹患者众，西北之域也渐增多，它可出现于各个系统的许多疾病，尤其与消化系统疾病密切相关，难治性、恶性的疾病也多有呈现，治疗难于速愈，且易反复。

（一）脾胃湿热理论的形成

脾胃湿热理论萌芽于秦汉时代。《黄帝内经·素问》中指出"脾"与"湿"的关系，并论有"湿热"的一些症状、病机和治法、药物。如《素问·至真要大论》说："诸湿肿满，皆属于脾。"《素问·六元正纪大论》曰："溽暑湿热相薄……民病黄瘅而为腑肿。"《素问·生气通天论》曰："湿热不攘，大筋緛短，小筋弛长，緛短为拘，弛长为痿。"《素问·至真要大论》曰："湿淫于内……以苦燥之，以淡泄之……湿上甚而热，治以苦温，佐以甘辛。"《素问·奇病论》记载治疗"脾瘅"时"治之以兰"等。而后《难经》有"湿温"病名。《伤寒杂病论》有"脾色必黄，瘀热以行""阳明病……瘀热在里，身必发黄，茵陈蒿汤主之"等记载。

脾胃湿热理论奠基于唐宋时期。此时期的医籍中明确提出"脾胃湿热"一词，并叙述了其病因、病机和治法、方药。《银海精微》记载连翘可"解脾胃湿热"；《外台秘要》中指出黄瘅是"热气郁蒸"所致；《太平惠民和剂局方》云："脾胃受湿，瘀热在里，或醉饱房劳，湿热相搏，致生疸病"；《伤

寒总病论》云："病人尝伤于湿，因而中暍，湿热相搏，则发湿温……白虎苍术汤主之"；《仁斋直指方论》认为"湿而生热""湿瘀热则发黄""治法纲领大要，疏导湿热于大小便之中"等。

脾胃湿热理论充实于金元时期。此时期认为脾胃湿热的病因分外因、内因，病机则有"因热致湿""湿热共致"和"湿热伤气"诸说。治法应虚实并治、三焦分治，创天水散、清暑益气汤、二妙散等名方。刘完素在《黄帝内经宣明论方》说："凡病者多自热生""湿热之相兼……以辛苦寒药治之"，创天水散。张子和《儒门事亲》认为小儿"疳着，热乘脾之湿土也"，痢病"湿热相兼"等。李东垣在《脾胃论》述"长夏湿热困脾"之病，认为"皆由饮食、劳倦损其脾胃乘天暑而病作也"，创虚实兼治的清暑益气汤。朱丹溪指出："六气之中，湿热为患，十之八九。""东南地下多阴雨地湿，凡受必从外入……西北地高，人多食生冷，湿面重潼酪，或饮酒……此皆自内也。"治法"去上焦湿及热，须用黄芩……若中焦湿热……宜黄连用姜汁炒；去下焦湿肿……必酒洗防己、黄柏、知母、龙胆草"，方有二妙散。

脾胃湿热理论形成于明清时期。由于温病学派兴起，促使本理论长足发展，日臻完善。

在病因方面，吴又可增"戾气"致湿热疫的认识；叶天士述及湿热邪气，认为外邪与环境有关，内邪与饮食有关。关于外邪的传入，吴又可主"从口鼻而入"，叶天士曰"下起"，薛生白认为"从表伤者十之一二，由口鼻入者十之八九"。

在病机方面，盛寅主"脾胃湿而生湿热，是虚为本，湿热为标"，湿热的偏重与体质有关，"阳旺之躯，胃湿（应是热）恒多；在阴盛之体，脾湿亦不少"；薛生白认为"湿热乃阳明太阴同病也"，且可以从化；吴鞠通指出"湿温病……势虽缓而实重，上焦最少……中焦病最多"，且"脉无定体"。

在治疗方面，张景岳重清利，伤阴则忌；吴又可创清热化浊、疏透育阴之达原饮；叶天士主分解湿热而祛湿为先，且重宣通气机，制方甘露消毒丹；薛生白则分"湿多热少……湿热俱多……湿热从燥"而治，立有芳香宣透、辛开苦泄、苦温燥湿、清热利湿等法；吴鞠道亦分三焦论治，组有新加香薷饮、三仁汤、黄芩滑石汤、薏苡竹叶散、清络饮等方。

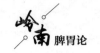

（二）脾胃湿热的病因病机

1. 病因

外因包括湿热邪气、气候、环境和诸虫等。内因包括饮食失节、思虑过度及脾胃素弱等。

2. 病位

脾胃是中心，因脾主湿属阴脏，胃主燥为阳腑。

3. 病机

（1）外受湿热等邪，经卫表或半表半里，或直入里，终归脾胃，因"同类相召"（章虚谷语）；内伤饮食或脾胃素弱，致烂谷、运化、升清、降浊的生理功能失调，脾湿与胃热交蒸而成湿热病变。

（2）湿热含阴阳两性，可呈湿热并重，或湿偏重，或热偏重，还能热化、寒化甚至耗气、损阳、伤阴、亏血等。

（3）湿为阴邪易滞气，气为血帅，久则血瘀。

（4）湿热盘踞中焦，可上蒸扰窍、蒙神、熏肺；旁达肝胆、筋骨、肌肉；下注肾、膀胱、前后阴、女子胞等。

（三）脾胃湿热的临床表现

1. 特征

（1）起病缓慢：病程或潜伏期较长，呈渐进性。

（2）症状矛盾：如知饥不欲食；口渴不喜饮；发热脉不数；大便溏而不畅，或先干后溏；舌苔腻而黄；肢乏，脉不弱而滑。

（3）舌苔必黄厚腻。

（4）缠绵反复，难速愈。

2. 症状及辨别标准

（1）主症

①舌苔黄腻（轻：舌根黄腻或全舌苔黄腻；中：全舌黄腻；重：全舌厚黄腻）。

②胃脘闷胀（轻：食后闷胀；中：经常闷胀；重：胀痛）。

③食欲不振（轻：饭量减1/3；中：饭量减2/3；重：饭量减2/3以上）。

④大便溏（轻：1次/日；中：2次/日；重：3次/日以上）。

（2）次症

①身热不扬，或畏寒发热无汗，少汗；或乍寒乍热；或单热不寒。

②黄疸。

③口苦黏或口渴不喜饮、喜少饮、温饮。

④舌质淡红或红。

⑤脉缓或细、弦、滑等。

（3）兼症

①肌肤：水肿，身重，足痿，白㾦，湿疹，脓疱疮。

②筋节：关节重着或肿痛。

③扰窍：头重如裹，耳鸣，目眩，咽痛，喉肿，口舌溃疡。

④蒙（失）神：但欲寐或不寐，或神志时清时昧。

⑤熏肺：胸闷，咳嗽，痰多白黏。

⑥蒸肝胆：右胁胀痛，手足拘急。

⑦注下焦：小腹闷胀，大便黄或浊，大便黏着不爽，阴部痒，湿疹，或带下黄白。

（4）湿热偏重的判断

①热偏重：舌红、苔黄腻干、脉数；口干喜凉饮，小便黄、大便干。

②湿偏重：舌淡红或淡、苔白腻披黄、脉缓；口苦而淡，小便清，大便稀或溏。湿浊重则苔厚腻。

（5）判断标准：主症①必备，再加1个其他主症、1个次症或1个兼症即可判定。

（四）脾胃湿热的治疗

1. 治法

清热利湿，理气舒络。

2. 方剂及运用

治疗脾胃湿热主要以清化饮（含清化胃饮、清化肠饮）为主方加减运用。

（1）主方

①清化胃饮：蒲公英、夏枯草各20g，茵陈、白扁豆各12g，黄连3g，厚朴6g，佩兰10g，白豆蔻4.5g，薏苡仁15g，赤芍10g。具有清热祛湿、理气

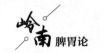

舒络之功。适用于湿热并重、气滞络瘀证与各种胃病。方中蒲公英、夏枯草、茵陈、黄连清热祛湿为君；佩兰芳化、豆蔻温化、薏苡仁渗化为臣；佐以厚朴、赤芍理气舒络，白扁豆和中祛湿，为使。

②清化肠饮：是清化胃饮加火炭母、凤尾草各 20g，仙鹤草 15g，炒地榆 10g，以加强清肠热、敛肠湿之能，适用于热重于湿，湿热蕴结肠道之各种泄泻。临床清泄肠道湿热时，依不同兼证、伴随症具体加减，每天 1~2 剂，水煎服，餐后 2 小时温服。

（2）加减运用

①湿热偏重：热偏重加知母、连翘；湿偏重去扁豆、白豆蔻、佩兰，加苍术、草果、槟榔、蚕砂。

②不饥善饥：不饥者，伤肉类食加山楂、炒莱菔子、鸡内金等；伤谷类食，加麦芽、谷芽、神曲等。善饥或泛酸，加左金丸、海螵蛸、瓦楞子等。

③呕吐嗳噫：选半夏、吴茱萸、生杷叶、旋覆花、竹茹、代赭石等。

④小腹坠胀感：加升麻、葛根、桔梗、荷叶等。

⑤大便溏、便血：大便溏或稀，加仙鹤草、地榆炭或石榴皮、儿茶等；黏而白加炮姜、肉桂、煨诃子等；初干后溏加冬瓜仁、败酱草等；便血色暗红，加大黄、三七、炒蒲黄等；便血色鲜红加侧柏叶、紫珠草、炒槐花等。

⑥大便秘结：实秘者属热结加大黄、番泻叶、虎杖等；属湿结者加草果、厚朴合大黄；气秘加杏仁、木香、川楝子等；血秘加桃仁、当归尾等。虚秘者脾气虚重加生白术；胃阴虚加玉竹、玄参；血虚加当归。

⑦咽喉部症状：咽有堵塞感、咽峡色白，加苏梗、橘络、绿萼梅等；咽干色红，加射干、马勃、野菊花、木蝴蝶等；咽干色暗，配茜草、赤芍或当归；痰黄加桔梗、浙贝母；痰白加法半夏或天南星；咽后壁滤泡增生加僵蚕或石菖蒲。

⑧兼诸虚：气虚偏湿加党参、黄芪，偏热加绞股蓝、太子参；阴虚加白芍、甘草；偏热燥选玉竹、玄参；血虚加鸡血藤或当归；阳虚加附子、肉桂等。应注意脾胃虚弱失运，湿热难化尽，要注意补而不壅，滋而不腻。

⑨兼其他脏腑证候：肝郁气滞加疏肝理气药，如柴胡、香附、川楝子等；肝热去黄连易黄芩，加菊花；肝主筋失利，关节胀痛，加木瓜、桑枝等；湿热扰心失眠，配琥珀、茯苓、合欢皮等；湿热上蒙清窍，神志时清时寐，加石菖蒲、郁金；肺热咳嗽配杏仁、枇杷叶，白痰增法半夏、天南星等，黄痰加浙贝、天竺黄等；湿热浸淫肌肤加白鲜皮、地肤子、蝉衣等；湿热下注肾

或膀胱或女子胞，呈淋证或白浊，或带下，原方去黄连易黄柏，再配川草薢、土茯苓。

二、脾胃为后天之本的养生保健方法

众所周知，民以食为天，因为没有饮食物源源不断地输入人体，人的生命是不可能得到持续维持，而饮食物要真正成为生命的原动力，必须有一个消化吸收的过程。中医学认为，人体的脾胃在饮食物的消化吸收过程中起着关键的作用。脾胃是水谷之海，是气血生化之源，是人体赖以生存的中枢，为后天之本。修补后天，健全脾胃，保养正气，应是养生保健之大法。

（一）理论基础

1. 脾胃的生理功能

（1）脾主运化

①运化食物：是指脾气促进食物的消化和吸收并转输精微的功能。食物经胃的受纳腐熟被初步消化后变为食糜，下送于小肠进一步消化。

②运化水液：指脾气的吸收、传输水津、调节水液代谢的功能。胃和小肠消化吸收的津液经脾气上输于肺，脾气在水液代谢过程中起中枢作用，凡水液的上下腾达均依赖脾气的输转。

（2）脾主统血

脾气具有统摄、控制血液在脉中正常运行不溢出脉外的功能。脾气健运，一身之气自然充足，气足则能摄血。

2. 脾胃的生理特性

（1）脾喜燥恶湿

脾气健旺，运化水液功能发挥正常，水精四布，无痰饮水湿的停聚，即喜燥恶湿。

（2）胃喜润恶燥

胃之受纳腐熟水谷，不仅赖胃阳的蒸化，更需胃液的濡润，"喜润恶燥"。胃中津液充足，方能消化水谷，维持其通降下行之性。所以，在治疗胃病时，要注意保护胃阴，不可妄施苦寒，以免化燥伤阴。

（3）脾主升清

脾气上升，水谷精微等营养物质才能输布到全身发挥其营养功能，故脾

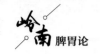
以升为顺。

（4）胃主降浊

食物入胃，经胃的腐熟后，必须下行进入小肠，才能进一步消化吸收，故胃以降为和。

脾与胃居于中焦，是升降的枢纽，脾宜升则健，胃宜降则和，在调理机体时应尤其注意调理脾胃气机。

（5）与形、窍、志、液、时辰的关系

①在体合肉，主四肢：指脾气的运化功能与肌肉的壮实及其功能发挥有着紧密的联系，四肢的功能正常与否，与脾气的运化和升清功能是否健旺密切相关。

②在窍为口，其华在唇：是指人的食欲、口味与脾气的运化功能密切相关。口唇的色泽可以反映脾精、脾气的盛衰。

③在志为思：思虑太过，最易妨碍脾气的运化功能，致使脾胃之气结滞，因而出现不思饮食、脘腹胀闷、头目眩晕等症。

④在液为涎：唾液中较清稀的称作涎，涎液上行于口，但不溢于外。若脾胃不和，往往会发生口涎自出的现象。

⑤与长夏之气相通。

3. 脾胃与他脏的关系

（1）与肺、膀胱的关系

《素问·经脉别论》曰："饮入于胃，游溢精气，上输于脾，脾气散精，上归于肺，通调水道，下输膀胱，水精四布，五经并行。"

（2）脾胃一伤，四脏皆无生气

脾胃居中土，与其他脏腑关系密切。五脏应五行，肝、心、脾、肺、肾对应木、火、土、金、水。脾胃有病很容易影响其他脏腑，出现相生相克的疾病传变现象。故言："脾胃一伤，四脏皆无生气"。

4. 脾胃的重要性

（1）仓廪之官，五味出焉

脾胃比作仓廪，可以摄入食物，并输出精微营养物质以供全身之用，可见脾胃在人体占有极其重要的地位。脾胃运化水谷，化生精微，为气血化生的物质基础，所以说脾胃是气血生化之源、后天之本、健康之根。

（2）四季脾旺不受邪

即健脾胃、扶正气能抗御清除外邪，同时也可调节和维持机体阴阳平衡以清除内邪，这与免疫系统具有防御、自稳、监视三大功能是一致的。免疫功能降低和紊乱是引起衰老和易染疾病的一个重要原因，中医通过健脾扶正，增强机体防御机能，便可纠正这一偏颇。健脾中药方大都以人参、黄芪、党参、茯苓、白术、大枣等为主药，近代医学研究发现，此类方药可加强人体T细胞免疫功能，对防病、抗衰老确有临床价值。

（3）内伤脾胃，百病由生

饮食要有节度，过分摄入肥甘厚味，或过饥过饱，食无定时，都会伤及脾胃。脾胃一伤，气血生化之源匮乏，则诸病丛生。

就生理和病理而言，中医所讲的脾胃包括了整个消化系统，远远超出解剖学意义上的脾和胃的范畴。

（二）中医养生的原理

1. 养生的定义

养生指合理选用各种保健方法，通过长期的锻炼和修习，达到保养身体、减少疾病、增进健康、延年益寿目的的技术和方法。养生是为了自身生存和健康长寿，根据生命发展的客观规律所进行的保养身体、减少疾病、增进健康而延年的一切物质和精神活动。

2. 养生的主要对象

（1）年老体弱者

这类人的机体脏器功能逐渐衰退，会严重影响健康，因此需要延缓衰老，提高年老体弱者的生活质量。

（2）各种慢性病患者

此类患者病程进展缓慢或反复发作，致使出现功能障碍，而功能障碍又加重了原发病的病情，形成恶性循环。养生不仅能帮助患者的功能恢复，同时有助于防止原发病的进一步发展。对慢性病的养生必须有针对性，有相应的有效措施与方法。

（3）各类残疾者

包括肢体、器官和脏器等损害所引起的各类残疾者，也包括精神疾病患者。

3. 养生的基本要素

（1）精

是构成人体及促进人体生长发育的基本物质，是生命活动的动力基础。

（2）气

是推动脏腑功能活动的动力，也是推动各种生命物质在人体川流不息的动力，是生命活力的根本保证。生命是气的产物。

（3）神

是机体生命活动的总称，也是人体生命活动的外在表现。生命的健康与否，可以通过神的状况来判断。

精、气、神为人身"三宝"，三者相互依存，相互为用，一荣俱荣，一衰俱衰。此外，血也是"三宝"之后的另一要素，血是滋养人体脏腑、组织、器官，保证人体新陈代谢的基本物质，是人体内化生乳汁、经血、精液、体液等生命物质的源泉。有形之血不能速生，补气生血时，无形之气所当急顾，补血之中不忘补气。

（三）脾胃与养生的关系

1. 土为万物之母

人以胃土为木，一旦内伤脾土，则万病由生，所以养生要重视养脾胃。

2. 人生在世，水谷为养

人出生后，以水谷为养，才能健康成长。水谷精微本于脾胃运化，故养生要重养脾胃。

3. 先天不足，后天调补

肾为精血之海，人之始生本于父母精血之源，精血之海又赖后天滋养。故人之自生至死，先天有不足者，如得后天调补，才能健康延寿，可见养脾胃在养生中之重要性。

（四）脾胃养生的方法

1. 饮食养生

（1）饥饱适中

很多养生学家均主张饮食宜节量，一日三餐七八分饱。

（2）食宜缓细

不论粥饭点心，皆宜细嚼慢咽，急则损脾伤胃。

（3）饮食有时

饮食有定时、有规律，才能使身体及时获得维持生命的营养。

（4）怒后勿食

怒后不可进食。进食的时候宜心平气和，一切反常的情绪都应尽力排除，才有利于胃的消化。

（5）谨和五味

主食和副食多样化有重要意义，食物应有精有粗，做到杂食不偏。

（6）清淡为上

勿进肥浓、羹胾、酥油酪饮等，须少食肉，多食饭面。

（7）饮食宜洁

秽饭、馁肉、臭鱼，食之皆伤人，必须重视饮食卫生。

（8）甘咸勿过

食糖过多会害脾生痰损齿，易患消渴。吃盐过多会产生心血管疾病，尤其易患高血压病。

（9）适温而食

食物的温度要适中，过烫对消化道可造成物理性伤害，过冻则伤脾胃，即使是炎热酷暑，也不可恣意冷饮。

（10）餐后养生

食毕叩齿三十六下，令津满口，则食易消，可远离胃病。如饱食则卧，食不消成积，容易导致肠胃病。

1993年我国营养学家提出中国居民食物金字塔模式，内容大致有八条：①食物多择谷类为主；②多吃蔬菜、水果和薯类；③每天吃奶类、豆类或其制品；④经常吃适量鱼、禽、蛋、瘦肉，少吃肥肉和荤油；⑤食量与体力活动相适应，保持适宜体重；⑥吃清淡少盐的膳食；⑦饮酒应适量；⑧吃清洁卫生、不变质的食物。

2. 药膳养生

（1）温脾法

运用温中的中药，如干姜、高良姜、桂枝、肉桂等。

171

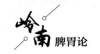

（2）补脾法

运用健脾的中药，如黄芪、党参、人参、白术、黄精、大枣等。

（3）运脾法

运用运脾的中药，如砂仁、豆蔻、苍术、木香、陈皮等。

（4）醒脾法

运用能醒脾的中药，如山楂、鸡内金、神曲、谷芽、麦芽、布渣叶等。

（5）药膳汤方举例

①西洋参瘦肉汤

组成： 西洋参24g，猪瘦肉500g。

制法： 将西洋参洗净，用温水泡软，切片；再将猪瘦肉洗净，与西洋参片一齐放入锅内，加入泡过西洋参的水及适量的清水，武火煮沸后文火煲1小时，调味，饮汤食肉。

功效： 益气健脾，养阴开胃。

主治： 气虚不任温燥者。本方补而不燥，可清补益气。可用于热病后期正气不足之神疲乏力、饮食减少，或小儿脾虚之不思饮食、虚汗出；或产后气虚津亏之虚劳烦渴、胃纳欠佳。亦可用于肿瘤患者化疗后体虚、白细胞减少者。

②参芪乳鸽汤

组成： 党参60g，黄芪30g，乳鸽2只。

制法： 乳鸽剖净，去内脏，抹干水分，切块；党参、黄芪洗净，与鸽肉一齐放入锅内，加清水适量，武火煮沸后，文火煲1小时，调味，饮汤吃肉。

功效： 补气健脾。

主治： 病后体弱，或久病体衰，脾胃虚弱，症见倦怠乏力，面黄食少，神疲形瘦；或产后欠补，气血不足；或消渴饮水不知足。汤中乳鸽味道鲜美可口，又能滋阴，可治消渴病。

③人参炖鸡

组成： 鸡肉100g，红参10g（如边条参用10g，吉林参用8g，高丽参用6g）。

制法： 鸡去毛剖净，取鸡腿肉或鸡胸肉，去皮、骨；人参切片，与鸡肉一起放进炖盅内，加清水适量，炖盅加盖，文火隔水炖2小时，调味，饮汤食肉。

功效： 大补元气，固脱摄血。

主治：元气大亏，身体虚羸；或心气虚弱，症见动则心悸、汗出、气喘；或出血不止，血脱及气者。临床可用于出血性休克、心力衰竭的调养，亦可作一般体虚调补汤品。

3. 运动养生

（1）动以养形

生命在于适当运动。流水不腐，户枢不蠹，动也。运体以祛病，体活则病离。

（2）运动方法

我国传统的健身术有五禽戏、太极拳、太极剑、八段锦，现代普遍应用的散步、慢跑、游泳、舞蹈等运动都可以使人体各部位得到充分的锻炼，使百脉畅通、气血调和，各系统机能活跃，达到养生健体的作用。但是，不论应用哪一种运动方法来养生都要注意中和之道，既不过亢，亦无不及，中和体现了阴阳平衡的养生精髓，只有劳逸适度、动静兼修、有张有弛，才能达到养生的目的。锻炼身体不是一朝一夕的事，只有持之以恒、坚持不懈地进行适当的运动，才能收到养生健身的功效，如"饭后百步走，活到九十九"。

4. 情志养生

（1）不过思虑

中医学认为脾主思，但思虑过度、忧愁不欢最伤脾胃，可引发脘胀嗳气、食少纳呆，久则导致身体虚弱。故防止思虑过度是情志养生中的重要一环。

（2）愉悦心脾

人常常会因事与愿违、情志不遂而精神抑郁，继而出现心烦焦虑失眠，此时调养情志十分重要，可多做一些分散精力、自我喜欢、愉悦心脾的活动，如散步、听音乐、看电影、唱歌、跳舞、绘画、写字、养花养鱼、打太极拳、健身操、游泳、旅游等令情志畅顺，心情开朗，脾气愉悦，比药物调治更胜一筹。

5. 按摩养生

（1）摩腹法

坐或卧式，闭目内视腹部，自然呼吸。双手叠掌置脐下腹部，以脐为中心，两手绕脐，由小至大，男子先按顺时针方向作螺旋式摩转 36 圈，再逆时针摩转 36 圈，最后叠掌回至原处。女子则先逆时针摩转 36 圈，再顺时针方向摩转 36 圈。全过程需 6~10 分钟。摩腹毕，可起身散步片刻。

（2）揉三阴交穴

盘腿端坐，用左手拇指按压右三阴交穴（内踝尖上 3 寸，胫骨内侧后缘处），左旋按压 15 次，右旋按压 15 次；然后用右手按压左三阴交穴，手法同前。

脾胃为后天之本，气血生化之源。若脾胃虚弱，气血生化无源，人体正气不足，不能抵御病邪，各种疾病峰起。正如李东垣所言："惟脾土旺则万物皆昌，而四脏多有生气矣。"《黄帝内经》曰："四季脾旺不受邪。"故脾胃功能不仅在疾病治疗方面，同时在预防保健方面也起着重要的作用，充分体现了脾胃功能在"治未病"中的价值。

三、胃肠病"药对"经验

生理上脾与胃一脏一腑，一阴一阳，一升一降，一喜润一喜燥。脾易虚易寒，胃易实易热，胃为多气多血之腑，脾胃的正常运行有赖肝气的疏泄。由于脾与胃在生理上阴阳互根，发生病变时阴阳失衡，故治疗上须调平脾胃阴阳。

"药对"使用分类包括升降气机配对、刚柔相济配对、润燥相宜配对、寒热并治配对、同功同性配对、气血同治配对。

（一）升降气机配对

柴胡-枳实

柴胡质轻而散，升发清阳，疏肝解郁；枳实质重而沉，主降泻而下气消痞。二者一升一降，升清降浊，疏肝理脾，可谓升降气机的"哼哈二将"。若便溏者，用性缓之枳壳，或减少枳实用量。便秘者用枳实行气通便。

（二）刚柔相济配对

1. 白芍-甘草

此药对即《伤寒论》的芍药甘草汤。白芍味酸性寒，柔和而泻肝木；甘草味甘，性平缓和补脾，二药合用，酸甘化阴，柔缓冲和，解痉止痛，效力倍增。对于偏热、偏瘀、偏实者，以赤芍易白芍。虚实夹杂者，则赤、白芍合用，组成赤芍白芍甘草汤，其效更妙。

2. 柴胡-白芍

肝藏血，主疏泄，体阴而用阳。柴胡性辛散，疏泄肝气；白芍性酸柔，涵养肝血，柴胡得白芍之柔，疏肝气而不致太过，免耗肝阴；白芍得柴胡之散，补肝血而不致壅滞，免碍肝用。临证常用此药对组成四逆散、逍遥散、柴胡疏肝散等，治疗属肝气郁滞、肝气犯胃或肝脾不和证的慢性胃炎、功能性消化不良、胃或十二指肠溃疡及慢性肠炎、肠易激综合征患者。

（三）寒热并治配对

1. 海螵蛸-浙贝

海螵蛸咸微温，制酸和胃，为治胃酸过多之佳品；浙贝苦寒，生肌和胃，并借其清热缓泻之功牵制海螵蛸涩便之弊。适用于胃脘胀痛、反酸，无论胃寒、胃热证，均可随证加用。若便溏，浙贝减量或改用黄连止泻，便秘者加大浙贝用量。

2. 木香-黄连

胃肠病证多寒热夹杂，故处方常寒热并用。木香配黄连亦即《丹溪心法》所载香连丸，木香辛温，行气温中，消滞止痛；黄连苦寒，直清胃肠火热。两药一温一寒，一辛一苦，辛开苦降，疏理气机，调和胃肠，用治胃肠急慢性炎症、痢疾或溃疡，属寒热错杂或湿热夹寒证患者。

3. 黄连-吴茱萸

黄连苦寒直折肝火，吴茱萸辛苦大热，既能温中止呕，又可疏肝止痛，引黄连入厥阴肝经，泻横逆之肝火。用治肝火犯胃，症见呕酸嘈杂、胃脘灼热、嗳气、脐脘胀痛、口苦患者。此药对类似于西医制酸剂，对胃酸过多患者屡试屡验。一般黄连用量为吴茱萸的 3~6 倍。

（四）润燥相宜配对

法半夏-麦冬

法半夏辛温，燥湿和胃，止呕消痞；麦冬甘微寒，滋阴养胃。两药一燥一润，使脾湿得除而不致温燥，可形象地比喻为"洒水扫地"；胃阴得养而不致滞腻。用治痰湿困脾兼胃阴不足之干呕、呃逆、饥不欲食患者。

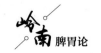

（五）同功同性配对

1. 夏枯草-蒲公英

二药均为苦寒清热之品，前者归肝、胆经，善清肝火，并能消癥散结；后者归肝、胃经，清热解毒之力尤强，也能散瘀消肿，治癥肿疮疡。蒲公英善治阳土胃热，夏枯草清泻肝火抽釜底之薪。用此药对治疗肝胃郁热型胃脘痛，以及胃、十二指肠活动性炎症、糜烂溃疡、幽门螺杆菌感染者效佳。

2. 凤尾草-白花蛇舌草

此"二草汤"为苦寒入大肠之品，有清热祛湿、解毒活血之效，适用于慢性结肠炎体质壮实、湿热阻遏、泄泻难止之证。因为岭南气候暖湿，人之体质多湿热交阻，结于大肠。二草相须为用，增强清热祛湿之功。在临证中若能掌握治则，配伍应用，疗效显著。

3. 火炭母-凤尾草

火炭母为岭南地方药材，微酸涩，微寒，有清热利湿、凉血解毒、消导积滞之功，治疗泄泻、痢疾，多用于急性期。凤尾草也是岭南地方药材，微苦寒，具有清热利湿、凉血止血、消肿解毒之功，用治肠炎、痢疾。火炭母、凤尾草药性药效相近，两药相须为用，增强清热利湿止泻功效，常用于急性肠炎或慢性肠炎急性期属肠道湿热者，屡有效验。

4. 蒲公英-败酱草

二者均味苦性寒，功效同为清热解毒，蒲公英入阳明胃经，败酱草入大肠经，合则称"蒲败散"，用治发病率较高的消化道三病——慢性胃炎、消化道溃疡、慢性结肠炎属热证者，尤其是慢性结肠炎长年久病者，经治痊愈或显效者无数。

5. 槐花-地榆

因两药同入血分，凉血止血，善止下焦血热或湿热蕴结肛肠之下消化道出血，用于病位在直肠、肛门，有腹痛、腹泻兼见里急后重、肛门灼热者。按照该原理有类似的其他配对，如病位在胃，选蒲公英与夏枯草；病位在结肠，选蒲公英与败酱草，或凤尾草与白花蛇舌草。

6. 枳实-厚朴

两药均为行气除满要药，枳实偏寒，专于破胃肠结气，消积导滞，以除痞为主；厚朴偏温，善于降胃肠之气，宽中化滞，厚肠运脾，以除胀为主。二药配用，用治脘腹痞满胀痛、矢气、便秘属胃肠气滞不行者，均有良效。

7. 火麻仁-郁李仁

两药均为种子滑润之品，药性平和，功能滋养润燥、滑肠通便。火麻仁还可补益虚劳，郁李仁尚能下气行滞。两药配用润下力增，用于津枯肠燥便秘，尤其适用于产后、热病后、年老体弱及习惯性便秘。

8. 台乌-香附

两药性温，功效同为理气止痛。《本草正义》曰："香附皆以气用事，故专治气结之病。"配乌药温肝理气止痛，相得益彰，用治脾胃虚寒或厥阴肝寒之脘腹或少腹冷痛。

9. 三七-白及

三七既能止血，又能活血，"止血不留瘀，活血不动血"，为止血良药，内服外用均有效；白及收敛止血、消肿生肌，相使配对加强三七止血之功，用治上消化道出血者，研粉生用效更佳，既能止血，又能活血，保证血供，促进胃肠黏膜上皮生长。

（六）气血同治配对

1. 郁金-丹参

简称"金丹"。郁金为气中之血药，以行气解郁、活血止痛见长；丹参为血中之气药，功能和血养血、行气活血，功同四物。前者主治气滞，后者主治血瘀。气滞是血瘀之始，血瘀是气滞之甚，但两者常同时存在。两药配对治疗气滞血瘀之胃脘痛、腹痛，疗效显著。

2. 郁金=佛手

佛手疏肝理气、和中化痰，气清香而不烈，性温和而不峻，配伍行气解郁、活血止痛的郁金，两药相须配对，效力倍增，称二药为"金佛"。常用此药对合四逆散、乌贝散等治疗肝气犯胃、脾胃气滞之胃脘痞满、胃痛纳呆、嗳气呕恶等症，屡获良效。

3. 川楝子—延胡索

两药配对即《太平圣惠方》中的金铃子散。川楝子善疏肝气，泄肝热，走气分；延胡索活血又行气，行血中之气。两药合用气血同行，通则不痛，

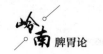

止痛力增，善治肝胃郁热之脘腹疼痛，属热证疼痛者疗效尤佳。

四、谈提高消化性溃疡中医治疗效果的临床思路

胃及十二指肠溃疡病是内科的常见病、多发病，临床以上腹部反复疼痛为主症，属中医学"胃脘痛"范畴。近十多年来，我们在开展脾胃学说的研究中，曾先后系统治疗住院的溃疡病患者 364 例，随着对本病的病机不断地加深认识而确定相应的治法及方药，使疗效得到了显著的提高，临床治愈率由 67.6% 提高到 84.4% 及 94.4%。现将我们的初步思路介绍如下，以供临床参考。

（一）病机主脾虚，脾健病自愈

消化性溃疡的病位在胃，因脾与胃互为表里，故两者有密切的关系。从本病的临床表现来看，以脾胃虚弱的证候为多见，如胃脘隐痛，或饿痛，喜温饮食，得食痛减，纳差，食后腹胀，神疲乏力，便溏，舌质淡等。我们曾先后对门诊 174 例及住院 126 例溃疡病患者进行统计，结果具有不同程度脾虚症状者分别占 83.8% 及 92.2%。故我们初步认为，脾胃虚弱是溃疡病发病的主要病机。

中医学认为，脾主运化，为后天之本，"脾旺不受邪""内伤脾胃，百病由生"，故各种原因引起脾胃损伤而导致脾胃虚弱，或素体脾胃不足者，均可削弱脾胃的防御抗病的功能，从而易受饮食不节、劳倦、情志失调及天气转变等外来不良因素的影响，引起及加重脾胃功能失调与气机逆乱，则可酿致溃疡病的发生或复发。

西医学认为，溃疡病的发生与胃黏膜屏障功能有一定关系。正常的胃黏膜屏障具有防止胃脘内氢离子回渗到胃黏膜细胞里的作用，若这一屏障因某些因素遭到破坏时，氢离子便向胃黏膜细胞内回渗，胃黏膜细胞因其内的氢离子浓度（酸度）增高而受到损害，同时也使细胞组织释放组织胺而引起盐酸分泌增加；此外氢离子亦可增加胃蛋白酶的分泌，这些改变则可导致胃黏膜糜烂、溃疡等。然而胃黏膜屏障功能的正常与否，从中医看来则与脾胃功能状态关系最为密切，即脾胃虚弱或功能失调，则胃黏膜屏障易受不良因素影响而遭到破坏，从而容易导致溃疡病的发生。

脾胃虚弱是溃疡病发病的主要因素，且本病常反复发作，病程较长，"久

病多虚",故补益脾胃是治疗溃疡病的基本方法。我们曾用四君子汤加黄芪、海螵蛸为基础方随症加减,治疗40例住院的溃疡病患者,疗程6~8周,临床治愈率达67.6%,总有效率为96.9%,其中脾虚型治愈率为71.5%。说明补益脾胃方药对溃疡病有良好的治疗效果。

我们在临床中观察发现,溃疡病经过恰当的治疗,随着溃疡病的症状、体征及龛影消失,90%以上患者的脾虚症状也相应得到不同程度的改善,而舌象和脉象则无明显的变化,不能达到正常状态。该现象提示溃疡病虽然治愈,而脾虚证尚未达到痊愈,说明脾胃功能尚未达到正常状态,这可能是溃疡病复发的潜在因素。因此,我们设想在溃疡病治愈后,再给予一段时间以补益脾胃为主的治疗,使"脾旺四季不受邪"而提高机体抗溃疡病复发的能力。据国外大量文献记载,溃疡病5年内复发率为50%~90%。笔者曾对反复发作的溃疡病患者17例,于1999年治愈后分成两组进行观察。其中治疗组9例,治愈后再继续以补益脾胃治疗,服用自制健脾片(四君子加黄芪等)4个月,经5年的随访,结果无复发者7例(占77.8%),仅2例分别在2~3年后胃痛发作,复发率为22.2%。另8例为对照组,未做健脾系统治疗,结果5年内无复发者3例(占37.5%),其余5例均在1~2年胃痛复发,复发率为62.5%。治疗组远期疗效明显优于对照组,有非常显著的差异($P<0.01$)。初步说明补益脾胃方药不仅对溃疡病有较好的治疗效果,而且对巩固疗效及防止溃疡病的复发均有着重要作用。

由四君子汤加黄芪为基础的方药,具有升阳益气、调补脾胃的功效,为治疗溃疡病"脾虚"之本。据我们临床及实验观察,其治疗溃疡病的作用机理可能与下列因素有关:

1. 调整脾胃功能

我们临床曾对103例溃疡病患者进行有关自主神经功能检查,结果发现脾虚患者有85%以上存在自主神经功能紊乱,且以副交感神经偏亢为主。西医学认为,自主神经功能平衡失调,如副交感神经偏亢,能使胃酸和胃蛋白酶分泌增多,交感神经功能偏亢能引起胃黏膜下血管痉挛,造成供血不足而局部缺血,这些变化均可导致溃疡病的发生。

根据中医"脾开窍于口""涎为脾液"的理论,我们又对部分脾虚患者进行唾液淀粉酶活性测定,并与正常组比较,结果表明脾虚患者在酸刺激后,唾液淀粉酶活性比正常组明显下降($P<0.01$),且唾液流率的增

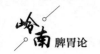

加也不及正常人。说明脾虚患者的唾液在质和量方面都异于正常，提示脾虚患者消化腺分泌的反应机能低下，这与中医认为脾虚则运化功能不足是一致的。

西医学认为，人体的唾液除唾液淀粉酶具有消化功能外，唾液随吞咽进入胃内，在一定程度上可以中和胃酸、稀释胃液，以达到保护胃黏膜的作用；尤其是唾液中的黏蛋白成分可以与胃腺分泌的黏液共同加强胃黏膜屏障；甚至认为"不论进食液体或固体食物，胃中黏液含量的增加几乎单独来自唾液腺，而不是来自胃的黏液分泌"。故脾虚患者唾液在质和量方面都异于正常，可能与溃疡病的发病存在着一定的关系。

溃疡病患者临床经用补益脾胃的四君子汤加黄芪为主方药治疗后，随着脾虚症状的消失或好转，复查见自主神经功能紊乱现象亦随之好转，唾液淀粉酶活性用酸刺激后又能升高而趋于正常，同时逐步发现对机能偏低和偏高者都能起一定的调整作用，说明补益脾胃对自主神经功能紊乱、唾液淀粉酶活性具有调整作用。动物实验证明，一定剂量的四君子汤对动物离体小肠有明显的对抗乙酰胆碱、组织胺作用，以及一定程度的对抗肾上腺素作用。因此，我们初步推想，以补益脾胃的四君子汤为主治疗溃疡病，可能是通过对抗乙酰胆碱和组织胺，调整唾液淀粉酶活性及自主神经功能紊乱，调整及增强脾胃功能，从而增强了胃黏膜的屏障作用和再生能力，从而起到防治溃疡病作用。

2. 抗溃疡作用

动物实验证明，由四君子汤为主组成的方药可明显降低大白鼠实验性胃溃疡的发生率，能使大白鼠胃液量和总酸排出量明显减少，与对照组比较均有非常显著的差异（$P<0.01$）；此外，还有促进胃黏液分泌的倾向。提示补益脾胃方药治疗溃疡病的机理，除了抑制胃酸分泌外，还可能与加强胃黏膜屏障有关。

（二）迁延多瘀阻，活血病易除

溃疡病的病程较长，病情迁延难愈，究其原因与瘀血内阻有关。因胃为多气多血脏腑，胃痛初起虽多为气机不畅，但气滞可导致血瘀；此外，久病脾气更虚亦能影响气血运行，更加重气滞血瘀。胃络瘀阻，气血凝滞不通，则胃痛加剧，痛处固定不移，局部压痛或拒按，舌质发暗或有瘀斑，甚或吐血、便血等，从而病情缠绵难愈。笔者曾在临床对66例溃疡病住院患者进行统计，结果具有瘀血症状者占80%以上，符合中医"久病入络""久病必瘀"之说。纤维胃镜检查亦见溃疡周围多数伴有充血、水肿，提示局部有循环障碍的存在。

我院病理室曾对180例溃疡病手术切除胃标本观察，发现溃疡底部及溃疡周围的血管发生血管内膜炎，血管壁纤维增厚或透明变性，其中有151例（占83.89%）管腔都有不同程度的狭窄。再加上溃疡合并有炎症，使局部氢离子浓度增高及膨胀压增加，均导致了溃疡局部血运障碍，供血不足，使局部组织细胞代谢障碍和损伤，导致了溃疡病迁延难愈。

据上所述，溃疡病无论中医临床分型如何，都存在着瘀血内阻的病理变化，故本病的治疗应在辨证论治的基础上配以活血化瘀方药，如丹参、三棱、五灵脂、桃仁、川芎、田七、失笑散、丹参饮等。据现代病理学研究证明，活血化瘀药具有解除内脏平滑肌痉挛、改善血运及组织营养状态，以及促进慢性炎症病变局限和吸收、溃疡愈合等作用。我们曾在以上补益脾胃的四君子汤加黄芪、海螵蛸的方中，选加三棱（或五灵脂）为基础方并随症加减，治疗本病住院患者47例，结果临床治愈率提高到85.1%，疗效明显优于单纯补脾组（$P<0.01$）。据我们临床实践体会，本病配以活血化瘀药治疗，不仅能提高溃疡的愈合率，而且止痛时间亦比单纯补脾组明显缩短（见表8-1）。

表8-1 补脾组与补脾加活血组疗效比较

	例数	治愈例数及占比	止痛天数（$\bar{x}\pm SD$）
补脾组	40	27（67.5%）	8.6±3.4
补脾加活血组	47	40（85.1%）	6.2±2.7
P 值		$P<0.01$	$P<0.01$

（三）活动多郁热，热清病易却

溃疡病活动期，临床见胃痛性质往往发生改变，由原来的隐痛变为胀痛、灼热痛、刺痛，或痛连及胸胁，甚则胃痛剧烈，脘腹胀满，嗳气频作，心烦易怒，口干苦，大便干结或不畅，舌质较红，舌苔黄等。中医辨证多属肝郁化火及胃热。纤维胃镜检查则见溃疡周围黏膜明显肿胀、充血，白苔边缘有伪足蔓出，且多数伴有胃或十二指肠炎症。如我们曾统计胃镜检查为溃疡病的 212 例中，合并有炎症者 210 例（占 99.1%）。我院病理室对 180 例手术切除胃观察中，亦发现全部溃疡灶都合并有炎症。我们还在临床观察到，当患者肝郁、肝郁化火及胃热证候经治疗后减轻或消失，纤维胃镜检查则可见溃疡及炎症亦随之得到改善，似两者几乎呈平行关系。故我们初步认为溃疡病中医辨证有肝郁、肝郁化火及胃热存在者，似往往提示溃疡病活动期及有炎症的存在。故治疗应加强清热消炎的治疗，常用方药如蒲公英、黄芩、白花蛇舌草、夏枯草、木贼、珍珠层粉、五味消毒饮等。

我们曾在补脾活血方（四君子汤加黄芪、三棱、海螵蛸）中加入清热消炎力强又无苦寒伐胃弊端的蒲公英为基础方随症加减，又治疗溃疡病住院患者 34 例，结果临床治愈率又上升到 94.4%（见表 8-2），疗效明显优于单纯补脾组及补脾活血组（$P<0.01$）。

表 8-2　补脾组、补脾活血组与补脾活血清热组疗效比较

	例数	治愈例数及占比
补脾组	40	27（67.5%）
补脾加活血组	47	40（85.1%）
补脾加活血清热组	34	32（94.1%）
P 值		$P<0.01$

为了进一步验证清热消炎药对溃疡病的治疗价值，我们又观察了本治法对脾虚肝郁型的治疗效果。脾虚肝郁型的溃疡病临床表现较为复杂，既有脾虚，又有肝郁（或化火）的症状。我们曾用健脾疏肝方药（四君子汤合四逆散加减）治疗本型溃疡病 64 例，临床治愈率仅达 48.4%，而同期用补脾法为主治疗脾虚型溃疡病治愈率则高达 77.8%。故提升脾虚肝郁型的治愈率则有助于提高整组的疗效。根据以上认识，肝郁及肝郁化火常提示溃疡病处在活动期或有炎症存在。故对脾虚肝郁型或肝郁化火明显者，先采用清热消炎为主的治疗，方用自拟的和胃汤（蒲公英、黄芩、赤芍、郁金、川芎、丹参、煅瓦楞子、甘草）加减。待肝郁及化火症状基本消失后，才配以或改为健脾为主的治疗。曾用本法治疗脾虚肝郁型溃疡病 55 例，临床治愈率提高到 69.1%，疗效明显优于健脾疏肝组（$P<0.01$）。初步说明清热消炎法对溃疡活动期的治疗具有重要作用（见表 8-3）。

表 8-3　健脾疏肝方与和胃汤疗效比较

	例数	治愈例数及占比
健脾疏肝方	64	31 （48.4%）
和胃汤	55	38 （69.1%）
P 值		$P<0.01$

（四）溃疡需制酸，杆菌宜清幽

吞酸是溃疡病常见症之一，西医学认为溃疡病是胃酸自身消化所致，有"无酸不成溃疡"之说，故常采用抑制或中和胃酸的药物治疗。我们曾对 62 例各种胃痛患者进行五肽胃泌素胃液分析检查，结果表明溃疡病胃酸的分泌各项数值均非常显著高于对照组（$P<0.01$），且溃疡病各证型间胃酸分泌无明显的差异（$P>0.05$），而临床统计有吞酸症状者占 43.6%，无吞酸表现者占 56.4%。可见溃疡病患者胃酸水平普遍增高，与中医证型无关，且临床不一定有吞酸的表现。故我们在治疗溃疡病方中均加入具有制酸作用的海螵蛸一药，其他具有制酸作用的碱性药物如煅瓦楞子、珍珠层粉、牡蛎等均可选用，从而减轻胃酸对溃疡病灶的刺激，这对缓解疼痛及促进溃疡愈合均有良好的作用。

西医学认为，胆汁返流胃内，破坏胃黏膜屏障，是导致胃黏膜发炎、糜烂、溃疡的原因之一，故防治胆汁返流对本病的治疗十分重要。笔者曾对 19 例在胃镜下见有胆汁返流胃内的患者进行观察，临床多数有胃脘灼热痛、胸胁胀痛不适、口苦或呕逆苦水、舌边偏红等表现。《素问·痿论》说："肝气热，则胆泄口苦筋膜干。"《灵枢·四时气》曰："善呕，呕有苦……邪在胆，逆在胃，胆液泄则口苦，胃气逆则呕苦。"根据患者的临床表现及中医的理论，初步认为胆汁返流的发生主要与肝郁胆热、胃失和降有关。"六腑以通为用"，故对有胆汁返流者，可在辨证论治的基础上配以疏肝清胆、降逆通腑之品。疏肝清胆选用柴胡、佛手、郁金、素馨花、夏枯草、枳壳、木贼、山栀；降逆选用代赭石、竹茹、柿蒂、法半夏、苏梗、丁香；通腑选用枳实、大腹皮、大黄等。据临床观察，配用以上药物可增加胃肠蠕动，对改善腹胀、胁痛、口苦、呕逆、便秘等症状有显著的效果。经治疗 6 周后胃镜复查，有 11 例胆汁返流消失（占 57.9%），其余 8 例均有不同程度的改善，这对促进胃炎的消失及溃疡的愈合起到重要的作用。结果 19 例中有 15 例（78.9%）溃疡得到愈合。幽门螺旋杆菌与溃疡病的发生和发展有密切关系，感染的患者如有胃热及肝郁化火表现，可加入蒲公英、夏枯草等药，以提高幽门螺旋杆菌的根除率。

总之，脾胃虚弱是溃疡病的主要病机，本病的活动期与肝郁、肝郁化火及胃热有关；迁延难愈则与胃络瘀阻有更为密切的关系，胃酸增高为本病的普遍现象。故本病的治疗一般应以补益脾胃为主，佐以疏肝、活血、清热、制酸之法。方药如四君子汤加黄芪、海螵蛸、三棱、郁金、蒲公英为基础方随症加减。对肝郁（化火）及胃热明显者，可采用先以清热消炎为主（方如和胃汤），后以健脾之法治疗；对有胆汁反流者，则应配以疏肝清胆、降逆通腑之品。对感染幽门螺旋杆菌者重用蒲公英、夏枯草有清幽抑菌的作用。临床实践证明，上述诸法灵活运用，共冶一炉，能明显提高溃疡病的治疗效果。

五、毒垢理论在慢性萎缩性胃炎及胃癌前病变的临床应用

慢性萎缩性胃炎伴异型增生是最常见、临床高发的胃癌前病变[1-2]，胃癌前病变阶段的早发现能够给治疗提供最佳时间，从而能够避免不良的预后[3]。由于胃癌病因尚未阐明，采用针对胃癌病因的一级预防仍非常困难，故寻找针对胃癌前病变（precancerous lesions of gastric cancer，PLGC）防治的有效方法十分重要。慢性萎缩性胃炎（Chronic atrophic gastritis，CAG）是指胃黏膜遭到反复侵害而见胃黏膜固有腺体萎缩，黏膜变薄，或肠上皮化生、异型增生为病理特点的病症。癌前病变主要是指轻、中度的异型增生和不典型增生[4]，确诊主要依靠胃镜及活体组织检查。慢性萎缩性胃炎、胃癌前病变属中医的"胃脘痛""反胃""积聚"等范畴。

（一）毒垢理论的基本概念

中医学的"毒垢"，是指身体正常代谢无法排出的毒素残留在体内，历经长年累月的层层堆积而形成的一种物质。毒素则泛指对身体可能造成危害的各种物质，并非特指一般所说的剧毒物。凡是身体多余的、过剩的、不能通过自身正常的新陈代谢顺畅排出体外的东西，留在体内都会危害健康，都可称为毒素。毒垢牢固地附着在身体各大系统、管道、器官、组织和细胞内外，难以被身体自然代谢，从而引起多种疾病。

毒素和毒垢的区别主要在"度"，毒素越积越多，就会从量变到质变，进

而转化为毒垢。毒素附着力弱，位置不太固定，相对容易代谢和排除；而毒垢附着力强，位置相对固定，不容易被代谢和排除。毒素还没有形成势，对人体健康的影响少；毒垢已经成势，对人体健康的影响比较大。

现代社会由于环境的污染，化学添加剂的滥用，以及人们不良的生活饮食习惯，体内积聚了大量的毒垢。人体内的毒垢就像是茶垢、牙垢和水垢一样，也很难被代谢掉。毒垢慢慢积累，瘀堵经络、血脉，阻滞气机，影响人体正常的新陈代谢，使人体内的毒素"进"多"出"少，最终会打破人体的平衡状态，严重危害人体健康。因此，只有全面清除五脏六腑的毒垢，才能阻止疾病的进展，真正根除疾病的根源。

毒垢的概念源于中医学的毒邪理论。中医理论中毒邪的含义较多，这里主要指能够对机体产生毒害或毒性作用的各种致病物质。大凡内外致病因素，当其致病性强，对机体危害严重者，便可称之为毒邪[5]。从毒邪到毒垢，是量变到质变的过程。相比毒邪，毒垢附着力强，位置相对固定，不容易被代谢和排除，对人体健康的影响更大。

（二）毒垢理论的历史沿革

毒垢理论萌芽于秦汉时代。中医学对"毒"的论述最早见于《内经》，《素问·五常政大论》就有"寒毒""热毒""湿毒""燥毒"的记载。虽然《内经》主要是以异常的气候变化解释温疫病的发生，但它已经提到了"毒"的类别，注意到六淫以外的致病因素，提出了"不相染者，正气存内，邪不可干，避其毒气"的见解。东汉张仲景在《金匮要略·五脏风寒积聚病脉证并治第十一》则明确提出："大肠有寒者，多鹜溏；有热者，便肠垢。"医圣虽未提出"解毒"治法的概念，但所创之栀子豉汤、麻杏石甘汤、白虎汤、承气汤、大黄黄连泻心汤、白头翁汤、茵陈蒿汤、升麻鳖甲汤诸方，却为后世宣透、通利、清热、化浊、化瘀解毒法奠定了基础。

毒垢理论奠基于隋唐。《诸病源候论》认为外感热病的发生是六淫夹毒所致，书中还对自然界中毒的产生、致病机理及临床表现做了简略论述；并认识到六淫侵袭人体后可以化毒，如"风热温气，搏于皮肤，使血气涩不行，蕴积毒气""寒气客于皮肤，搏于气血，腠理闭塞，气不得宣泄，蕴积毒气。"隋·巢元方《诸病源候论·痢病诸候》记载："肠垢者，肠间津汁垢腻也。"唐代《备急千金要方》《外台秘要》博采诸家之长，收载了许多解毒名方，如犀角汤、犀角地黄汤、苦参汤、石膏汤等，为解毒法的运用积累了丰富的

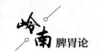

经验。《圣济总录》记载："内经谓大肠有热便肠垢；巢氏曰，肠垢者，肠间津汁垢腻也。盖传化之腑，热气积而为痢，痢久不已，肠间虚滑，津垢乃出，是邪热气实，真脏气虚，故有此证。"

毒垢理论充实于金元时期。金元四大家之一的刘河间，通过长期观察研究和临床总结，认为治疗外感病要重视清热泻火解毒，主张药用寒凉以解热毒，为解毒法的应用开辟了蹊径。金元四大家中的另一位张子和，治病常用发汗剂、催吐剂和泻下剂，用汗、吐、下法作为驱邪解毒的法则。

毒垢理论形成于明清时期。明代吴又可在治病上提出了"宜泻而去其邪，勿早补而裹其毒"的观点，强调祛邪解毒的治则。清·尤怡《金匮要略心典》曰："毒，邪气蕴结不解之谓，以及热从毒化，变从毒起，瘀从毒结。"清代随着学术的日趋成熟，毒与解毒的理论得到了更大的发展，大多数医家都承认毒的存在，对病理化生之毒有所阐发，解毒治法日臻完善。明·张景岳《类经》曰："胃中寒肠中热则胀而且泄（上文言肠中寒者泄，而此言肠中热者泄，所以有热泄寒泄之不同，而热泄谓之肠垢，寒泄谓之鹜溏也。）"清·沈金鳌《杂病源流犀烛·痢疾源流》曰："其冷热蕴结肠胃间，滑泄垢腻者，名肠垢，即为热痢，宜芩连芍药汤。"清·严则庵《伤寒捷诀·肠垢鹜溏》曰："凡伤寒自利，有因三阳传阴经而下利者，为协热利，协热利者，曰肠垢，脐下必热，宜黄芩汤、葛根汤主之。"清·吴世昌《奇方类编》记载涤垢汤："用僵蚕不拘多少，去嘴研末，煎汤浴之。或一日一次，或二日一次，毒必发出，然后搽之。"叶天士在《临证指南医案》中指出"阳明血热，久蕴成毒"的毒素毒垢病理机制；治疗上提出"毒甚化之"的观点，对"毒不化而转陷"之证，主张"搜逐透发为主法"；对"毒伏于阴"，"亦有下夺之法"；对"气衰毒陷"，亦有"救里托毒之治"，充分体现了叶氏辨证论治中强调解毒除垢的思路和方法。清代何廉臣《重订全国名医验案类编》等著作中对毒邪致病机理、解毒除垢治法及方药运用均有重要发挥。

新中国成立后，中医对毒邪致病理论有了进一步阐发，黄星恒研究员提出了"毒寓于邪""毒随邪入""变由毒起"的观点，在中医界产生了很大的反响。

（三）慢性萎缩性胃炎及胃癌前期病变与"毒垢"的关系

1. 病因病机

慢性萎缩性胃炎及胃癌前期病变的发生多因饮食不节、情志失调、劳倦内伤引起。其病因病机有：

①饮食不节、饥饱无常、嗜食肥甘或烟酒无制而伤脾害胃，助湿生热，湿聚化痰，郁热入血而为瘀热，痰、瘀、热交结而生内毒，久毒结垢而生毒垢。

②忧思抑郁，肝胃气机失调，肝胃不和而终致脾胃气机升降失职。脾不升清，浊阴不降，浊邪凝聚生毒，毒结中焦而成毒垢。

③脾胃素虚或劳倦内伤，中伤脾胃，脾胃运化失调，水湿不化；脾虚气弱，运血无力，酿成血瘀。湿瘀交结，蕴生内毒，久成毒垢。

2. 用毒垢理论治疗慢性萎缩性胃炎及胃癌前病变

用毒垢理论治疗慢性萎缩性胃炎及胃癌前病变的基本法则，是以解毒除垢为主，佐以他法，代表方剂为白莲治萎方和白莲治瘤方。

（1）白莲治萎方

组成：白花蛇舌草 30g，半枝莲 30g，黄芪 20g，白术 15g，石斛 20g，丹参 20g，郁金 15g，三棱 12g，厚朴 20g，延胡索 20g，甘草 6g。

用法：每天 1~2 剂，水煎服。具有解毒除垢、益气养阴、活血化瘀、理气止痛的功用。

主治：毒垢积胃、气阴亏虚、肝郁血瘀、虚实夹杂的慢性萎缩性胃炎。

方解：方中的白花蛇舌草、半枝莲解毒除垢，为主药；丹参、三棱、郁金化瘀开郁，为臣药；黄芪、白术、石斛益气养阴，厚朴、延胡索理气止痛，为佐药；甘草润和诸药，为使药。

加减：临床应用时，依不同兼症进行加减。胃幽门螺旋杆菌感染或苔黄胃热者，加蒲公英、夏枯草；纳呆者加布渣叶、鸡内金；便秘者加虎杖、枳实，白术加倍；泄泻者加火炭母、凤尾草；反胃者加旋覆花、代赭石；烧心者加海螵蛸、浙贝。

（2）白莲治瘤方

组成：白花蛇舌草 30g，半枝莲 20g，黄芪 20g，白术 15g，石斛 20g，丹参 20g，郁金 15g，三棱 12g，厚朴 20g，延胡索 20g，甘草 6g，升麻 10g，青蒿 15g（后下），重楼 20g，三七 6g，莪术 12g，水蛭 10g。

用法：每天 1~2 剂，水煎服。具有拔毒除垢、消癥散结、理气止痛、扶正祛邪的功用。

方解：方中升麻、青蒿、白花蛇舌草、半枝莲、半边莲拔毒除垢为君；

重楼、丹参、三棱、莪术、水蛭消瘀散结为臣;黄芪、白术、石斛益气养阴,厚朴、延胡理气止痛,为佐;甘草润和诸药为使。

加减:临床应用时,依不同兼证进行加减。气虚重者黄芪倍量;阴虚重者加生地黄、玄参;黑便加紫珠草、仙鹤草;疼痛重者加乌药,三七倍量;阳虚者加熟附子、肉桂。

(四) 小结

毒垢贯穿于慢性萎缩性胃炎的始末,故解毒除垢为本病治疗总则。毒解垢除从而气行血畅,恢复提升脾胃之特性,脾气上升,胃之津液得下,胃气和调,胃得津液阴血润养,萎缩的腺体、肠上皮化生、不典型增生可逐步恢复正常。久病多瘀,又需采用活血化瘀通络法,使瘀不助垢,瘀去新生,有助于正常组织恢复;久病多虚,又需补虚扶正,脾旺不受邪,有利于康复。

六、化浊解毒法在防治浊毒内蕴型大肠腺瘤复发中的运用

大肠腺瘤是目前公认的大肠癌前病变,可归属中医学"肠蕈""内科瘤病"等范畴,其检出率及术后复发率有逐年升高的趋势,尤其是进展性腺瘤。目前大肠腺瘤的治疗以内镜下手术切除为主,并依据腺瘤的病理及大小评估癌变风险,制定相应的术后定期随访方案。然而经内镜治疗后,大肠腺瘤3~5年的复发率可达20%~50%,且仍有恶变的可能。

(一) 病因病机

湿、浊、热是导致该病的重要致病因素。多数医家认为,该病为本虚标实、虚实夹杂之证,脾虚感邪为病机重点,瘀浊、瘀血内停是病理关键,而湿热、湿浊、痰浊、寒湿是大肠腺瘤生成及复发的病因。

岭南地区气温高,湿度大,暖湿气流环绕,形成"天热下逼、地湿上蒸"的湿热致病特点。而岭南人喜食生冷寒凉,多食鱼虾蟹,易伤及脾阳;加之现代社会压力巨大,易致情志不畅等肝郁诸症,肝木克脾土,易致肝郁脾虚之证。脾失健运,运化水湿失常,痰湿、湿浊内生,与外感湿热之气搏结于肠道,郁而化热,导致湿热蕴肠。基于岭南人体质偏颇,湿热质、痰湿质居多,故岭南地区大肠腺瘤病多为浊毒内蕴型证。其中,痰、湿之潜伏则成"浊",属阴邪,其性重浊黏滞,久滞缠绵,易阻遏气机;热之潜伏则为

"毒"，属阳邪，其性刚烈善变，易伤津耗气。浊毒阴阳两邪胶着蕴郁肠道，导致脏腑功能紊乱，气血运行失常，小肠分清别浊失司，大肠传化糟粕不能，则必生瘀滞，凝聚而成息肉。故此证患者，脾虚而浊毒内蕴肠腑，瘀血内阻，可见纳呆、体倦、腹痛、里急后重等症；肠道湿重则见便溏，肠道热重伤津则见便秘。综上，本病之本为肝郁脾虚，标为浊毒夹瘀。

（二）治则治法

治疗上重视岭南湿热致病的特点，擅用清化治法，注重根据病邪之深浅灵活用药。在浊毒内蕴型大肠腺瘤的治疗中，化浊与解毒二法不可偏废，以调阴阳之衡，即临证治疗时须以清热解毒、化湿祛浊之法清肠道浊毒阴阳之邪，祛其邪以治其标；同时佐以疏肝理脾、醒脾运脾之法调畅胃肠气机运行，澄其源以正其本，阻其浊毒生化之源，以调和阴阳，使四季脾旺不受邪。浊得除，则无湿碍脾，纳呆可解；无湿蕴肠，则泻可止；毒得清，则里急后重可缓；无热伤津，则便得通。疏肝运脾，使肝气得疏，无力克脾，气机升降得复，脾复升清，三焦水湿得以运化，方可杜绝湿热内盛之源。小肠分清别浊，大肠传化糟粕，则瘀滞可化，腹部刺痛、胀痛、隐痛诸症均可随之而解。

综上，结合岭南治病理论及大肠腺瘤致病特点，确立了浊毒内蕴型大肠腺瘤清热解毒、化湿祛浊的治疗大法，佐以疏肝运脾化瘀之品，达到消瘤防瘤之功。

（三）方药组成

基于病因病机及治法治则，余自拟清肠化浊消瘤方，并随证加减，以改善浊毒内蕴型大肠腺瘤患者之临床症状，预防腺瘤术后复发。其具体方药如下：白花蛇舌草 15~30g，半枝莲 15~20g，猫爪草 10~20g，三棱 10g，炒薏苡仁 30g，柴胡 6~15g，白芍 10~15g，枳实 6g，甘草 6g。该方以白花蛇舌草、半枝莲为君，以清热利湿、化浊解毒，是防癌抗癌的常用药对；三棱、猫爪草为臣，以猫爪草加强君药之散结解毒之功，以三棱消积化瘀；柴胡、白芍、枳实为四逆辈，佐之以舒畅气机、条达肝气；薏苡仁以其平和之性，健脾利湿之功，佐使全方清泻而不伤脾气；甘草为使，调和诸药，亦可补中益气。对肠道湿热重者，在重用白花蛇舌草、半枝莲基础上，可合用火炭母、凤尾草以增强清热利湿之力；对瘀血停滞而刺痛明显、多发腺瘤者，易白芍为赤芍，加用莪术以活血化瘀、延胡索以行气止痛；对浊毒已清、湿热已除者，

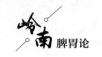

减少清热利湿之品，加用芡实、山药等健脾之品以匡扶正气，使得正气存内、邪不可干。

（四）组方分析

1. 化浊解毒使小肠分别清浊、大肠传化糟粕

本方以化浊解毒为大法，选用白花蛇舌草、半枝莲为君，组成药对"莲花片"，以祛湿之功化其"浊"，以清热之力解其"毒"，以此专药针对浊毒之病机。臣药以三棱、猫爪草药对，加强散结解毒之功，破血消癥。君臣相配，使小肠分清别浊之功得复，大肠传化糟粕之力得运。

（1）白花蛇舌草-半枝莲

白花蛇舌草味甘淡微苦，性凉，苦凉清泄胃肠之湿热，甘淡渗水利湿，可使湿热从二便而出；半枝莲味辛微苦，性凉，辛能行散肠道之浊气，苦凉清泻肠道之热毒。二者联用，不仅化浊解毒之功倍增，尚有活血祛瘀之力，使肠道得新血之濡养。祛湿当以甘寒、辛寒化湿，不宜大苦大寒之辈，避免苦寒克伐脾阳败胃。此外，现代医学研究也表明，两药有明确的抗肿瘤功效，且两者联合可协同增效，效果优于单药叠加。

（2）三棱-猫爪草

三棱味辛苦，性平，有活血化瘀、行气消积之功，擅消癥瘕痞块；针对浊毒证必夹瘀滞的病机，三棱可理气化瘀，使气血行而不滞，正如张锡纯云"血活气通，其病易愈"。此外，三棱亦有防瘤抗癌之功。猫爪草化痰散结、解毒消肿，对于消化系统的息肉病变常用猫爪草，认为其有防瘤消瘤之功，临床也屡屡获效。两者相伍，可增强其散结消癥之功。临床也有三棱猫爪草汤治疗纤维肉瘤的病例报道。

2. 疏肝健脾使肝复条达、脾复能运

在治疗胃肠疾病时，尤其注重肝郁脾虚证，注重脾胃病从肝论治。对四逆散的灵活化裁，使疗效倍增。大肠腺瘤的治疗方面，在攻伐浊毒的基础上，须时刻注重顾护胃气，故在此方中加入薏苡仁以健脾祛湿，甘草以补中益气兼调和诸药。

（1）柴胡剂量之斟酌

柴胡清轻升散，又能疏泄，灵活运用可使其力专于升提阳气或疏肝解郁。对浊毒内盛证中湿盛而致阳气不举、阳气不升者，予小剂量柴胡 6~10g 以升

举阳气；若情志不遂，郁郁寡欢，肝郁甚者，予中剂量柴胡12~15g以疏肝解郁、透达郁阳、舒畅气机。

（2）赤芍药、白芍药之精用

四逆散中白芍敛阴养血柔肝为臣，与柴胡合用，以补养肝血、条达肝气，可使柴胡升散而无耗伤阴血之弊。另外，若浊毒之邪气灼伤津液而致阴血不足、筋脉失养而见腹痛者，则予白芍，合甘草为芍药甘草汤以酸甘化阴、柔筋止痛。若患者热盛而阴血亏虚不明显，舌下脉络迂曲甚，则易白芍为赤芍，以增强其凉血活血之力。若阴血亏虚、瘀血刺痛同见，则赤、白芍同用。以白芍之静守养阴、赤芍之灵动化瘀，使筋得濡养，瘀血得化。

（3）枳实、枳壳之甄选

枳实与枳壳均可使用。枳实破气消积、化痰除痞，在方中与柴胡配伍，一升一降，共奏舒畅气机、升清降浊之效。然枳壳之力较缓和，行气而不破，故常用麸炒枳壳以缓和其燥烈之性，去其伤阴之弊。若患者热结便秘，脘腹胀满，则予力峻之枳实行气通便。

3. 随证加减，运筹帷幄

浊毒证病机复杂，但瘀浊内停是该病的病理关键，湿热、湿浊、痰浊为最常见病理因素。体质学研究也表明，痰湿质、湿热质人群患腺瘤性息肉的危险性较其他体质者高出近5倍。对于肠道湿热甚，症见里急后重、肛门灼热者，加用火炭母、凤尾草。两药所组成的"火凤"药对为岭南草药专清肠道湿热之品，相须为用，增强清热利湿之功。自拟火凤清肠方，对肠道湿热疾患治疗效果尤佳。

若兼有痰湿内盛，舌苔厚浊垢腻难除，甚则焦黄者，加用胆南星、天竺黄。此药对是运用上海名老中医张镜人"铲饭滞"之法，可清热化痰。大肠腺瘤的痰湿体质患者的复发为顽痰作祟，故予此药对以除老痰、顽痰。先以透邪化浊、滋润化痰除去厚垢苔；再予法半夏燥湿、麦冬清润，二药共用，余自称之为"洒水扫地"，以除却生痰之源。若久病入络，痰瘀相搏，腺瘤反复发作者，常用水蛭一味，取其走窜之性，能引药力直达病所，以达活血化瘀、消癌破结之用。

复发性结直肠腺瘤的随访主要靠内镜检查，而中医通过望、闻、问、切，四诊合参，可断其病邪之去留，参其正气之盛衰。本病多为体质因素协同外感邪气共同影响肠道内环境，内外因合而致病。在中医药的干预过程中，随

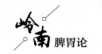

着体质偏颇的纠正，外邪及致病因素的祛除，机体逐渐恢复阴平阳秘的稳态，使正气存内，邪不可干。在诊断方面，通过独创的验咽法结合传统舌脉诊，形成独特的方法。"舌为胃镜，舌比脉明，咽比舌早"，舌苔判断浊毒之深浅，舌下脉络判断体内瘀毒之盛衰，脉象判断机体正气之虚弱，验咽后判断病邪之去留，从而窥探机体气血阴阳，运筹帷幄，把握用药时机。在服药疗程上加以改良，通过缓慢减药的服药方式，极大地提高了依从性及疗效的稳固性，避免停药后疾病复发。

七、化浊解毒法在癌症治疗中的体会

癌症是多种恶性肿瘤的统称，病理变化是人和动物体的任何组织或器官的癌细胞无限制增生，导致对邻近正常组织的压挤、侵犯和破坏；增生的癌细胞可由血液或淋巴带至身体其他部位，再行增殖与破坏，发生原位癌、转移癌。其临床表现为肿块逐渐增大，表面高低不平，质地坚硬，时有疼痛，日久可出现恶病质。笔者有幸跟随邓铁涛等大师学习，认识到目前癌症患者普遍的病机变化是浊毒内蕴，运用化浊解毒法治疗癌症效果很好，为中医药治疗癌症提供了一条新思路，现将相关认识和治疗经验总结如下。

（一）癌症发生的病因病机

癌瘤坚如岩石，属于中医"积聚""岩"等范畴。它的产生主要与人体正气不足有关，其发病不外乎内、外二因，外因可以为六淫邪气、物理因素、生物学因素、化学因素等致癌因素；内因主要为七情不和、饮食不节、劳逸失度、遗传因素等。在发病的内因、外因中，七情不和、饮食不节、六淫邪气是其发病的主要因素。

1. 七情不和

所谓七情是指喜、怒、忧、思、悲、恐、惊。七情不和直接或间接影响气血及脏腑的正常生理功能。《内经》谓："百病皆生于气……喜则气缓，怒则气上，忧思则气结，悲则气消，恐则气下，惊则气乱。"《灵枢》谓："为伤于忧怒……而积皆成矣。"《外科正宗》认为乳岩的病因病机是"忧郁伤肝，思虑伤脾，积想在心，所愿不得志者，致经络痞涩，聚结成核。"无不强调精神因素，尤其是忧、怒与癌症的发病密切相关。

2. 饮食不节

过度的饥饱劳碌，暴饮暴食，寒热不适，尤其对消化系统肿瘤的发生有一定的影响。宋《济生方》谓："过餐五味，鱼腥乳酪，强食生冷果菜，停蓄胃脘……久则结为癥瘕。"《医学法律》谓："过饮滚酒，多成膈症，人皆知之。"

3. 六淫邪气

古人认为风、寒、暑、湿、燥、火六淫是癌症发生的主要原因之一。《诸病源候论》谓："积聚者，由于阴阳不和，脏腑虚弱，受于风邪，搏于脏腑之气所谓也。"《灵枢·百病始生》谓："积之所生，得寒乃生，厥乃成积也。"由此可见癌症的发生与六淫相关，尤其是风、寒、湿、火。病机为浊毒内蕴，伤五脏六腑。

当代社会，随着生态环境的恶化，人们生活方式的改变，疾病谱也发生了改变，这是浊毒学说形成的重要社会自然因素。浊毒的产生并非一日一时之变。浊毒既是一种病理产物，又是一种致病因素，从广义上讲，可分为"天之浊毒""地之浊毒"及"人之浊毒"。空气中污染物、受污染的水和食物、情志不畅、饮食不节（洁）、不良习惯、代谢疾病均可导致浊毒内蕴。浊毒侵犯人体，出现脏腑功能失调，肺失宣降，肝失条达，脾胃气机升降之枢纽亦受影响，同时影响全身气血津液运行，聚而成湿浊，湿浊日久化热为毒，从而加重浊毒致病，发展成癌症。从西医学角度分析，浊毒胶结导致人体从细胞到器官发生浊化，日久则在浊化基础上发生浊变，即形态结构的改变，包括现代病理学范畴的细胞肥大、增生、萎缩、化生和癌变，以及炎症、变性、凋亡和坏死等变化。

（二）病证结合，审因治疗

癌症不是一种疾病而是一类疾病，在治疗本病过程中尤要察正邪之虚实而定其治则，先攻其邪瘤以扶正，又须重于扶正以御邪，正所谓"正气存内，邪不可干"。我们认为随着现代人们生活水平的提高，高油高脂的食物占领了餐桌的大半江山，导致人们的发病以实为主或者虚实夹杂。用药以清热解毒类中药为主，包括白花蛇舌草、半枝莲、半边莲、黄连、黄芩、茵陈、鱼腥草等，现代药理研究发现此类中药可以通过抑制肿瘤细胞增殖、诱导肿瘤细胞凋亡、分化及逆转、调节机体免疫水平、调控细胞信号通路及传导、抗突

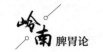
变、抑制血管生成等多种途径发挥抗肿瘤作用。

顾护胃气的思想起源于《内经》。《素问·平人气象论》说："人以水谷为本，故人绝水谷则死"。《素问·玉机真脏论》说："五脏者，皆秉气于胃，胃者，五脏之本也"。正所谓"有胃气则生，无胃气则死"，应重视顾护患者的脾胃，治疗癌症可以在清热解毒药的基础上同时酌情加用黄芪、党参、白术、山药、茯苓、当归、白扁豆、陈皮、甘草等，以补益中气；用砂仁、山楂、神曲、谷芽、麦芽、鸡内金等，以开胃消导；用木香、乌药、大腹皮、枳实、枳壳、佛手等，以调理脾胃气机。

现代药理学研究发现，虫类药具有明显降低血液黏稠度的作用，可改善机体微循环，还能够调节机体免疫功能与痛阈，对肿瘤细胞具有不同程度的杀灭作用。癌症治疗中辨证使用虫类药，与化浊解毒药配合，对患者生活质量的提高可起到关键作用。虫类药物走窜力强，擅入络脉，选择此类药物，不仅能够引药力直达病所，还具有搜风、通络、剔毒、化痰之功。常用的虫类药包括全蝎、蜈蚣、地龙、僵蚕、水蛭、九香虫等，此类药物具有祛瘀活血、剔络止痛、搜风解毒等功效，有利于临床疗效的提高。

（三）防重于治，胃癌前期的中医药介入逆转

1. 从胃炎到胃癌只有 3 步

胃炎是指胃黏膜的炎症，发病率在胃肠病中居首位。胃炎可分为急性胃炎、慢性胃炎，急性胃炎失治可发展为慢性胃炎。慢性胃炎分为浅表性、萎缩性两大类，现在也称为慢性非萎缩性胃炎和慢性萎缩性胃炎。幽门螺杆菌感染是慢性胃炎的一个重要病因。十二指肠液反流（含胆汁、肠液和胰液）可刺激形成胃黏膜的慢性炎症。

胃癌大部分是由慢性胃炎逐渐发展而来，主要有三个阶段：慢性非萎缩性胃炎→慢性萎缩性胃炎→胃黏膜肠上皮化生（异型增生）→胃癌。慢性萎缩性胃炎是目前公认的癌前疾病，异型增生则是与胃癌发生密切相关的癌前病变。这里的"萎缩"指的是胃腺体的萎缩，即胃腺体数量的减少，并不是人们想象的"胃缩小了"，甚至"没有胃了"。

2. 防治胃病"三分治七分养"

（1）饮食是养胃之关键因素

慢性胃炎患者需做到按时用餐，勿暴饮暴食，避免生冷、辛辣、过酸过

甜等刺激性食物，少食油炸、腌制、剩饭剩菜等不健康食物，多吃水果。

（2）养成良好的生活方式

吸烟是胃癌的独立危险因素，不吸烟，少喝浓茶、少饮酒，养成良好的生活习惯才能远离慢性胃病。

（3）药物治疗

幽门螺杆菌是明确的慢性胃炎、胃癌的感染因素，根除幽门螺杆菌是特异性的病因治疗，且研究表明只有在发生慢性萎缩性胃炎之前根除幽门螺杆菌，临床获益最大。中医药治疗可逆转慢性萎缩性胃炎。

3. 萎缩性胃炎的中医药治疗逆转

实验证明阴转幽门螺杆菌感染的中药中以黄连、大黄作用最强。临床上不任苦寒药物的人群可用大量蒲公英、夏枯草代替。在慢性萎缩性胃炎胃癌前期病变的发病中，浊毒既为一种新的病理产物，又可成为新的致病因素。浊毒相干为害，如油入面，难解难分，终使胃热气耗阴伤，气滞络阻，胃络瘀滞，气不布津，血不养经，胃失滋润荣养，胃腑受损，腐肉败血，日久则黏膜变薄，腺体萎缩，甚则成肠化、不典型增生。可见浊毒相干为害是慢性萎缩性胃炎胃癌前期病变病机关键之所在，以浊毒内壅、胃络阻滞、胃失和降为标，以阴血耗伤为本，终成虚实夹杂之候。根据本病浊毒相干为害的病机特点而确立化浊解毒的治疗法则。

八、克罗恩病的中医辨证治疗

克罗恩病（Crohn's disease，CD）是一种原因不明的慢性非特异性肉芽肿性肠道炎症性疾病，临床常见腹痛、腹泻、肠梗阻等，且常伴有发热、营养障碍和关节炎等肠外表现。本病反复发作，长期不愈，可并发口腔溃疡、虹膜睫状体炎、肛周炎、肛周脓肿等肠外表现。病变部位常呈跳跃性分布，但多见于小肠末端及邻近结肠，可累及口腔至肛门各段消化道。任何年龄均可发病，但青壮年占半数以上，男女间无显著差别。本病欧美等国家发病率较高，国内原本少见，但有资料显示，近10年来，我国克罗恩病发病率较快上升，如今已经成为国内消化科的常见病，预计今后的患病率还将不断升高。

克罗恩病的病因不明，目前尚无特效治疗手段，病程长，迁延难愈，治疗十分棘手。但结合中医药治疗的优势，能有效控制病情，长期维持稳定状态，减少患者的痛苦。本病的中医诊断多为腹痛、泄泻、痢疾等，其病机病

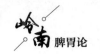

证复杂多样，总体辨证为本虚标实，标实为热毒，或兼痰湿，或热毒伤阴，或热瘀互结；本虚为脾肾气虚，继而出现脾肾阳虚。治疗的关键是无论何种辨证分型，均应立足于顾护脾运、促进转输。在预防上要注意饮食宜忌、起居有常。

（一）病因病机

中医的辨证论治是以症状为基础，克罗恩病的主要临床表现最常见的是腹痛（50%~90%）、腹泻（87%~95%，一般无脓血或黏液，如直肠受累可有脓血及里急后重感）、发热（85%~94%）。该病属中医学腹痛、泄泻等病范畴，目前国内医家大多认为其病因病机主要是六淫外邪侵入腹中、饮食所伤、情志失调及命门火衰。

1. 六淫外邪侵入腹中

外邪以暑、湿、寒、热较为常见。脾喜燥而恶湿，外来湿邪最易困阻脾土，以致升降失调，清浊不分，水谷杂下而发生泄泻，故有"湿多成五泄"之说。而腹痛多由于寒凝气滞，气机阻滞，或外感湿热，或寒郁化热，热结于肠，腑气不通，发为腹痛。

2. 饮食所伤

饮食不节，暴饮暴食，损伤脾胃；或恣食肥甘厚腻辛辣，酿生湿热，蕴蓄肠胃；或误食馊腐，饮食不洁，或过食生冷，致寒湿内停等，均可致运化失职，升降失调，气机阻滞，清浊不分而发生腹痛、泄泻。正如《素问·痹论》所言："饮食自倍，肠胃乃伤。"

3. 情志失调

抑郁恼怒，肝失条达，气机不畅，横逆克脾；或忧思伤脾，脾气不运；或素体脾虚，土虚木乘，肝脾不和，脾失健运，气机不利，升降失调，脏腑经络气血郁滞，清浊不分而成腹痛、泄泻等。故《景岳全书·泄泻》曰："盖以肝木克土，脾气受伤而然。"

4. 命门火衰

命门之火助脾胃运化，以腐熟水谷。若年老体弱，肾气不足，或久病伤及肾阳而致肾阳虚衰；或素体脾阳不足，或过服寒凉损伤脾阳，脾失温煦，运化失职，寒自内生，气机阻滞，发为腹痛，或水谷不化、清浊不分而发为泄泻。

然而克罗恩病临床表现多样，病情迁延难愈，病机错综复杂，多种因素相兼为病。目前比较切合临床实际的观点是：克罗恩病多由于先天禀赋不足，后天饮食不节等，失于调摄，伤及脾土，累及肠道而发为本病。至于外感六淫、情志不调、素体肾阳虚衰等因素虽然参与了克罗恩病的形成，但并非主要的致病原因。因为外感六淫所致腹痛或泄泻多为急性病程，少有慢性迁延不愈者；情志不调所致腹痛或泄泻，多由于气机不利、升降失调，难以导致脓血便；克罗恩病患者多为青壮年，素体肾阳虚衰致病者也极为罕见。因此，克罗恩病虽可诊为中医的"腹痛"或"泄泻"等病，但病因病机与普通"腹痛"或"泄泻"明显不同。

（二）辨证论治

1. 腹痛的辨证论治

腹痛的基本病机是寒、热、虚、实、气滞、血瘀等导致脏腑气机不利，经脉气血阻滞，不通则痛。泄泻的基本病机是脾虚湿盛致使脾失健运，清浊不分，大小肠传化失常而导致泄泻。因此，对于克罗恩病大多从湿、热、瘀、阳虚等方面着手，分为如下几个证型进行治疗。

（1）湿热内蕴证

腹痛，腹泻，或大便夹杂黏液或鲜血；或便秘，口干口苦；小便黄，舌红，苔黄腻，脉滑数或弦数。治以清热化湿，多选用黄芩、黄连、黄柏、苍术等药。

（2）痰瘀互结证

腹痛，腹泻，或腹有肿块，或关节肌肤肿胀，舌质瘀暗，舌苔白腻，脉弦涩。治以理气活血、化痰消积，多选用蒲黄、当归、赤芍、半夏等药。

（3）脾虚湿困证

腹痛，腹泻，胃脘痞胀，食欲差，易疲乏，舌淡胖，苔白腻，脉濡弱。治以健脾益气化湿，多选用茯苓、猪苓、白术、白扁豆等药。

（4）脾肾阳虚证

腹泻，腹痛，食欲不振，神疲肢冷，畏寒喜暖，腰膝酸软，舌质淡，或舌体胖有齿印，苔白，脉沉或沉细无力。治以温肾健脾，多选用人参、白术、肉桂、附子等药。

以上证型虽然概括了腹痛、泄泻的辨证分型和基本治疗方药，然而在临

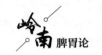

床上并不能完全反映克罗恩病的复杂性。克罗恩病之所以是疑难顽症，长期迁延不愈，不仅由于病因病机复杂多样，其临床证型也由于病程的新久、病情的轻重缓急等变化多端，常常多种因素相兼为病，故难以单纯归类于某个证型，治疗上宜综合考虑，在错综复杂的临床证候中抓住热毒的主要矛盾。

克罗恩病临床上辨证多属热毒，至于脾肾阳虚所导致的虚寒性表现，临床上比较罕见，大多见于疾病后期，是由于脾胃长期运化吸收不足，加之久泄丢失过多水谷精微，导致后天不能濡养先天，命门火衰而现虚寒之象。脾虚湿困既可以见于新得轻症、尚未变生湿热时，又可以见于病情好转、趋于稳定阶段。对克罗恩病的辨证宜四诊合参，三因制宜，仔细斟酌，切忌匆忙中下定论。

2. 顾护脾运、促进转输、强基固本是治疗的关键

克罗恩病无论辨证为何种证型，其核心问题是脾胃失于健运、肠管腐化、水谷精微流失。因此，增强消化能力、促进吸收，才能提高身体对各种营养物质的摄取和利用。如果连药物都吸收不了，谈何治疗疾病？古人云："留得一分胃气，便留得一分生机"，健脾养胃，培补中气，改善营养状态，才能在对抗这种消耗性疾病的过程中保持身体强壮，对疾病的治疗遣方用药时都应该立足于顾护脾运，促进转输。后天调护得当，扶助正气，增加对疾病的抵抗力，才能祛病延年。

（三）临床验案

见第九章岭南脾胃病医案精选第二节肠病治验案五久痢（克罗恩病）。

九、骨质疏松症的中医药治疗

骨质疏松症发病率高，危害性大，受到全球医学界的高度重视。随着我国社会人口老龄化的加剧，骨质疏松已成为一个严峻的医学和社会问题，我国政府已将其列入国家攻关课题，每年的 10 月 20 日定为"国际骨质疏松日"。

（一）定义

骨质疏松症是以骨量减少、骨的微观结构退化为特征，致使骨的脆性增加而易发生骨折的一种全身性骨骼疾病。

（二）症状

腰酸背痛，全身骨痛，身重，四肢沉重难举，身长缩短，驼背，容易骨折；疼痛是最常见的症状。依据临床表现，中医学将其归属于"骨痹""虚劳""骨痿"等范畴，其中以"骨痿"为最常用之称谓。

（三）病因病机

1. 肾精亏虚

患者年迈，天癸已竭；或患病日久，房劳过度；禀赋不足，肾精亏虚，导致骨枯髓减，经脉失荣，气血失和，导致酸痛乏力。

2. 脾胃气虚

饮食失调，脾胃失运；或久病卧床，四肢少动，导致运化无力，气血乏源，精髓亏枯，导致髓枯骨痿。再者，脾主四肢，主肌肉，脾胃气虚则肌肉细弱。脾为气血生化之源，肝藏血，肝主筋，脾胃生血不足则筋腱亦虚软，肝肾同源，筋骨俱累。

（四）治疗原则

应以补肾、健脾、养肝为主，针对每个人的具体情况辨证施治，综合调理。中药和一些中医非药物治疗手段如推拿、针灸等结合，三因制宜，往往能够达到补肾、壮骨、健脾养肝、化痰理气的功效。

（五）治疗方药

1. 经典方剂

有青娥丸、二至丸、左归丸、右归丸、六味地黄丸等。

（1）青娥丸

为补肾壮骨名方，由杜仲、补骨脂、核桃仁、大蒜等组成，具有补肾、强筋、健骨之功效。赵光应用青娥丸治疗绝经后骨质疏松症，24周后患者骨密度、骨碱性磷酸酶、骨钙素显著升高。梁旭燕应用青娥丸加减治疗骨质疏松症，3个月后患者骨病、腰膝酸软等临床症状显著改善，总有效率为93.3%。沈霖、牛奕应用青娥丸治疗老年性骨质疏松症，患者骨密度明显增加，腰背疼痛等临床症状显著改善。

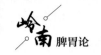

（2） 二至丸

由女贞子、墨旱莲组成，具有益肝肾、补阴血、壮筋骨的作用。虞巧英、俞益火的研究均表明，二至丸治疗 3～6 个月能显著增加骨质疏松患者骨密度和血清雌二醇水平。

（3） 左归丸

为"阳中求阴"的代表方，由熟地黄、山药、枸杞子、山茱萸、川牛膝、菟丝子、鹿角胶、龟板胶 8 味药组成，具有滋补肾阴、填精补髓之功。从 5 篇文献对 499 例骨质疏松症治疗结果看，左归丸可明显改善骨质疏松患者腰膝酸软无力等临床症状，增加骨密度。

（4） 六味地黄丸

由熟地黄、山茱萸（制）、牡丹皮、山药、茯苓、泽泻组成，是治疗肾阴虚证经典方。全方六味合用，三补三泻，以补为主，三阴并补，以补肾阴为主，构成通补开合之剂，共奏滋肾益精之功。通过总结 10 篇六味地黄丸治疗骨质疏松症的临床报道，患者服用六味地黄丸后，其腰背痛、腰膝酸软等症状明显改善，骨密度增加，667 例病例中总有效率平均达到 85.4%。

2. 中成药

国家批准的防治骨质疏松症的中成药有骨疏康胶囊、仙灵骨葆胶囊、骨松宝胶囊和密骨胶囊等。

（1） 骨疏康胶囊

是我国首个防治骨质疏松症的中成药，由淫羊藿、熟地黄、丹参、黄芪、骨碎补等组成，具有补肾强筋壮骨、益气养血化瘀之效。应用骨疏康治疗骨质疏松的临床研究文献有 13 篇，包括 798 例病例，发现骨疏康可明显升高腰椎、股骨颈骨密度，改善由骨质疏松引起的骨痛、骨折、腰膝酸软等临床症状，可使血清碱性磷酸酶、骨保护素显著降低，总有效率达到 90.34%。

（2） 仙灵骨葆胶囊

是在苗族民间验方的基础上采用现代科研手段研制成的新型民族药，也是美国纳克研究中心按照美国 FDA 标准进行临床验证的纯中药制剂。该方由淫羊藿、续断、补骨脂、知母、丹参等组成，具有滋补肝肾、活血通络、强筋壮骨等功效。通过对应用仙灵骨葆胶囊治疗骨质疏松的 11 篇临床研究文献分析，824 例患者在服用仙灵骨葆胶囊后，骨痛、腰膝酸痛、头晕神疲等临床症状显著改善，腰椎、股骨颈骨密度增加，总有效率平均为 89%。

（3）骨松宝胶囊

由淫羊藿、牡蛎、莪术、续断等中药组成，具有补肾活血、强筋壮骨的作用。通过对 9 篇骨松宝治疗骨质疏松的临床文献总结分析，609 例患者服用骨松宝颗粒后，骨质疏松中医证候明显改善，疼痛程度减轻或消失，骨密度增加，总有效率达 92.29%。

（六）个人经验

自拟骨质疏松基本方：骨碎补 20g，补骨脂 10g，川续断 20g，黄芪 30g，白术 15g，淫羊藿叶 10g，鹿角霜 20g（先煎），阿胶 10g（烊化），乌药 20g，三七 6g。

功用：补肾健脾，养肝活血，理气止痛。

方解：骨碎补、补骨脂、淫羊藿叶、鹿角霜补肾壮骨，黄芪、白术健脾益气，川续断、阿胶养肝强筋，三七、乌药活血止痛。其中川续断、白术是陈修园治疗腰背痛的经验药对。

加减：疼痛不适以颈项为主，加姜黄（或羌活）、葛根、海风藤、威灵仙；疼痛不适以腰痛为主，加独活、桑寄生、狗脊、杜仲；疼痛不适以双膝双脚跟为主，加怀牛膝、宣木瓜、白芍、地龙。

（七）临床验案

具体见第九章岭南地区医案精选第七节肠病治验案一、案二骨痿（骨质疏松症）。

十、中医瘟疫病机与新型冠状病毒肺炎证治探讨

整部中医学史，是一部反映在《内经》理论指导下华夏民族防治疾病、抗击瘟疫的历史，是一部理论不断传承创新、各家学说争鸣、理论体系不断完善的历史。其中，关于瘟疫的防治理论，就存在着传承、争鸣、创新、成熟的过程。通过整理明清时期形成的主要温病学理论，结合临床对急性感染性热病、瘟疫一类疾病的病机及证治进行论述，以探讨新型冠状病毒肺炎（简称COVID-19）的中医辨证论治方法。

（一）中医瘟疫及 COVID-19 中医命名的思考

临床上对一种新的疾病进行命名很重要，因为涉及发病、病因病机、病

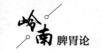

性、病位及演变规律的研究和认识。清代名医徐灵胎《兰台轨范·序》指出："欲治病者，必先识病之名。能识病名，而后求其病之所由生。知其所由生，又当辨其生之因各不同，而病状所由异，然后考其治之之法。"2003年仝小林主持"中医分期论治SARS的临床研究"课题，总结了非典型性肺炎的病位在肺、病邪为毒、传染性强、死亡率高的特征，将该病称为"肺毒疫"，为当年中医药治疗"非典"指明了方向。中医经典著作只有"戾气""杂气""厉气""疫病""瘟疫"等总的命名。基于目前COVID-19已在短期内造成较大范围暴发流行，结合该病致病特点，已确立COVID-19是感受疫疠之邪导致的传染性外感热病，建议当立中医病名为"肺疫病"。

（二）瘟疫多为火疫，COVID-19当以火热病机为主

春秋战国时期，《内经》对外感疾病、疫病的发生发展规律已有较高的认知水平，如《素问·热论》云："今夫热病者，皆伤寒之类也。"《素问·刺法论》言："五疫之至，皆相染易，无问大小，病状相似。"《素问·本病论》云："温疠暖作，赤气彰而化火疫。"《内经》不仅提出了"疫"的病名，而且把具有强烈传染性和致病性的疫病皆归属于温热属性的"火疫"。自《内经》之后，仲景编撰《伤寒杂病论》认为："以伤寒为毒者，以其最成杀厉之气也"。

对于外感与瘟疫防治，至金元时期有了重大创新。刘完素认为火热病机居多，其所著《伤寒直格·序》云："伤寒六经传受，自浅至深，皆是热证，非有阴寒之病。"提出"六气皆从火化"，其"火热论"奠定了明清时期温病学派瘟疫理论的基础。

到了明清时期，中医学防治温病、瘟疫进入理论成熟时期。明代吴又可编写的第一部瘟疫专著《温疫论·原序》开篇首言："温疫之为病，非风、非寒、非暑、非湿，乃天地间别有一种异气所感。"从临床诊治的鉴别出发，明确提出温疫病因和伤寒不同，并认为疠气无关老少强弱，从口鼻入，舍于膜原，在半表半里，专立达原饮治"湿热疫"。且认识到瘟疫每因邪气积阳化火，致使阴液枯涸。此时多数医家已认识到瘟疫是毒热之邪为害。吴鞠通之三焦辨证学说，是继叶天士发展了张仲景六经辨证、创立卫气营血辨证方法之后，在温热病病机理论上的又一创举。清·杨栗山著《伤寒瘟疫条辨》总结了疫病病因病机，并指出瘟病之由来是因杂气由口鼻入三焦，怫郁内炽。他阐明瘟疫皆言热，火热是病机基础，常用升降散治疗"温热疫"。清·陈士

铎《石室秘录·瘟疫治法》曰："瘟疫之症，其来无方。然而召之亦有其故，或人事之错乱，或天时之乖违，或尸气之缠染，或毒气之变蒸，皆能成瘟疫之症也。症既不同，治难画一。然而瘟疫之人，大多火热之气蕴蓄于房户，则一家俱病；蕴蓄于村落，则一乡俱病；蕴蓄于市廛，则一城俱病；蕴蓄于道路，则千里俱病。"至晚清时期，陆九芝著《广温热论》将疫疬、时行外感病全都改为温热之证。王孟英《温热经纬》收录余师愚疫病篇也认同"疬气乃无形之毒""既曰毒，其为火明矣。"创立了清瘟败毒饮治疗"暑热疫"。

明清时期温病学各家学说代表了古代中医学防治瘟疫的最高理论境界，它揭示了瘟疫的病因病机特点为：①急性起病；②传染性强；③以火热病机为主，兼有湿邪、毒邪；④六气皆可火化，寒邪入里或湿邪内郁均易化火蕴毒，火与毒邪常夹攻脏腑；⑤病情重者，不按一般规律传变，可出现暴病暴死。

从 COVID-19 证候来看，其病因为疬气从口鼻途径侵入，证候以标实为主，大多数患者具有发热或壮热烦渴、舌红、苔白腻或黄腻等，呈湿热郁肺或湿毒蕴肺之征；或因寒湿郁肺，入里化热，均可表现为疫毒闭肺证。而且重症存在"温邪上受，首先犯肺，逆传心包"的并发症，属邪盛正虚，多表现为阴液耗竭，或气阴两伤，或气随阳脱，亦可以急转直下，转为危候，甚则阴阳离绝。该病病位在肺、膜原，涉及三焦、脾、胃、肝、肾、心、心包，病性为火热、寒湿、毒、瘀、虚。

（三）以"五诊十纲"指导 COVID-19 诊断与辨证

1. 辨证方法

国医大师邓铁涛教授倡导"五诊十纲"临床思维方法进行辨病辨证。"五诊"即望、闻、问、切、查（体查、理化检查）；"十纲"即八纲辨证加辨已病、辨未病。对于瘟疫诊断与辨证，应当坚持辨病为先，辨证为主，病证结合，简化辨证分型。COVID-19 诊断按照国家卫生健康委员会颁布的《新型冠状病毒肺炎诊疗方案》（第六版）的诊断标准，主要根据病史及临床表现，肺部 CT 检查是重要的检查证据，咽拭子或呼吸道分泌物、肺泡灌洗液查 CO-VID-19 核酸阳性，或者血液中出现抗体阳性是确诊依据。少数患者粪便检查核酸阳性。

2. 辨证原则

基于《伤寒论》的辨证方法，更加注重发挥近现代温病学理论的指导作

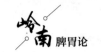

用。辨证分为轻型（湿热袭肺）、普通型（湿毒蕴肺）、重型（疫毒闭肺、气血两燔）、危重型（疫毒闭肺、正气虚脱）。新冠病毒导致的瘟疫，临床以发热、咳嗽、肺部 CT 检查显示大片渗出灶、血氧饱和度降低为特征，甚至可能出现由脓毒血症、免疫反应、过氧化损伤等导致的呼吸衰竭、心力衰竭、心肌炎、心包炎、休克等多器官衰竭的重症、危重症。COVID-19 在辨证上必须认清火热、寒湿、毒、瘀、虚的特点。邪实越猖獗，越是郁闭阳气，"热深厥亦深"，病机越错综复杂。

（四）关于 COVID-19 的中西医结合治疗策略

国医大师邓铁涛教授说过，中医学是理论医学，像 SARS 古医著没有病名，但是可以根据疾病的临床表现，发挥中医理论优势，进行辨证论治。科学总是利用已知的知识解决未知问题，运用瘟疫理论及火热病机指导非典和新冠肺炎的诊治也是如此。明清时期涌现出一批温病学巨擘，创新了瘟疫治疗的理论学说，对今天应对 COVID-19 治疗颇有启发。明代龚廷贤《寿世保元·瘟疫》载："一论众人病一般者，天行时疫也，一论瘟疫之病，皆是大热之症，不可妄用热药。"清·陈士铎《石室秘录·瘟疫治法》曰："瘟疫之症……但去其火热之气，而少加祛邪逐秽之品，未有不可奏功而共效者。"清代杨栗山著《伤寒瘟疫条辨·医方辨》论述治法强调，温病以热毒一贯到底，倡导清泻二法。他说："若用辛温解表，是为抱薪救火，轻者必重，重者必死。"

因此，对于 COVID-19 的治疗，参照国家卫生健康委第八版方案，结合我院援湖北省医疗队临床观察和在线会诊的经验，笔者建议进一步简化辨证治疗。轻证在表，应辛凉解表，轻清透邪，表里双解；对于表邪入里之重证，尤其湿热蕴肺，疫毒闭肺，则要着重应用清热解毒、化湿解毒；对于毒入营血、气血两燔者，直须凉血散血解毒。临床上兼有寒热夹杂，寒湿内郁，也应以清为主，寒温并用；若正气内虚，则清补结合。关于补法，要针对感染性热病、火疫之病机转归，视不同证型给予顾护阴津、益气养阴、健脾益气、益气固脱等。

1. 中医治疗

（1）轻型

证型属湿热袭肺，宜辛凉解表、表里双解。首选银翘散合桑菊饮化裁，仿邓老消毒饮组方思路，可服防风通圣丸、连花清瘟胶囊。湿重于热者，应开达膜原、辟秽化湿，加达原饮及藿香、佩兰，可加服藿香正气丸。或不论湿热之轻重，选用邓老消毒饮，组方：金银花15g，桑叶15g，野菊花15g，蒲公英15~30g，薄荷叶6g（后下），白茅根30g，甘草5g，北杏仁10g，桃仁10g，青蒿10g（后下），藿香10g，薏苡仁15~30g，桔梗10g，五爪龙30g，陈皮3g。

（2）普通型

证型属湿毒蕴肺，宜清热解毒、祛湿宣肺化痰。选用麻杏石甘汤合千金苇茎汤合五味消毒饮加黄芩、鱼腥草。参考方：生石膏30~60g（先煎），麻黄10g，杏仁10g，生甘草6~15g，苇茎30g，桃仁10g，薏苡仁30g，冬瓜仁15~30g，金银花15g，野菊花15g，紫花地丁15g，青天葵10g，黄芩15g，鱼腥草30g（后下）。痰湿郁肺明显者，用麻杏石甘汤合千金苇茎汤合三子养亲汤。

（3）重型

证型属疫毒闭肺，弥漫三焦，气血两燔，宜清气凉血、泻肺败毒，首选余师愚清瘟败毒饮专方治疗。参考方：生石膏30~60g（先煎），黄连10g，水牛角30g（先煎），黄芩10~15g，牡丹皮10g，栀子10g，赤芍15g，连翘15g，玄参15g，生地黄15g，知母10g，桔梗10g，竹叶10g，甘草6~15g，桃仁10g，葶苈子10~15g。

（4）危重型

证型属疫毒闭肺，正气虚脱，宜清热凉血解毒、益气养阴固脱，方选芍药地黄汤合黄连解毒汤合生脉散。参考方：水牛角30g（先煎），生地黄15~30g，赤芍15g，牡丹皮10g，黄芩10~15g，黄连10g，黄柏10g，栀子10g，太子参15~30g（或西洋参10g），麦冬10~15g，五味子6~10g，黄芪15~20g。若疫毒内陷心包，可选用安宫牛黄丸鼻饲。

对于普通型、重型、危重型，治疗应标本同治，以下清热解毒类、扶正类静脉快速用药各选用一种：①清热解毒类：热毒宁注射液（含青蒿、金银花、栀子提取物），痰热清注射液（含黄芩、熊胆粉、山羊角、金银花、连翘提取物）。②扶正固脱类：参附注射液、参麦注射液、参芪扶正注射液（含党参、黄芪提取物）、黄芪注射液（含黄芪提取物）。扶正类用于普通型，也可以预防厥脱证发生。

2. 中西医结合救治思路

与古代不同，现代治疗急性肺部感染性热病，对于重症、危重症，除了西药，还可以使用机械辅助呼吸、ECMO、IABP等器械治疗。水、电解质和

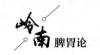

酸碱平衡的监测与维护有了保障，无须过于担心阴液亏耗。但是另一方面，病毒感染往往合并多重细菌感染，在抗病毒、抗菌药物的治疗下，人体容易发生菌群失调症，舌象、证候表现发生改变；激素，特别是大剂量激素的使用，使患者表面上退热了，炎症"被抑制"了，一些病人表现为"寒包火""湿包火"。隔离病区只能凭舌象、理化指标、监护屏幕参数，不能全面"四诊"，给中医临床辨证带来一定难度。如何解决这一难题？辨病为先，辨证为主，病证结合，谨守温热病、瘟疫的基本火热病机。正如《素问·至真要大论》所言："谨守病机，各司其属，有者求之，无者求之，盛者责之，虚者责之。"避免虚虚实实之戒。

（1）新冠病毒感染常合并多重细菌感染

抗生素可以杀菌或者抑菌，却解决不了病毒、细菌的毒素问题；激素有非特异性抗炎、抗毒素作用，但又抑制了人体免疫力。而使用清热解毒中药，一方面可以抗毒素、调节机体免疫力，另一方面可以减少激素用量或者不用激素。

（2）辨症用药

高热不退，复方中重用生石膏30~60g（先煎）、柴胡10~15g、黄芩15g、青蒿10~15g（后下）。寒热往来，用达原饮加辛温解表退热之品如防风15g、荆芥6~10g（后下）。恶心纳差，腹泻等，可加藿香10~15g、佩兰10g、苍术10~15g。痰稠难咯，加用桔梗10~15g、天竺黄10g、浙贝10~15g、瓜蒌10~15g化痰清热。

（3）对于严重并发症

如呼吸衰竭、心力衰竭、休克，在西医治疗和器械治疗基础之上，大胆使用中医清热解毒法、化湿解毒法、凉血解毒法。

（4）表里双解

勿忘"下不厌早、汗不厌迟"；热邪亢盛最易伤阴络而留瘀，勿忘通络化瘀。

正如钟南山院士所说，新冠病毒感染的流行病学、病因、发病机制、防治、病后远期随访研究将是一项长期的工作。我们可以运用伤寒学派、温病学派两大学派的理论学说互补，临床要考虑因发病地域或发病时间不同，可能引起的病因、病机不同，从而导致治法用药的差异，体现中医学"三因制宜，辨证求因，审因论治"的治病精髓，从而突破古代医家医著的时代背景和个人经验关于证治认识的局限性，创新发展我国中医、中西医结合瘟疫防治医学。

第九章 岭南脾胃病医案精选

一、胃病治验

案一 胃脘痛（慢性胃炎）

黄某，女，52岁，职员。2009年10月26日初诊。

主诉：上腹部胀闷伴隐痛1年余。

初诊：患者于2008年被确诊为粒细胞减少症，经住院治疗好转出院。出院后不久即出现上腹部胀闷，伴轻微疼痛，有烧灼感并反酸，无嗳气，进食生冷后则症状加重，大便溏，日1次，纳差，咽痛，心情悲伤欲哭，汗多，乏力，眠差。察其舌淡暗，苔薄黄腻，诊其脉沉细。查咽峡充血、水肿，咽后壁滤泡增生，两侧扁桃体不大。血常规示：白细胞计数为 $0.96×10^9$/L。中医诊断：胃脘痛，证属脾虚湿热；西医诊断：慢性胃炎，粒细胞减少症。法当健脾益气，清热祛湿。处方：

黄芪 30g	党参 20g	糯稻根 40g	蒲公英 15g
地丁 15g	甘草 6g	浮小麦 20g	大枣 10g
厚朴 20g	延胡索 20g	升麻 10g	玄参 12g
海螵蛸 20g	茯神 15g	珍珠母 30g	

10剂，水煎服，日1剂。

二诊（2009年11月6日）：胃脘胀痛较前明显减轻，无反酸及烧灼感，咽痛好转，精神改善，但仍汗多眠差，舌脉大致同前。复查白细胞计数为 $1.79×10^9$/L。上方去清热解毒之品，加入鸡血藤以补血，乌贝散和胃止痛，牡蛎、珍珠母安神止汗。处方：

黄芪 30g	党参 20g	糯稻根 40g	甘草 6g

浮小麦 30g	大枣 10g	生牡蛎 30g	知母 12g
厚朴 20g	延胡索 20g	海螵蛸 20g	浙贝母 10g
鸡血藤 30g	珍珠母 30g		

10 剂，水煎服，日 1 剂。

三诊（2009 年 11 月 16 日）：胃脘部稍有胀痛，出汗较前减少，仍眠差，难入睡，大便偏干。舌暗淡，苔白厚，脉沉细。去知母、鸡血藤，加入茯神、夜交藤加强养心安神之力，瓦楞子敛酸和胃止痛。处方：

黄芪 30g	党参 20g	糯稻根 40g	甘草 6g
浮小麦 30g	大枣 10g	生牡蛎 30g	厚朴 20g
延胡索 20g	海螵蛸 20g	瓦楞子 30g	茯神 15g
夜交藤 30g	珍珠母 30g		

25 剂，水煎服，日 1 剂。

四诊（2009 年 12 月 14 日）：胃脘痛止，出汗多及眠差症状均有改善，复查白细胞计数为 $4.2×10^9/L$。续服上方 14 剂巩固疗效。

【按语】患者素体脾虚胃热，脾虚则气血生化无源，出现胃脘胀闷、隐痛及乏力、便溏，以黄芪、党参、升麻、大枣健脾益气、升阳补血。胃热则胃失和降而致胃脘灼热、反酸、苔黄，用蒲公英、地丁清泄胃热。患者正值更年期，出现烦躁，悲伤欲哭，此多由肝气郁而心血虚，心神失养，神不守舍所致，故予甘麦大枣汤养心安神、和中缓急。糯稻根养脾阴固汗，延胡索、茯神、夜交藤疏肝养心、安神助眠，海螵蛸、珍珠母和胃制酸止痛。全方标本兼治，寒温并用，用药看似复杂，然辨证思路清晰，药物配伍得当，各司其职，各尽其用。

案二　胃痞（慢性萎缩性胃炎）

聂某，女，47 岁，职工。2017 年 7 月 26 日初诊。

主诉：上腹胀满 10 年余，加重 1 周。

初诊：患者平素工作劳累，10 年前开始出现胃脘胀满，之后多于进食及劳累后反复发作或加重，遂来就诊。症见：上腹部顶胀满闷明显，时有嗳气，纳呆，疲倦，口干。舌暗红，苔黄腻，舌底脉络迂曲，脉弦细略数。2017 年 7 月 28 日胃镜检查示：慢性萎缩性胃炎，胃角黏膜中度肠上皮化生，低级别内瘤变，HP（+）。中医诊断：胃痞，证属毒垢蕴胃、气阴亏损；西医诊断：慢性萎缩性胃炎伴肠上皮化生、低级别内瘤变。治当解毒除垢，清热化瘀，

益气养阴。处方:

白花蛇舌草 30g	半枝莲 30g	蒲公英 20g	夏枯草 20g
丹参 20g	郁金 15g	延胡索 20g	川厚朴 20g
黄芪 20g	白术 15g	石斛 20g	甘草 6g

14 剂,水煎服,日 1 剂。

二诊(2017 年 8 月 9 日):胃脘胀满较前减轻,偶有嗳气,食欲较前稍好。续服前方 14 剂。

三诊(2017 年 8 月 23 日):胃脘胀满进一步减轻,诉夜眠差,入睡难,易惊醒,疲乏,大便干。舌偏暗红,苔黄干,脉弦细。上方去黄芪,改用五指毛桃 30g 健脾行气化湿,以免黄芪温燥助热;再加柏子仁 20g、生地黄 20g、百合 20g 以补血宁心安神。再服 14 剂。

四诊(2017 年 9 月 6 日):偶有上腹不适,睡眠好转,口干减,大便不干,舌稍红,苔薄黄,脉弦细。调整处方如下:

白花蛇舌草 30g	半枝莲 30g	丹参 20g	郁金 15g
川厚朴 20g	延胡索 20g	甘草 6g	黄芪 20g
白术 15g	石斛 20g		

以此方加减服用 3 个月。

五诊(2018 年 1 月 28 日):胃脘部不适消失,无嗳气。服药半年后复查胃镜及病理示:慢性非萎缩性胃炎、胃角黏膜肠上皮化生(−)、低级别内瘤变(−)、HP(−)。此后嘱每周服药 1~2 剂,以巩固疗效。隔 1 年后追踪随访,病情稳定,2019 年 2 月 8 日第二次胃镜及病理复查提示慢性非萎缩性胃炎,病理未见萎缩、肠化及低级别内瘤变。

【按语】该患者因平素工作劳累,脾胃气虚为发病之基础。脾虚湿蕴化热,湿热日久化浊而蕴毒,瘀阻胃络而成胃癌。"湿为浊之始,浊为湿之终",浊毒瘀阻胃络是慢性萎缩性胃炎伴肠上皮化生及低级别内瘤变的关键病机。治疗慢性萎缩性胃炎及胃癌前病变,用白花蛇舌草、半枝莲、蒲公英、夏枯草清热解毒祛湿;黄芪、白术健脾益气;石斛滋养胃阴;丹参、郁金、延胡索活血化瘀。全方共奏解毒化瘀、健脾养阴之功。本病浊毒胶着难解,疗程需长,一般半年以上,甚至 2 年或更长,才能较好地改善患者临床症状,提高病理疗效,达到消除胃黏膜腺体萎缩、逆转肠上皮化生及消除低级别内瘤变的目的。若病理演变为重度异型增生即高级别内瘤变,又称原位癌,则宜胃镜下行胃黏膜剥离切除术或行外科手术切除。

案三 胃癌（胃底低分化腺癌）

苏某，男，59岁，退休工人。2015年3月18日初诊。

主诉：胃脘胀满不适6月余。

初诊：患者6个月前因饮酒过度出现胃脘部痞满不适，餐后加重，间断服用疏肝快胃丸等药物，缓解不明显。2周前查胃镜示胃癌累及贲门，病理提示胃底少许腺癌组织（低分化），刷片找到癌细胞；上消化道造影提示钡剂于食管下段充盈不良，黏膜不规则，充盈缺损，贲门管壁变硬，胃底小弯侧可见一钡斑。考虑胃底癌波及贲门、食管下段。患者拒绝手术，欲求中医治疗。现症见：胃脘部痞满不适，时有隐痛，伴嗳气，口干口苦，纳呆乏力，大便黏腻不爽，日2~3次，小便尚可。舌质暗红，苔黄厚腻，脉弦滑。患者饮酒史30年。中医诊断：胃癌，证属浊毒内蕴；西医诊断：胃底低分化腺癌。治当化浊解毒，健脾和胃。处方：

白花蛇舌草30g	半枝莲30g	茵陈15g	黄连9g
厚朴12g	枳实9g	清半夏9g	炒白术9g
代赭石30g	竹茹9g	鸡内金15g	莪术9g
全蝎9g	蜈蚣2条		

10剂，水煎服，日1剂，分早晚两次温服。并配合顺铂规范化疗。嘱其清淡饮食，少食多餐，忌辛辣油腻之品，配合心理疏导，调畅情志。

二诊（2015年3月30日）：服上药10剂后胃脘部疼痛及嗳气较前减轻，但化疗后出现腹胀、恶心、纳呆，舌脉同前。去代赭石、竹茹、白术，加生姜9g以和胃止呕，莱菔子15g、槟榔12g下气消滞。20剂，并配合顺铂规范化疗。

三诊（2009年4月20日）：服药20剂后，患者胃脘部痞满疼痛、嗳气等症状明显好转，偶有恶心，口干欲饮，饮食较前增加，体力较前增强，眠可，大便仍觉黏腻不爽，舌质暗红，苔薄黄腻，脉弦细。稍去清热解毒药，以免苦寒败胃，加健脾运化扶正之品，方药调整如下：

茵陈15g	黄连9g	厚朴12g	枳实9g
清半夏9g	炒白术9g	代赭石30g	竹茹9g
炒鸡内金15g	莪术9g	全蝎9g	蜈蚣2条
焦槟榔12g	生姜9g	炒莱菔子15	沙参12g
麦冬12g			

20 剂。并配合顺铂规范化疗。服药禁忌同前，嘱调畅情志。

3 年后随访，患者仍健在，无上腹胀满，胃纳可，自诉无明显不适。

【按语】 患者因长期饮酒，酿生湿热毒邪，损伤脾胃，日久浊毒内蕴，发为胃癌。故以化浊解毒为法，用白花蛇舌草、半枝莲、黄连清热解毒，竹茹、半夏化浊消痰散结，为君药。莪术破血消癥，配合全蝎、蜈蚣等虫类走窜药物搜风剔络、解毒散结，为臣药。枳实、厚朴行气通腑，顺应胃气"以通为用、以降为和"之生理功能，为佐药。本案治疗初期浊毒较甚，以解毒化浊祛邪为主；治疗后期邪气渐减，正气渐虚，应减少寒凉伤胃之品，加入沙参、白术、麦冬健脾益气、润养胃阴。值得一提的是，清热解毒之黄连配伍燥湿化浊之清半夏贯穿治疗始终，是提高抗癌疗效的关键。

案四 呃逆（膈肌痉挛）

陈某，男，48 岁，工人。2008 年 4 月 2 日初诊。

主诉：反复呃逆 3 年，加重半年。

初诊：患者 3 年前饮啤酒后出现呃逆频作，无嗳气，无恶心呕吐，无反酸，无腹痛，在当地医院门诊治疗（具体用药不详），呃逆暂止。以后患者时有呃逆发作，或持续几小时，或持续几天，可自愈。近半年来呃逆发作频繁，每次持续时间延长，可达数天，伴上腹胀闷，反酸，每次均需在当地医院门诊用药后才可缓解（具体用药不详）。今年 2 月，患者再次发作呃逆，持续 7 天未愈，遂到省人民医院诊治，经胃镜、B 超、腹部 CT、心电图、胸片等检查均未见异常，诊断为膈肌痉挛，经治疗后呃逆止出院。1 周前患者无明显诱因再次发作呃逆，持续不止而来我院门诊求治。症见：呃逆频繁，呃声低沉，无恶心呕吐，无嗳气及反酸，伴左季肋部疼痛，无腹痛、腹泻，无发热恶寒，轻度头晕，乏力，口干苦，大便 2 日未解，小便正常。察其舌淡红、苔薄白，脉细数。中医诊断：呃逆，证属肝郁气滞兼胃阴不足；西医诊断：膈肌痉挛。

此为肝郁气滞，肝气犯胃，胃失和降，故见呃逆。法当疏肝解郁，和胃降逆，行气止呃。方拟四逆散加减，处方：

柴胡 12g	白芍 15g	枳壳 12g	木香 12g
乌药 10g	沉香 10g^(后下)	丁香 6g	枇杷叶 15g
栀子 12g	莪术 10g	麦冬 12g	甘草 6g

3 剂，水煎服，日 1 剂。配合 654-2 注射液双足三里穴位注射止呃逆。嘱患者多食蔬菜、水果等高膳食纤维食物，以帮助通便。

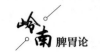

二诊（2008年4月5日）：呃逆止，左季肋部疼痛消除，无发热恶寒，无恶心呕吐，无尿频尿急尿痛，纳寐可，二便调。守上方继服7剂，巩固疗效。

3个月后电话随访，诉呃逆未再发作。

【按语】呃逆属于胃气上逆所致，本案由素体情志不畅，肝郁气滞，肝气犯胃，胃失和降引起膈间气机不利，胃气上逆动膈。应从疏肝入手，用四逆散加木香、沉香、丁香、乌药疏肝解郁、快膈利气。《内经》云："诸逆冲上，皆属于火。"呃逆与胃火上冲有关，故予枇杷叶清胃降逆，栀子泻火除烦，对胃热炽盛所致的胃脘部灼热感有效验，正如朱丹溪所言胃热"非栀不能折"。因久病入络，胃络瘀阻，予莪术行气破血通络。配合654-2注射液双侧足三里穴位注射，以加强止呃效果，使顽症得治。

二、肠病治验

案一 肠瘤、泄泻（直肠息肉）

李某，女，64岁，退休工人。2009年5月25日初诊。

主诉：反复腹泻3年，加重1个月。

初诊：患者3年前无明显诱因出现大便溏泄，为水样便夹有黏液，伴有胃脘部不适，遂到当地医院做胃镜示胆汁反流性胃炎，肠镜示直肠息肉约4mm×5mm（镜下未予切除）。肠镜检查后有下腹部蠕动痉挛感，且症状逐渐加重，每次泻下时伴有肠鸣，诉眠差。曾于当地医院间断中药治疗，但症状未见明显改善。舌淡红，苔薄黄腻，舌下脉络迂曲，脉弦滑数。中医诊断：肠瘤、泄泻，证属脾虚湿热、夹瘀夹风；西医诊断：直肠息肉、胆汁反流性胃炎。法当健脾祛风，清热化湿，祛瘀散结。方拟痛泻要方加减，处方：

防风20g	白芍30g	白术15g	陈皮9g
白花蛇舌草30g	败酱草30g	党参18g	太子参18g
茯苓15g	延胡索30g	丹参18g	酸枣仁20g
生牡蛎30g	甘草8g		

7剂，水煎服，日1剂。

二诊（2009年6月1日）：肠蠕动痉挛感明显减轻，发作次数减少，仍有肠鸣，但发作程度减轻，大便已成形，睡眠仍差，易醒。舌淡红，苔薄稍黄，脉弦滑。此湿热大部已去，当以健脾化湿、温通理气为法。处方：

防风 20g	白芍 30g	白术 15g	陈皮 9g
党参 18g	白花蛇舌草 30g	赤芍 15g	茯苓 20g
桂枝 15g	海螵蛸 20g	酸枣仁 20g	五味子 10g
炙甘草 8g			

7 剂，水煎服，日 1 剂。

三诊（2009 年 6 月 8 日）：下腹部肠道蠕动痉挛感已基本消除，但仍有肠鸣症状，发作时如水走肠间，沥沥有声，自己服用易蒙停后大便较为干结，为羊矢状，未服则大便仍溏泄，日 1 次，眠差。舌红有裂痕，少苔，脉沉细。此药证相符，上方加柏子仁 20g 以宁心安神，续服 14 剂。

四诊（2009 年 6 月 22 日）：服上方后大便较干，日 1 次，仍有肠鸣，以中午时段较频繁，现无肠道蠕动痉挛感，易汗出，眠差，入睡困难，舌脉大致同前。处方：

防风 25g	白芍 30g	白术 15g	陈皮 9g
党参 20g	茯苓 20g	桂枝 20g	海螵蛸 20g
酸枣仁 20g	柏子仁 20g	五味子 10g	生牡蛎 30g
炙甘草 8g			

28 剂，水煎服，日 1 剂。

五诊（2009 年 7 月 20 日）：服上药后大便成形，日 1 次，肠鸣偶尔发作。汗出症状仍存，睡眠较前改善。舌淡胖大有裂痕，苔白，脉沉。此水湿内停走于肠间，而津液又外泄，必致气阴耗伤，在原方基础上加山萸肉 20g、生龙骨 30g 养阴固涩收敛。7 剂。

六诊（2009 年 8 月 3 日）：大便成形，日 1 次，肠鸣偶尔发作。舌淡稍胖大，苔白，脉沉。复查肠镜对比示直肠息肉消失。继续健脾益气巩固疗效，以防复发或他处再发息肉。处方：

防风 25g	白芍 30g	白术 18g	陈皮 9g
党参 20g	白花蛇舌草 15g	茯苓 30g	海螵蛸 20g
生牡蛎 30g	生龙骨 30g	炙甘草 8g	

30 剂，水煎服，2 日 1 剂，分 2 次温服。调养而愈。

【按语】脾之运化功能有赖于肝之疏泄，脾土亏虚引来肝气乘脾则脾失健运，水湿下趋肠间，泄泻乃作，故治宜扶土抑肝为主，选用痛泻要方补脾泄肝、胜湿止泻；脾虚生风且水走肠间，故肠鸣辘辘有声，有如动感，当用仲景之苓桂术甘汤温化肠间水饮。因湿邪胶着，病情缠绵难愈，故治疗中不断

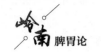

加大苓桂术甘各药用量以彻底祛除肠道湿浊阻滞。本案肠镜检查发现结肠息肉，中医称之为肠蕈，又名肠瘤，脾胃气虚是其发病基础，湿浊夹瘀化毒为其主要病因病机，故用党参、白术健脾益气及茯苓淡渗利湿、防风祛风胜湿贯穿整个治疗始终；湿浊化毒则用白花蛇舌草或半枝莲等解毒利湿；夹瘀者用丹参、赤芍或三棱、莪术活血化瘀消癥。本案显示中药对直径小于 5mm 的肠道小息肉具有良好疗效。

案二 肠瘤（结肠腺瘤摘除术后）

曾某，男，50 岁，职工。2017 年 11 月 1 日初诊。

主诉：中下腹部胀满刺痛 10 余年。

初诊：患者 2014 年 10 月体检行肠镜检查发现结肠多发腺瘤，大小分别为 1.5cm×1.3cm、1.2cm×1.0cm、1.0cm×0.8cm，EMR 切除术后病理提示：绒毛管状腺瘤。其后每半年至一年复查肠镜，最后一次复查肠镜为 2017 年 1 月，每次复查均提示有管状腺瘤并摘除，遵医嘱清淡饮食。苦于腺瘤反复发作，求治中医。患者平素工作压力大，近 10 余年常觉中下腹部胀满刺痛，伴肛门不适，大便黏腻，日 1 次，自觉排不净，便后肛门时有灼热感，口干口苦，咽痛，纳一般，夜寐多梦，小便黄赤，脉滑略数。舌红，苔黄厚垢秽，舌下脉络迂曲。咽后壁滤泡增生，颗粒粗大，充血（+++），有黄白色分泌物附着。中医诊断：肠瘤，证属浊毒内盛；西医诊断：结肠腺瘤摘除术后。治当化浊解毒，清肠散瘀。处方：

白花蛇舌草 30g	半枝莲 15g	法半夏 10g	麦冬 20g
柴胡 10g	白芍 10g	赤芍 10g	枳壳 12g
甘草 9g	猫爪草 10g	三棱 10g	水蛭 6g
僵蚕 6g			

14 剂，水煎服，日 1 剂。

二诊（2017 年 11 月 20 日）：诉脘腹胀满刺痛感明显减轻，初服前 1 周大便稀烂臭秽，其后大便可成形，稍黏腻。夜寐稍改善。舌红，苔稍厚偏黄。咽后壁充血（+），无分泌物附着。调整处方：

白花蛇舌草 30g	半枝莲 15g	麦冬 20g	柴胡 10g
白芍 10g	赤芍 10g	枳壳 6g	甘草 9g
猫爪草 10g	三棱 10g	水蛭 6g	薏苡仁 30g

14 剂，水煎服，日 1 剂。

三诊（2018年12月15日）：偶有脘腹胀满，无明显疼痛，大便成形，仍有黏腻，纳眠尚可。舌稍红，苔薄白，舌下脉络稍迂曲。咽后壁无明显充血，脉稍滑。守前方，去水蛭以免攻伐太过而耗伤正气。嘱患者缓慢停药，每周调整服药频次，由每日1剂开始，转两日1剂，再转每周2剂，最后转为每周1剂，续服4周。

后随访诉间断服药，现无中下腹部胀满疼痛，大便保持正常。距末次结肠镜下息肉摘除术后2年，分别于2019年2月及2019年8月两次复查肠镜，均未发现肠道腺瘤及炎性、增生性息肉的复发或再发。

【按语】结肠腺瘤摘除术后容易复发或再发，为临床治疗难点。该患者结肠腺瘤虽予摘除，但为预防术后复发，用中药干预治疗。考虑该患者长期工作压力大，肝气郁结而致脾虚水湿不运，酿生湿热浊毒，瘀滞肠道而致肠瘤反复。参其舌脉及咽后壁淋巴滤泡增生，为浊毒内盛夹瘀滞日久之象，故首诊以清肠化浊逐瘀法为治，选白花蛇舌草及半枝莲组成"莲花药对"清热解毒，为君药。四逆散以赤、白芍同用，增强其活血化瘀之功，猫爪草行气散结，三棱破瘀消癥散结，再加入水蛭搜剔肠腑瘀滞，配伍僵蚕不仅增强化痰祛瘀散结之力，更有清利咽喉之功。二诊重用薏苡仁30g祛湿化浊健脾，逐渐增强扶正之力，以消除浊毒之重要来源。三诊其舌脉好转，诸症改善，故去水蛭以免攻伐正气。后期缓慢减量至停药，前后服药2个月，以纠正其湿热体质，阻断腺瘤术后复发或再发根源，起到有效预防作用。

案三 大肠癌（结肠腺癌）

高某，女，45岁，职员。2009年5月29日初诊。

主诉：下腹坠胀疼痛，解黏液血便2个月。

初诊：患者2个月前无明显诱因开始出现下腹坠胀疼痛，阵发性加剧，大便不成形，夹带血性黏液，里急后重。当地卫生院诊断为"痢疾"，经用呋喃唑酮、庆大霉素治疗10余天，腹痛未减，大便带血增多，遂来求诊。症见：下腹胀痛，里急后重，大便血多粪少，夹带脓液，甚则纯血无便，血色暗红，气味腥臭，日5~7次，伴疲倦，口干喜饮，纳尚可。查体：形体消瘦，面色晦暗，下腹腹肌紧张，按压疼痛。舌质红，边有齿痕，苔黄腻，脉弦滑数，右脉为甚。肠镜示乙状结肠、直肠交界处有8mm×10mm肿块，病理活检示大肠腺癌。当时患者拒绝手术，要求中医治疗。中医诊断：结肠癌病，证属毒垢积肠，湿热结聚，灼伤肠络；西医诊断：乙状结肠、直肠交界处腺癌。

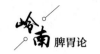

治宜拔毒除垢，清热化湿，凉血止血。处方：

| 白花蛇舌草 30g | 半枝莲 30g | 升麻 10g | 青蒿 10g^(后下) |

白花蛇舌草 30g　半枝莲 30g　升麻 10g　青蒿 10g$^{(后下)}$

重楼 15g　三棱 10g　莪术 10g　黄连 10g

黄柏 12g　紫珠草 20g　生地黄 15g　白茅根 30g

甘草 6g

10 剂，水煎服，日 1 剂。

二诊（2009 年 6 月 10 日）：服上方后显效，患者甚喜，诉下腹胀痛消失，大便下血减少，日 3~4 次，仍有里急后重感。舌质红，苔黄稍腻，脉弦滑数。守上方加槟榔 10g，前后服药 50 剂。

三诊（2009 年 8 月 12 日）：患者血止痛失，精神大振，已恢复正常劳动。复查肠镜示乙状结肠、直肠交界处肿物缩小至 4mm×5mm。劝患者趁正气不虚时应及时手术切除，以求根治。

【按语】从湿热毒邪到毒垢，是量变到质变的过程，相比湿热毒邪，毒垢附着力强，位置相对固定，不易被清除，是癌灶发生的主要病因。肠道毒垢的形成多由湿瘀交结，蕴生内毒，久成毒垢。本案毒垢积肠，灼伤肠络，故以拔毒除垢、清热祛湿、凉血止血为治法。重用白花蛇舌草、半枝莲各 30g 清热解毒；用升麻、青蒿透发拔毒，使毒不内陷，是防治癌灶浸润或转移的有效中药。另外，黄柏、黄连配重楼，入大肠经，起到清热解毒、消痈散结作用。三棱、莪术消癥散结，但用量宜少，以免破血动血而伤正；再加生地黄、紫珠草、白茅根凉血止血而使癌肿得以缩小。此时患者正气未虚，癌灶尚未转移，宜及时行手术切除根治。

案四　便秘（功能性便秘）

马某，男，37 岁，搬运工人。2007 年 4 月 13 日初诊。

主诉：大便秘结 2 年。

初诊：2 年前无明显诱因出现大便秘结，约 5~7 天一行，须用开塞露辅助方能排便，伴脐下腹痛，形寒，四肢不温，纳欠佳，眠尚可，小便清长。舌质淡白，苔白厚腻，脉迟，右关脉细弱。结肠镜示全结肠大致正常。中医诊断：便秘，证属冷秘；西医诊断：功能性便秘。法当温中散寒、润肠通下，以温脾汤加减治之。处方：

熟附子 30g$^{(先煎)}$　干姜 10g　白术 30g　大黄 9g$^{(后下)}$

火麻仁 15g　郁李仁 15g　炙甘草 6g

3 剂，水煎服，日 1 剂。

二诊（2007 年 4 月 16 日）：大便改善，1~2 日一行，质稍硬，无明显腹痛，形寒减轻，四肢不温较前好转。舌淡白，苔中部白腻，脉迟，右关脉细弱。处方：

熟附子 10g^{（先煎）}	干姜 10g	白术 30g	大黄 9g^{（后下）}
桂枝 6g	白芍 10g	火麻仁 15g	郁李仁 15g
炙甘草 6g			

14 剂，煎服法同前。

2 个月后电话随访诉大便通畅，未有腹痛，四肢温暖。

【按语】患者素体瘦弱，阳气不足，加之从事重体力劳动，劳则耗伤阳气，中寒内生，久则寒积肠道，大肠传导失司而致冷秘。寒性收引则腹痛、形寒、四肢不温、小便清长为阳气失于温煦征象，苔白厚腻、脉迟为阳虚内寒征象。故当温阳散寒与润肠通下并举，用温脾汤加减。方中附子、干姜辛温大热，温阳散寒。白术健脾燥湿，具有双向调节作用，即重用 30g 以上可健脾运气，推动肠道传导而能通便；若用 30g 以下则偏于燥湿止泻，可治疗便溏腹泻。大黄苦寒，泻下通腑，配伍火麻仁、郁李仁润肠通便。二诊中加入桂枝、白芍取小建中汤之意，以增强温通脾阳、缓急止痛之功。

案五　久痢（克罗恩病）

洛朗，男，54 岁，外籍教师。2011 年 5 月 16 日初诊。

主诉：腹痛、腹泻 2 年。

初诊：患者 2 年前无明显诱因出现腹痛、腹泻，当时于巴黎国立医院诊治，以急性肠炎治疗后，病情反而加重且出现便血，行结肠镜检查提示克罗恩病，口服强的松 20mg/d。激素治疗后症状可缓解，但觉疲倦乏力，尝试减少药量则腹痛、腹泻反复如初，改口服美沙拉嗪、柳氮磺吡啶等抗感染治疗，病情时轻时重，且用药量须逐渐增大方可缓解，疲倦乏力较前明显加重。2010 年 4 月行肠道 MR 检查，维持克罗恩病诊断。2011 年 3 月因外派工作学习至广州，经友人介绍来我院就诊。症见：腹痛，以右侧腹及脐周为甚，伴肠鸣，腹泻，日 5~6 次，大便夹红白黏液，其味臭秽，便后肛门灼热，伴口干口苦，牙龈肿痛，恶心，乏力，胃纳差，尿短黄。形体消瘦，舌质红，苔黄厚腻，舌底脉络迂曲延长，脉弦数。中医诊断：久痢，证属湿热内蕴、痰瘀互结。西医诊断：克罗恩病。治当清热凉血、利湿解毒、理气止痛、运脾开胃。应患者纯中药治疗要求，予处方：

黄连 10g	黄柏 12g	赤芍 15g	牡丹皮 12g
火炭母 20g	凤尾草 20g	半枝莲 20g	白花蛇舌草 20g
救必应 20g	两面针 10g	藿香 12g	延胡索 20g
布渣叶 15g	鸡内金 10g	甘草 6g	

14 剂，水煎服，每日 1 剂。

二诊（2011 年 6 月 1 日）：腹痛略减，大便日 4~5 次，大便仍夹白色黏液，红色分泌物仅剩少许，排便后肛门仍有灼热感、恶心、乏力稍减，胃纳稍改善。舌红苔黄腻，脉弦略数。上方去赤芍，加三七 6g 以活血化瘀。14 剂。

三诊（2011 年 6 月 15 日）：腹痛明显减轻，大便日 3~4 次，大便有少许黏液，已无红色分泌物，仍有乏力，已无恶心，胃纳好转。舌稍红，苔黄腻，脉弦。上方去牡丹皮，加秦皮 15g、石榴皮 20g 以清热燥湿、涩肠止泻。28 剂。

四诊（2011 年 7 月 18 日）：已无腹痛，大便日 2 次，先软后溏，无红白黏液，胃纳进一步改善，体重略增，偶有乏力，睡眠多梦，易惊醒。舌稍红，苔白黄微腻，脉弦细。上方去藿香、两面针，加酸枣仁 20g、五味子 10g 以养血安神。28 剂。

五诊（2011 年 8 月 19 日）：纳眠明显改善，体重逐增，大便日 1 次，不溏反结，排便又感困难。舌腻稍减，其余同前。热象大减，去黄连、黄柏等苦寒之品。处方：

火炭母 20g	凤尾草 20g	救必应 20g	延胡索 20g
酸枣仁 20g	太子参 15g	布渣叶 15g	鸡内金 10g
虎杖 10g	甘草 6g		

28 剂，水煎服，日 1 剂。嘱其加强运动锻炼。

六诊（2011 年 10 月 21 日）：精神好，饮食如常，体重、体力恢复至病前水平，无腹痛、腹泻。偶因饮食不宜出现大便溏，溏而不畅。舌淡红，苔薄白，脉弦细。以益气健脾行气为法。处方：

党参 20g	茯苓 20g	白术 20g	甘草 6g
火炭母 20g	虎杖 6g	布渣叶 10g	鸡内金 10g
砂仁 10g[后下]	甘草 6g		

28 剂，水煎服，日 1 剂。嘱其加强运动锻炼。

七诊（2011年11月21日）：精神、饮食及二便如常，体重较病前增加。肠镜检查示直肠轻度炎症。上方去虎杖，加木香6g。28剂。

八诊（2012年1月6日）：自觉无明显不适，病情稳定，请求处方以巩固疗效。守上方，每周服药频率渐减，每周5剂减至3剂，再减至1剂。1年后追踪未见复发，连续3年肠镜复查回肠末端及结肠黏膜均未见异常。

【按语】本案西医诊断为克罗恩病，是临床难治性疾病，以腹泻、解黏液脓血便为主要症状，病程迁延难愈，故中医诊断为"久痢"，证属标实本虚。标实主要表现为热毒夹湿阻滞肠道气机，出现腹痛、腹泻、肠鸣、里急后重；热毒灼伤肠道血络，则解红白黏液便；舌质红、舌下脉络迂曲、苔厚腻、脉数为湿热夹瘀之象。患者体质禀赋较弱，加之"久病必虚"，则消瘦、乏力。患者正气虽虚，但以标实为主，治宜先清后补，主张驱邪务尽，故初期用黄连、黄柏苦寒清热燥湿归走肠道；火炭母、凤尾草、白花蛇舌草、半枝莲甘寒以清热解毒利湿；赤芍、牡丹皮凉血以止血；再用延胡索、救必应理气止痛，配合布渣叶、鸡内金开胃消滞。用两面针清热解毒，针对牙龈肿痛。后期热毒夹湿之标实证大势已去，显露出脾虚气滞，则用香砂六君子汤健脾理气，以扶正固本。通过前后一年治疗，不仅改善了临床症状，有效防止其并发症及病情反复，而且达到了结肠黏膜愈合的理想疗效，说明中医药治疗克罗恩病不仅对本民族人民有效，对其他民族人民也有较好的疗效，值得临床推广。

三、肝病治验

案一 胁痛（慢性乙型病毒性肝炎）

彭某，男，36岁，职员。2020年7月24日初诊。

主诉：反复右胁肋痛3年。

初诊：患者3年前因饮食不规律，加之工作紧张，反复出现右胁肋隐痛，伴恶心乏力，遂来我院就诊。症见：右胁肋痛，腹胀，进食后加重，嗳气，无反酸，恶心，乏力，时有头昏胸闷，视物模糊，纳眠差，大便不畅质稀烂，日3~4次。察其舌淡红胖大，边有齿印，苔黄白腻，诊其左脉弦细、右脉缓而无力。既往有高血压病史15年，当即测162/90mmHg。实验室检查：肝功八项示 ALT 110.20U/L，AST 56.20U/L，余项正常；乙肝两对半提示 HBsAg

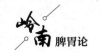

（+）、HBsAb（-）、HBeAg（+）、HBeAb（-）、HBcAb（+）；HBV-DNA2.00E+05IU/mL。B超提示脂肪肝，肝硬度测量8.9kPa，肝纤维化F0-F1可能性大。中医诊断：胁痛（脾虚肝郁夹湿热）、眩晕（肝阳上亢）；西医诊断：慢性乙型病毒性肝炎、高血压病2级。法当清热利湿，调和肝脾，平肝潜阳。处方：

天麻10g	罗布麻18g	白芍20g	甘草6g
怀牛膝20g	车前子20g	叶下珠30g	茵陈30g
山栀子10g	土茯苓30g	黄柏6g	丹参20g
益母草30g			

14剂，等剂量配方颗粒剂温水冲服，日1剂。嘱禁酒，饮食清淡，不宜过饱，畅情志。西药予口服恩替卡韦分散片0.5mg/d，抗乙肝病毒治疗。

二诊（2020年8月7日）：患者仍右胁肋痛，恶心、乏力缓解，进食后无反胃，头昏、胸闷较前减轻，大便排出不畅，质稀烂，但大便次数减至1~2次。舌脉无明显变化。血压141/90mmHg。继续以清热利湿、调和肝脾为法。守上方，加郁金10g以行气解郁、活血止痛。续服14剂，西药同前。

三诊（2020年8月21日）：患者仍右胁肋隐痛及腹胀，但程度减轻。时感头昏，已无明显胸闷及视物模糊，胃纳及睡眠较前好转，大便同前。舌淡红，舌体已无胖大，边仍有齿印，苔白腻。左脉仍弦细，右脉缓。血压145/92mmHg。实验室检查示：HBV-DNA降至1.76E+03IU/mL。于上方加薏苡仁利湿，石决明潜阳止眩。处方：

天麻10g	罗布麻叶18g	白芍20g	甘草6g
怀牛膝20g	叶下珠30g	绵茵陈30g	土茯苓30g
黄柏6g	丹参20g	益母草30g	郁金10g
薏苡仁30g	石决明20g		

续服14剂，每日1剂。西药同前。

四诊（2020年9月18日）：患者头昏缓解不明显，右胁肋隐痛如前，无明显腹胀，纳眠可，大便成形，日1次，无排便不畅感。舌边无明显齿印，舌苔仍白腻，但较前变薄，脉象同前。肝功八项：ALT 52.00U/L，AST 30.00U/L，HBV-DNA<1.00E+02IU/mL。患者头昏未解，予平肝潜阳降逆；右胁肋隐痛如前，加活血解毒之品以止痛。处方：

天麻10g	罗布麻18g	怀牛膝20g	叶下珠30g
黄柏6g	丹参20g	郁金10g	石决明20g

| 代赭石 10g | 三七 3g | 白花蛇舌草 20g | 半边莲 20g |

续服 14 剂，每日 1 剂。服法及生活方式调整同前。西药予口服恩替卡韦分散片，加肝复乐片 4 片，每日 3 次。

五诊（2020 年 10 月 2 日）：头昏缓解，偶有右胁肋痛，纳眠正常。舌淡红，苔薄白，左脉稍弦。血压 132/90mmHg。以健脾益气巩固疗效，以防复发。处方：

天麻 10g	罗布麻 18g	代赭石 10g	石决明 20g
叶下珠 30g	茵陈 30g	怀牛膝 20g	黄柏 6g
茯苓 20g	白术 10g	甘草 6g	太子参 30g

续服 14 剂，日 1 剂。

此后在本方基础上略做加减服用 3 个月，患者症状皆愈。

【按语】湿热疫毒是乙型病毒性肝炎的关键病因，故清热解毒是贯穿始终的治疗大法，强调"清热解毒，驱邪务尽，要行霸道"，重用叶下珠、茵陈，剂量一般用 30g 以上，具有清热解毒祛湿功效，配合栀子、黄柏、土茯苓加强清热解毒祛湿作用。因湿与疫毒胶着难解，病程迁延难愈，久病入络，瘀阻肝络，予丹参、三七、益母草活血化瘀、通络止痛；白芍养阴柔肝止痛。在治疗后期，正气虚显露，故加用四君子汤健脾固本、扶正祛邪。另外，天麻、罗布麻"降压二麻"能平肝潜阳息风以治头昏，常配伍怀牛膝、车前子补肝肾利尿、引血下行，从而起到良好的降压效果。配合西药恩替卡韦抗病毒治疗，快速抑制乙肝病毒复制。

案二 肝积（乙型肝炎肝硬化失代偿期）

关某，女，47 岁，干部。2003 年 9 月 7 日就诊。

主诉：上腹胀，伴嗳气、大便溏 6 年。

初诊：患者 1997 年因呕吐鲜血 1 小时，于市第一人民医院住院治疗，诊断为乙肝后肝硬化失代偿，行脾切除术、食管静脉断流术。术后 6 年来，反复上腹胀，嗳气，大便溏。从肝脾论治，健脾气，益肝阴，化肝瘀，以扶正化瘀药口服配合辨证施膳食疗，病情稳定，未再发呕血、解黑便。刻下症见：上腹胀，嗳气，心烦，大便溏，黄褐色，日 3 次，口干，纳眠差。舌稍红，苔薄黄少津，脉弦细。中医诊断：肝积，证属气阴两虚、肝血瘀阻；西医诊断：乙型肝炎肝硬化失代偿期、脾切除术后。

此为肝阴不足，肝阳上亢，肝火犯胃，胃失和降则上腹胀、嗳气、大便

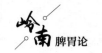

溏。肝火扰心则心烦、口干。肝病传脾，脾气亏虚则大便溏。舌稍红、苔薄黄少津、脉弦细为肝阴不足证候。法当清肝和胃、益气养阴，方拟一贯煎合橘皮竹茹汤加减。处方：

橘红 6g	竹茹 12g	太子参 15g	沙参 20g
玉竹 20g	白芍 15g	栀子 12g	豆豉 12g^(布包煎)
海螵蛸 20g	枳实 10g	甘草 6g	

7 剂，水煎服，日 1 剂。

二诊（2003 年 9 月 14 日）：上腹胀、嗳气及心烦稍好转，大便溏，日 2 次，口干，眠差。舌脉基本同前。以健脾养阴、柔肝活血为法。处方：

橘红 6g	竹茹 12g	沙参 20g	玉竹 20g
白花蛇舌草 30g	丹参 20g	三七 6g	仙鹤草 30g
墨旱莲 15g	灵芝 10g	怀山药 18g	甘草 6g

7 剂，水煎服，日 1 剂。

三诊（2003 年 9 月 21 日）：上腹稍胀，嗳气减，大便溏，日 2 次，纳少，乏力。舌稍红，苔薄黄，脉弦细。以健脾养阴、柔肝和胃为法。处方：

太子参 18g	怀山药 18g	白术 12g	茯苓 18g
沙参 18g	麦芽 30g	仙鹤草 30g	白花蛇舌草 20g
海螵蛸 20g	浙贝母 10g	竹茹 12g	大枣 30g
甘草 6g			

7 剂，水煎服，2 日一剂。

四诊（2003 年 10 月 8 日）：无明显不适，精神好转，大便日 1 次，成形，口干。舌稍红，苔薄黄少津，脉弦细。以健脾养阴、柔肝软坚为法。处方：

灵芝 10g	沙参 20g	鳖甲 20g^(先煎)	玉竹 20g
女贞子 18g	墨旱莲 15g	丹参 20g	白花蛇舌草 20g
甘草 6g			

守上方为基本方，加减太子参、茯苓、怀山药、制首乌、大枣，伴感冒时加疏风解表药，2~3 日一剂，先后连续服 1 年余停药。

本案为患者治疗过程中典型部分的截取。患者从 1997 年 10 月 16 日到 2005 年 8 月 10 日的近 8 年期间，坚持服上述辨证汤药，病情控制理想，未再出现肝硬化门脉高压并发症，无上消化道出血，无腹水，无肝肾综合征。至 2006 年 10 月 8 日回访，诉肝区无不适，上腹无胀，纳正常，精神好，舌淡红，苔薄白，脉弦。面色略显红润，皮肤、巩膜无黄染。复查肝功能：

ALT44.3U/L，AST40.7U/L，胆红素及白蛋白正常。乙肝两对半提示 HBsAg（+）、HBsAb（-）、HBeAg（-）、HBeAb（-）、HBcAb（+）。B 超示肝实质光点稍粗，未发现占位性病变。到 2020 年 2 月随诊 10 余年，患者一切正常，能参加文秘工作。

【按语】肝硬化病位在肝，容易引导人首先想到治肝，用疏肝、清肝、养肝、化肝瘀等法。其实，肝硬化常表现为乏力、食欲减退、腹胀、恶心、呕吐或腹泻等脾虚不运证候，治当兼顾脾胃，正如《金匮要略》所说："见肝之病，知肝传脾，当先实脾。"实脾的含义不仅仅局限于健脾补气，而应该是调理脾胃气机升降平衡，但补益脾胃之气是重要环节之一，多用太子参、沙参或西洋参清补，少用党参、黄芪等温补类药，以免化燥伤阴。"肝体阴而用阳"，肝硬化多为湿热疫毒深入血分，瘀久成积。加之腹水停聚，利水伤阴治疗易耗损肝阴，因此肝阴不足往往贯穿肝硬化病程始终，因此病人常常口干、尿少、皮肤干燥、面色干枯、舌红少苔。治疗肝硬化在顾护脾胃之外，重在滋养肝阴，选用白芍、石斛、玉竹、女贞子、旱莲草等药性平和之品。肝病多目疾，石斛能养肝明目；肝硬化病人多因阴虚津枯肠燥而便秘，玉竹还可润肠通便，促进毒素排泄，防止腑实热毒上攻清窍而出现肝昏迷。滋养肝阴一般当少用地黄，因其过于滋腻碍胃，不利于气机宣畅。肝硬化由慢性肝炎演变而来，病久气虚或气滞，终致血瘀阻滞成积，故用丹参、郁金、三七活血。"金丹"为常用药对，郁金为气中之血药，丹参为血中之气药，两药合用可加强行气活血之力。三七活血止痛，善于通畅细小络脉之瘀血，据现代药理研究发现三七有改善肝脏微循环作用，又能止血，防止肝不藏血之出血，且三七有止血不留瘀的特点，因此常将丹参、三七、郁金合用治疗肝瘀血。《内经》提出"结者散之"，肝硬化在活血化瘀基础上还需软坚散结，重用鳖甲 30g，既能散结又能养阴；较少用穿山甲，恐其走窜破血，诱发食管或胃底静脉破裂大出血。肝硬化需要长疗程治疗，要与患者进行深入沟通，争取患者长期配合。应加强肝硬化患者日常养生宣教，饮食宜清润，忌温燥、坚硬食物；劳逸结合，戒劳累；早睡早起，戒熬夜；心平气和，戒恼怒。综合长期调理，力图缓治，久久见功。该病人前后治疗 8 年，后停药随访 10 余年间，指导其健康饮食、适当运动及规律起居生活，病情一直稳定，疗效巩固。

案三　肝癌（肝癌术后）

林某，女，72 岁，农民。2020 年 9 月 18 日初诊。

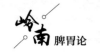

主诉：反复右胁肋痛6年余，加重伴便秘2月。

初诊：6年前患者无明显诱因反复出现右胁肋隐痛，伴纳差，恶心，乏力，体重下降，于外院诊断为肝左叶中分化癌，行手术治疗后病情好转，服用护肝药治疗，但右胁肋时有隐痛不适。2个月前患者右胁肋疼痛加重，伴大便秘结，3~4日一行，排便困难干结，遂来我院就诊。症见：右胁肋疼痛，恶心，乏力，时有头晕头痛，活动后加重，口干口苦，右小腿腓肠肌痉挛、疼痛，纳眠差，大便秘结如栗，3~4日一行，夜尿频。舌暗淡瘦小，苔薄白少津，舌下脉络稍迂曲，脉涩无力。既往有糖尿病病史20年余，口服降糖药治疗，现血糖控制正常。有乙型病毒性肝炎病史，肝癌术后服恩替卡韦抗病毒治疗。全腹CT示肝癌术后，未见转移。中医诊断：肝癌，证属肝血瘀阻夹热毒，兼肝脾不和；西医诊断：肝癌术后。法当活血解毒、养肝化瘀、健脾益气。处方：

白花蛇舌草20g	半枝莲20g	葛根30g	虎杖20g
火麻仁30g	郁李仁30g	丹参20g	三七3g
玉米须20g	黄芪20g	怀牛膝20g	宣木瓜20g
白芍20g	生地黄10g	甘草6g	

14剂，等剂量颗粒剂温水冲服，日1剂。

二诊（2020年10月12日）：患者右上胁肋隐痛不适稍改善，恶心、纳差及乏力症状较前缓解，已无口干口苦，无腿抽筋，大便1~2日1次，排便顺畅，但排便后时感头昏，须休息后方可缓解，仍有夜尿，但次数较前减少。舌脉基本同前。予上方加当归10g补血润肠。续服14剂。之后以此方为基础方进行加减调理，巩固疗效，病情稳定。

【按语】该患者素有乙型肝炎病毒感染，在肝炎-肝硬化-肝癌的疾病进展过程中，湿热疫毒是关键病因，脾气亏虚是发病基础。治疗方面抓住本虚标实两大因素，湿热日久化生浊毒，浊毒瘀阻肝络，渐生癌毒。故一方面积极用清热解毒利湿法，选白花蛇舌草、半枝莲贯穿治疗始终。另一方面用健脾益气法扶正固本，具体需根据患者气虚之程度、是否兼夹寒热而选用不同的补气药，若素体气虚重者，选黄芪；气虚夹热者，选太子参、北沙参；若素体气虚夹湿者，选五指毛桃，俗称南芪，为岭南常用草药，补气功同黄芪，但无黄芪温燥之弊，又有化湿行气作用，是岭南地区治疗气虚夹湿患者之首选药物。丹参、三七是活血药对，行肝经脉络瘀滞；配合生地黄、白芍养血柔肝，血旺则血行，进而有利于癥积消散。

案四 胆胀（胆囊结石并胆囊炎急性发作）

吴某，女，41岁，职员。2003年10月13日初诊。

主诉：右胁肋疼痛5天。

初诊：自诉5天前食烧鸭后出现右胁肋疼痛，并向右肩背放射。查上腹B超示：胆囊大小5mm×6mm，壁稍毛糙，胆囊内有一3mm×4mm结石。既往有胆结石病史10余年。就诊时症见：右胁肋疼痛，并向右肩背放射，大便干结，2日1次，口干口苦，乏力。舌质淡白少津，苔白微黄厚，脉弦。查体：右上腹部压痛，墨菲征阳性。中医诊断：胆胀，证属肝胆湿热积滞兼脾虚；西医诊断：胆囊结石并胆囊炎急性发作。

此为平素情志不畅，肝郁气滞，肝失疏泄，胆腑气机通降失常，湿热内蕴，日久不愈，正气渐虚，邪恋不去，湿热积滞成石。胆腑气机通降受阻，故可见右胁疼痛，并向右肩放射。脾虚失运，气血生化不足，故见乏力。治宜疏肝利胆，健脾排石。拟方四逆散加味。处方：

柴胡12g	赤芍18g	枳实12g	郁金18g
党参20g	白术15g	怀山药20g	金钱草30g
鸡内金10g	怀牛膝15g	甘草6g	

7剂，水煎服，日1剂。

二诊（2003年10月20日）：上腹痛减，恶心欲呕，仍乏力，上楼时明显，舌淡白，苔薄黄，脉弦。上方去怀山药以免壅滞，加黄芪20g、大枣20g补益气血。续服7剂。

三诊（2003年10月27日）：右上腹胀痛止，舌脉同前。予以疏肝利胆，补气活血排石。处方：

柴胡12g	郁金18g	三棱12g	丹参20g
党参20g	白术15g	黄芪20g	金钱草30g
鸡内金10g	怀牛膝15g	鸡血藤30g	甘草6g

30剂，水煎服，日1剂。

服完上药后，复查B超显示胆囊大小正常，胆囊内未见结石。

【按语】胆胀病的发生，多因肝失疏泄，胆腑气机通降失常，湿热内蕴，日久结滞成石。本病多由进食油腻或情志不畅，诱发肝胆湿热熏蒸而急性发作。本案既有肝胆湿热积滞之实证的一面，又有脾胃气虚之虚证的一面，故治疗上一则用柴胡、赤芍、枳实、郁金疏肝理气，重用金钱草30g、鸡内金清

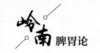

肝利胆消石；二则用黄芪、党参、白术补气，犹如"出力搬石"。方中加入丹参、三棱祛瘀止痛；怀牛膝引石下行，有利排石。经一个半月治疗后，患者复查 B 超胆囊结石已消失。

四、肺病治验

案一　咳嗽（肺炎）

刘某，女，36 岁，教师。2008 年 8 月 6 日初诊。

主诉：咳嗽、发热 2 周。

初诊：患者 2 周前食油炸物后出现喉痒即咳，咽喉部犹如有羽毛搔动，奇痒，咳嗽剧烈，甚则出现干呕，无痰，口鼻咽喉燥热如火熏，发热，体温波动于 37.5℃～38.5℃之间，无恶寒，口干，曾服维 C 银翘、清热消炎宁，效不显。察其舌红少津，有裂纹，苔薄黄，咽红，诊其脉浮细数。血常规示：白细胞计数 $11.1×10^9$/L，中性粒细胞计数 $0.85×10^9$/L。胸片示：左下肺炎。中医诊断：咳嗽，证属燥热伤肺；西医诊断：肺炎。法当清燥润肺止咳，予清燥救肺汤加减。处方：

桑叶 12g	杏仁 12g	枇杷叶 12g	石膏 20g
板蓝根 30g	川贝 10g	桔梗 12g	沙参 15g
鱼腥草 30g	麦冬 12g	瓜蒌仁 15g	甘草 6g。

4 剂，水煎服，日 1 剂。

二诊（2008 年 8 月 11 日）：喉痒咳嗽较前明显减轻，口干咽燥稍减，间有低热，最高体温 37.2℃，咯少量白稠痰。此燥热已减，上方去石膏，以免冰伏病邪。加入桑白皮 15g、苇茎 12g 加强清肺化痰生津之力。5 剂。

三诊（2008 年 8 月 15 日）：偶有咳嗽，少许喉痒，咯少量白痰，纳少。舌淡红，苔薄白，脉缓。此燥热渐退，上方去川贝，加入茯苓 15g、白术 15g。5 剂。

服药 5 剂调养后诸症皆愈。

【按语】患者嗜食油炸燥热之物，咽喉为肺胃之门户，燥热伤肺，肺失宣肃而致咳嗽，以干咳为主，伴有咽痒，治宜清肺润燥止咳。肺居上焦，为五脏六腑之华盖，吴鞠通言："上焦如羽，非清不举。"故予桑叶轻清宣肺；配伍石膏清肺生津；板蓝根、鱼腥草清利咽喉；化痰止咳不离杏、贝、桔；沙参、麦冬养阴润肺；后期加用白术、茯苓健脾益气以培土生金，顾护肺气，恢复其宣肃之职。

案二 咳嗽（咽源性咳嗽）

吴某，男，43岁，职员。2019年6月3日初诊。

主诉：咳嗽30余年。

初诊：患者诉从小易患扁桃体炎，咽痛，咳嗽。8岁时行扁桃体切除术，术后反复咳嗽，咽痒，多于晨起或夜间发作，每逢天气转冷吸入冷空气或食生冷则咳嗽剧烈，咯白色黏稠夹泡沫痰，量多，咳甚则呕吐，咽喉干燥如被枯树叶粘住，咽不痛，无发热恶寒，无胸闷胸痛，时有口苦，易怒。纳眠一般，二便尚调。舌边尖红，苔薄黄，脉弦略数。查两侧咽腭弓充血，咽后壁滤泡增生，双侧扁桃体缺如。听诊双肺呼吸音粗，未闻及干湿啰音。胸片未见异常。中医诊断：咳嗽，证属寒痰宿肺，兼木火刑金证；西医诊断：咽源性咳嗽。治当通阳散结、清肝泻火、化痰止咳，自拟薤胆汤加减。处方：

薤白 12g	龙胆草 20g	百部 20g	桔梗 10g
鱼腥草 30g	橘红 10g	法半夏 10g	胆南星 20g
杏仁 10g	人参叶 20g	茯苓 20g	甘草 10g

14剂，等量颗粒剂温水冲服，日1剂。

二诊（2019年6月17日）：咳嗽明显减轻，咽痒改善。舌淡红，苔薄黄少津，脉弦细。查右侧咽腭弓稍红，左侧咽腭弓苍白，咽后壁滤泡增生。上方去人参叶、茯苓、杏仁，加天竺黄20g、浙贝10g、僵蚕20g以清热化痰、息风解痉止咳。14剂。

三诊（2019年7月1日）：无明显咳嗽、咯痰及咽痒，偶有口干，舌淡红，苔薄白少津，脉细缓。查双侧咽腭弓未见充血，咽后壁滤泡未见明显增生。此热邪已退，去苦寒之品，加麦冬以凉润。处方：

百部 20g	桔梗 10g	鱼腥草 30g	橘红 10g
法半夏 10g	杏仁 10g	人参叶 20g	茯苓 20g
太子参 20g	麦冬 10g	甘草 10g	

14剂，等量颗粒剂温水冲服，日1剂。

2021年1月16日电话随访，患者诉平素未有咳嗽咯痰及咽痒，偶因外感风寒而轻微咳嗽。

【按语】自拟薤胆汤，由薤白、龙胆草、百部三味药组成，是治疗寒热错

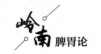

杂、寒邪束肺兼木火刑金所致的久咳难愈的经验方。薤白辛温，归肺经，通阳散结，长于散阴寒之结，通胸中之阳，用于消寒凝之痰结；龙胆草苦寒，归肝经，清泄肝胆火邪，用于木火刑金、肝热郁肺之咳嗽。薤白常用剂量为10~20g，龙胆草为10g，两药一寒一热，寒热并用，针对本案外感寒邪与体内肝肺郁热相冲相搏，导致肺失宣肃形成的久治难愈的咳嗽。百部甘苦性平，能润肺化痰止咳，不论寒热新久咳嗽，均相适宜。该患者咳嗽时痰多白稠，夹泡沫，为痰热夹风之征象，故在二陈汤基础上加胆南星、天竺黄清痰热，僵蚕利咽化痰、祛风解痉，对顽痰、老痰引起的久咳有良效。

案三 肺胀（慢性阻塞性肺病）

张某，男，65岁，退休工人。2008年4月3日初诊。

主诉：反复咳嗽、气促10余年，再发2周。

初诊：10余年前因天气转冷受凉后出现咳嗽、气促，诊为急性支气管炎。以后每遇天气变化则咳嗽、气促、痰多，经抗感染、化痰平喘西药（具体不详）及中药（不详）辨证治疗，病情可好转。2周前因受凉，再发咳嗽、气促，伴有发热，在当地医院静滴左氧氟沙星、头孢拉定1周，发热已退，余症未见好转。来诊症见：咳嗽，气促，痰多黄稠，胸闷，纳呆，口干苦，眠差，尿黄，大便干结，2~3日一行。舌边尖暗红，苔焦黄厚垢，舌下脉络迂曲，脉滑数。血常规示：白细胞计数8.5×10^9/L，中性粒细胞占比0.75。胸片示：慢性支气管疾患，肺气肿，肺动脉增宽。中医诊断：肺胀，证属痰热瘀阻肺络；西医诊断：慢性阻塞性肺病。

此为初则外邪犯肺，肺失宣降，气逆而咳；久病肺虚，痰浊潴留而致肺不敛降，气还肺间则肺气胀满。复为外邪引动，痰浊阻肺，故可见咳嗽、气促、痰多、胸闷；久则化热，可见痰黄稠、口干苦、大便干结、尿黄；久病入络，可见舌下脉络迂曲；舌边尖暗红，苔焦黄厚垢，脉滑数，均为痰热瘀阻肺络之象。法当清肺化痰，止咳平喘。处方：

瓜蒌壳15g	瓜蒌仁15g	杏仁15g	黄芩12g
橘红6g	法半夏12g	鱼腥草30g	枇杷叶15g
麦冬15g	桔梗12g	浙贝12g	甘草6g

3剂，水煎服，日1剂。

二诊（2008年4月7日）：仍有咳嗽，喉痒即咳，夜咳甚，痰仍黄稠，量多，气促，口干口苦，大便日1次。舌质红绛，舌边尖露红，苔焦黄厚垢，脉滑数。此肺经气分热毒炽盛，有向营分传变之势。当以透泄痰热，宣肺化痰，止咳平喘为法。处方：

淡豆豉 12g	生地黄 15g	天竺黄 15g	胆南星 15g
瓜蒌壳 15g	杏仁 15g	桔梗 12g	浙贝 10g
苏子 15g	葶苈子 15g	海浮石 12g	甘草 6g

3 剂，日 1 剂，水煎服。

三诊（2008 年 4 月 9 日）：咳嗽减轻，痰少，色黄白较稀，纳差，口干减。舌边尖红，苔焦黄厚稍减退，脉滑。此药证相符，痰热减轻，当守上法。加陈皮 10g 以理气化痰。继服 4 剂。

四诊（2008 年 4 月 13 日）：服前方后咳嗽已止，无气促，纳增，无口干，少许乏力。舌暗红，苔稍黄少津，脉弦略细。此痰热大势已去，气阴不足已显。当注意养阴益气，以养阴益气、化痰通络为法。拟生脉饮加减，处方：

太子参 15g	麦冬 15g	沙参 15g	天花粉 15g
橘红 10g	知母 15g	桑白皮 15g	川贝 10g
丹参 15g	苏子 15g	地骨皮 15g	甘草 6g

7 剂，日 1 剂，水煎服。

【按语】该患者舌苔焦黄厚垢，舌质红绛，为最突出的临床征象，说明肺经气分热毒炽盛，有向营分传变趋势。对于热灼营阴，叶天士指出"入营犹可透热转气"，应促使营分热邪向外透转，给邪出路。然一味清热化痰反致热邪冰伏，加之患者病久，素有顽痰，用常规的清热化痰法难以祛除胶着的顽痰。针对患者舌苔厚垢，采用上海名医张镜人"铲饭滞"的治疗经验，即用淡豆豉透邪外出，生地黄滋阴润肺化燥，天竺黄、胆南星蠲除痰热。再配伍善治顽痰、老痰之海浮石，以及苏子、葶苈子以化痰降气、止咳平喘。由此患者舌象明显改善，厚苔、垢苔消失，犹如饭滞（即锅巴）被铲除，咳、痰、喘治愈。

五、血证治验

案一　紫斑（特发性血小板减少性紫癜）

翁某，男，14 岁，学生。2003 年 10 月 31 日初诊。

主诉：四肢及胸腹部皮肤紫斑 1 年。

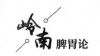

初诊：1 年前咽痛后出现下肢皮肤斑点，继而出现上肢及胸腹部皮肤瘀点及瘀斑，于外院诊断为特发性血小板减少性紫癜。口服强的松，开始剂量为 30mg，每日 2 次，血小板计数略有升高，由 $15×10^9$/L 升至 $50×10^9$/L；因出现肥胖的激素副作用，将激素剂量减为 30mg，每日 1 次。患者要求结合中医药治疗而来诊。就诊时症见：四肢及胸腹部皮肤散在瘀点及瘀斑，四肢部较密集，瘀斑最大者为 5mm×7mm，压之不褪色，偶有流鼻血。舌淡红，舌面上有红星点，苔薄黄，脉弦细。血常规示：血小板计数 $30×10^9$/L，白细胞计数 $7×10^9$/L，血红蛋白 110g/L。中医诊断：紫斑，证属脾肾气虚、血分瘀热；西医诊断：特发性血小板减少性紫癜。

此为素体肝、脾、肾三脏气血阴阳亏虚，风、热、毒外邪入里，化燥生热，热入营血，迫血妄行，血溢脉外，故见四肢及胸腹部皮肤散在瘀点及瘀斑，压之不褪色。舌淡红、舌面上有红星点等为脾肾气虚、血分瘀热之证候。治宜健脾补肾，凉血止血。拟方犀角地黄汤加减。处方：

水牛角 30g（先煎）	生地黄 15g	赤芍 12g	牡丹皮 8g
茯苓 15g	猪苓 12g	白术 12g	泽泻 12g
制首乌 30g	骨碎补 18g	补骨脂 12g	甘草 8g

14 剂，水煎服，日 1 剂。配合西药强的松 30mg 口服，每日 1 次，每周减少 5mg。

二诊（2003 年 11 月 14 日）：瘀点、瘀斑略减少，未再流鼻血。舌淡白，苔薄白，脉弦细。此为脾肾亏虚，加强补肾之力。处方：

水牛角 30g（先煎）	生地黄 20g	熟地黄 18g	赤芍 12g
茯苓 15g	制首乌 20g	补骨脂 19g	山茱萸 10g
杜仲 15g	枸杞子 10g	女贞子 15g	甘草 8g

21 剂，水煎服，日 1 剂。配合六味地黄丸口服。

三诊（2004 年 1 月 7 日）：瘀点、瘀斑减少，瘀斑最大者约 2mm×3mm，压之不褪色。舌淡红，苔薄白，脉细。血常规示：血小板计数 $71×10^9$/L，白细胞计数 6.5$×10^9$/L，血红蛋白 118g/L。上方加怀山药 20g，续服 14 剂，停服强的松。

四诊（2004 年 3 月 8 日）：瘀点、瘀斑消退，大便溏。舌淡红，苔薄白，脉细。血热已减，加强补气健脾之功。处方：

水牛角 30g（先煎）	赤芍 12g	牡丹皮 10g	黄芪 18g
太子参 15g	白术 12g	茯苓 15g	芡实 15g

杜仲 18g　　　　大枣 20g

50 剂，水煎服，日 1 剂。

五诊（2004 年 4 月 26 日）：发热、咳嗽 2 天，未见皮下瘀点、瘀斑，舌边尖红，苔薄白，脉浮数。测体温 37.5℃。血常规示：血小板计数 $61×10^9$/L，白细胞计数 $6.4×10^9$/L，血红蛋白 104g/L。此为不慎外感，外邪入里，肺失宣降，气逆而咳。予以清热宣肺止咳，凉血止血。处方：

鱼腥草 30g　　　桔梗 12g　　　桑白皮 18g　　　连翘 10g

浙贝母 10g　　　川贝 6g　　　杏仁 12g　　　甘草 6g

水牛角 30g[先煎]　赤芍 15g　　　牡丹皮 10g　　　仙鹤草 30g

14 剂，水煎服，日 1 剂。

六诊（2004 年 5 月 10 日）：咳嗽止，牙痛、发热，无出血倾向，左下颌白齿局部牙龈红肿，舌脉同前。体温 38.0℃。血常规示：血小板计数 $60×10^9$/L，白细胞计数 $6.8×10^9$/L，血红蛋白 119g/L。加强清热解毒、凉血止血之力。处方：

鱼腥草 30g　　　桔梗 12g　　　夏枯草 30g　　　连翘 10g

五指毛桃 30g　　太子参 18g　　天花粉 20g　　　栀子 12g

升麻 10g　　　赤芍 15g　　　牡丹皮 10g　　　甘草 6g

21 剂，水煎服，日 1 剂。

七诊（2004 年 5 月 31 日）：牙痛、发热，右面颊见 -5mm×5mm 大小溃疡，无出血倾向。体温 38℃。血常规示：血小板计数 $68×10^9$/L，白细胞计数 $6.8×10^9$/L，血红蛋白 119g/L。热毒内盛，予以补气托毒、养阴清热、凉血止血。处方：

水牛角 30g[先煎]　熟地黄 18g　　赤芍 15g　　　牡丹皮 10g

知母 12g　　　栀子 12g　　　黄芪 18g　　　太子参 15g

女贞子 18g　　　墨旱莲 18g　　甘草 6g

28 剂，水煎服，日 1 剂。

八诊（2004 年 6 月 28 日）：无自觉不适，无出血倾向。血常规示：血小板计数 $100×10^9$/L，白细胞计数 $4.3×10^9$/L，血红蛋白 110g/L。舌边尖红，苔薄白，脉细数。继续以补益气血、滋补肝肾、养阴凉血为法。处方：

水牛角 30g[先煎]　生地黄 20g　　赤芍 15g　　　牡丹皮 6g

知母 12g　　　栀子 12g　　　黄芪 20g　　　党参 18g

女贞子 18g　　　墨旱莲 15g　　枸杞子 8g　　　当归 12g

上方服用 5 个月，水煎服，日 1 剂。

九诊（2004 年 12 月 3 日）：无皮下出血，诉汗多。舌淡红，苔薄白，脉细。血常规示：血小板计数 115×10^9/L，白细胞计数 5.7×10^9/L，血红蛋白 120g/L。守上方加白术 15g，再服用 30 剂，病情稳定，未再出现皮下瘀点、瘀斑，无其他出血倾向，血小板稳定在（100~120）×10^9/L 之间。

【按语】特发性血小板减少性紫癜属中医学"紫斑""肌衄"等范畴，病机多因本虚标实，以肝、脾、肾三脏气血阴阳亏虚为本，血热为标，故以扶正祛邪为治则，以健脾益气、滋补肝肾加凉血止血为治法，常用黄芪、党参、白术健脾益气以统血；女贞子、墨旱莲、山茱萸、制首乌、补骨脂补益肝肾，填精生髓；用犀角地黄汤凉血止血；仙鹤草、茜草收敛止血，标本兼治。且用药剂量较重，方可药能胜病，提升血小板，改善病情，并在中药治疗过程中逐步减少或停用激素，减少激素的副作用，且使血小板达到正常水平。在病程中若遇到感冒、急性胃肠炎等感染时，会导致血小板下降，此时应辨证求因，治疗新感标病，待标病治愈后再治本病，才有利于血小板的提升。

案二 紫斑（特发性血小板减少性紫癜）

苏某，女，33 岁，职员。2009 年 5 月 15 日初诊。

主诉：双下肢散在紫斑 6 年余，加重 1 个月。

初诊：患者于 6 年前出现全身散在紫斑，经省人民医院诊断为特发性血小板减少性紫癜，行脾切除术后病情好转，术后 6 年来未见有明显出血征象。1 个月前因急性胃肠炎再次引起血小板减少，到当地医院治疗时查血小板计数为 5×10^9/L，以大剂量丙种球蛋白冲击治疗及激素和免疫抑制维持治疗后病情好转，出院时复查血小板为 30×10^9/L。后患者一直以激素维持，但病情不稳定，血小板反复减少，并于行经时出现鼻腔大出血后查血小板计数为 7×10^9/L。为求中西医结合综合诊疗，故来求诊。症见：面色苍白，疲乏少气，稍动则气促，全身可见散在紫斑，量不多，无高出皮肤，咽痛，心烦，眠差，纳一般，大便溏。舌暗红，苔薄白，脉滑偏浮。急查血小板计数为 10×10^9/L。中医诊断：紫斑，证属脾肾亏虚、阴虚火旺；西医诊断：特发性血小板减少性紫癜。

此缘患者久病，脾肾亏虚，脾虚不能固摄而致血不循经，溢于皮下，故可见全身散在紫斑；血行脉外而有大出血，出血致使阴血严重亏虚，阴虚生内热，故见心烦、咽痛。舌暗红、苔薄白、脉滑偏浮亦为脾肾亏虚、气血不足、阴虚火旺之象。治以健脾补肾、凉血和血，以当归补血汤合犀角地黄汤加减。处方：

黄芪 18g	当归 12g	栀子 12g	生地黄 20g
水牛角 60g^{（先煎）}	熟地黄 20g	紫珠草 30g	仙鹤草 30g
三七 8g	阿胶 15g^{（烊化）}	鹿角霜 30g^{（先煎）}	山茱萸 12g
墨旱莲 20g	甘草 8g		

4 剂，水煎服，日 1 剂。

同时配合原剂量西药激素甲泼尼龙 40mg（8 片）日 1 次，环孢素 50mg（1 片）日 1 次。

二诊（2009 年 5 月 18 日）：患者气色精神较前好转，仍感疲乏，服药期间正处于月经期，服药后月经量正常，未再出现大出血。药效明显，继续守上法进退。处方：

黄芪 30g	当归 12g	水牛角 60g^{（先煎）}	生地黄 15g
熟地黄 20g	赤芍 12g	牡丹皮 12g	紫珠草 15g
栀子 12g	仙鹤草 30g	三七 3g	阿胶 15g^{（烊化）}
鹿角霜 20g^{（先煎）}	墨旱莲 30g	甘草 6g	

4 剂，水煎服，日 1 剂。并嘱患者将甲泼尼龙片减为 35mg（7 片）日 1 次，环孢素同前。

三诊（2009 年 5 月 25 日）：血小板计数升至 $50 \times 10^9/L$，余症状大致如前。上方加减增强益气养血之功。处方：

黄芪 30g	当归 12g	水牛角 30g^{（先煎）}	生地黄 15g
赤芍 12g	牡丹皮 12g	紫珠草 30g	栀子 12g
仙鹤草 30g	三七 6g	阿胶 15g^{（烊化）}	墨旱莲 30g
党参 30g	甘草 6g		

8 剂，水煎服，日 1 剂。西药甲泼尼龙同前，停环孢素。

四诊（2009 年 6 月 1 日）：头晕，咽稍疼，手臂散在有出血点，胃纳尚可，口干。舌淡红少苔，脉细数。复查血小板计数为 $45 \times 10^9/L$。此患者脾气亏虚，但血分热毒未清。故当重用补气之药，辅清热解毒凉血药，诸法并用，方可对应本病复杂之病机。处方：

黄芪 30g	当归 12g	水牛角 30g^{（先煎）}	生地黄 15g
赤芍 12g	牡丹皮 12g	紫珠草 30g	栀子 12g
白花蛇舌草 30g	半枝莲 15g	三七 6g	阿胶 15g^{（烊化）}

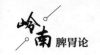

党参 30g	玄参 12g	知母 10g	甘草 6g

8 剂，水煎服，日 1 剂。西药同前。

五诊（2009 年 6 月 8 日）：精神状况明显好转，轻度头晕，已无咽痛，手臂出血点基本消退，胃纳正常，口干。舌淡红少苔，脉滑。复查血小板计数升至 $171×10^9$/L，白细胞计数 $20.8×10^9$/L。热邪得清，将水牛角改为墨旱莲 30g，以加强滋阴之力。8 剂，水煎服，日 1 剂。甲泼尼龙片减为 30mg（6 片）日 1 次。

后患者回乡一直以上法加减调治，至 2009 年 7 月 27 日患者来诊，查血小板计数升至 $202×10^9$/L，白细胞计数降至 $13.5×10^9$/L。舌淡暗红，苔薄黄，脉仍滑数。已无特殊不适，此患者情况稳定，血热已不明显，继续以健脾补肾、凉血和血为法巩固治疗。处方：

黄芪 30g	当归 12g	水牛角 30g^{（先煎）}	熟地黄 20g
紫珠草 30g	阿胶 15g^{（烊化）}	党参 30g	人参叶 10g
茯苓 15g	白术 15g	升麻 10g	甘草 6g

8 剂，水煎服，日 1 剂。甲波尼龙片减为 15mg（3 片）日 1 次。

六诊（2009 年 8 月 10 日）：患者精神状态较好，无感特殊不适。舌红苔白，脉浮略滑。复查血小板计数为 $243×10^9$/L，白细胞计数 $14.9×10^9$/L。此患者已无急性期之出血症状，血小板升至正常，现应继守上法，加强固护肝肾之气，以促进气血生化。处方：

水牛角 30g^{（先煎）}	熟地黄 20g	赤芍 12g	牡丹皮 12g
紫珠草 30g	阿胶 15g^{（烊化）}	黄芪 30g	党参 30g
茯苓 15g	白术 15g	升麻 12g	川杜仲 20g
枸杞子 10g	炙甘草 6g		

8 剂，水煎服，日 1 剂。甲波尼龙片减为 10mg（2 片）日 1 次。

七诊（2009 年 8 月 24 日）：患者估计下周来经，现稍有咽干，无痛。舌脉大致同前。复查血小板计数为 $260×10^9$/L，白细胞计数 $13.1×10^9$/L。此血分热毒已清，而患者仍有脾气亏虚、肝肾不足，此时侧重补虚扶正，故重用补气之药，并配合滋养肝肾之品，以巩固疗效，促进气血生化之源，防止疾病复发。处方：

黄芪 30g	茯苓 15g	白术 15g	升麻 10g
桔梗 12g	人参叶 12g	仙鹤草 30g	阿胶 15g^{（烊化）}
鹿角霜 12g	川杜仲 20g	枸杞子 10g	炙甘草 6g

8 剂，水煎服，日 1 剂。甲波尼龙片减为 5mg（1 片）日 1 次。

后患者以上方加减治疗近 2 个月，2009 年 10 月 12 日来诊：患者精神状态较好，近来有上腹部胀闷感，纳食正常，大便干稀不调，口干，口唇干燥，眠差。月经周期及量色均正常。舌暗红少苔，脉浮略数。复查血小板计数 $230×10^9$/L。处方：

黄芪 30g	党参 30g	茯苓 10g	白术 12g
升麻 10g	桔梗 10g	山茱萸 10g	熟地黄 10g
川杜仲 20g	制首乌 20g	菟丝子 20g	阿胶 15g[烊化]
鸡内金 12g	炙甘草 6g		

30 剂，水煎服，日 1 剂。甲波尼龙片减为 2.5mg（半片）日 1 次，嘱 1 周后改为每 3 天半片，续服 2 周；第三周起减成 2.5mg（半片），每周 1 次。

至 2009 年 11 月 28 日随访，患者精神可，无出血瘀斑瘀点，复查血小板计数 $238×10^9$/L。已停服激素 1 周。守上方每周 2 剂，巩固疗效。

【按语】紫癜属中医学血证中之紫斑病范畴，多由脾虚不摄，血溢脉外，加之血分热毒迫血妄行所致，故初期治法宜以健脾益气、凉血和血并重，选用当归补血汤合犀角地黄汤加减，标本兼顾而侧重治标。其中以水牛角代替犀角，用量须为犀角的 6 倍方能达到同等的疗效，一般在 30g 以上，最大量可用至 90g；并加用清血分热毒之白花蛇舌草、半枝莲，加强宁血、防止出血之功。治疗中后期血分热毒大势已去，改以扶正为主，除健脾养血外，侧重于滋补肝肾，以生精养血，故加用山茱萸、熟地黄、制首乌、女贞子、旱莲草。鹿角霜、阿胶、三七是治疗本病的三件宝，其中鹿角霜、阿胶均为血肉有情之品，有较好的生血止血功效，而三七止血不留瘀，活血而不伤正。三药合用能明显提高血小板数量及功能，以达到瘀血祛而新血生的功效。在整个治疗过程中，西药激素渐减至停，中药动态辨证使用，随证加减，力图缓功。

六、痹病治验

痹证（风湿性关节炎）

李某，女，58 岁，退休干部。2009 年 6 月 29 日初诊。

主诉：腰痛伴左下肢疼痛 1 月余。

初诊：诉 1 个月余前因用力搬动花盆后出现腰痛伴左下肢疼痛，遂入我院骨科治疗，诊断为腰椎间盘突出，经辨证中药及外敷药膏（具体不详）治疗后腰痛症状明显缓解出院。出院后患者即出现左侧脚背并第一、第二足趾红肿疼痛，轻触则感痛甚，需有他人扶行，不能自行走动。验血提示 C 反应蛋白 28.68mg/L，血沉 55mm/h，尿酸正常。为求进一步诊治，遂来求诊。症见：腰背部稍疼痛，双下肢浮肿，按之凹陷，左脚背并第一、二足趾红肿疼痛，轻触则感痛甚，影响行走，大便溏，日 1~2 次。舌暗红，苔黄腻，舌底络脉迂曲，脉沉略滑。既往有高血压病史，刻下测血压 140/80mmHg。中医诊断：痹证，证属湿热下注、瘀阻经络；西医诊断：风湿性关节炎。治宜清热利湿，舒经通络。拟方三妙丸加减。处方：

苍术 12g	黄柏 12g	怀牛膝 18g	栀子 10g
蒲公英 30g	车前草 30g	忍冬藤 30g	宽筋藤 30g
延胡索 20g	丹参 20g	三七 10g	地龙 20g
泽泻 15g	白术 15g	续断 18g	甘草 8g

10 剂，水煎服，日 1 剂。

二诊（2009 年 7 月 10 日）：腰痛较前明显减轻，脚背并第一、二足趾仍红肿疼痛，大便溏，日 1 次。腻苔稍退，脉同前。双足 X 光片示无异常。仍以上法为主，加重清热之力。处方：

苍术 12g	黄柏 12g	怀牛膝 18g	石膏 30g$^{(先煎)}$
知母 12g	两面针 20g	救必应 20g	延胡索 20g
忍冬藤 30g	宽筋藤 30g	独活 12g	桑寄生 30g
桂枝 10g	薏苡仁 30g	防己 15g	

7 剂，水煎服，日 1 剂。

三诊（2009 年 7 月 17 日）：腰痛较前缓解，余症基本同前。舌暗红，苔黄腻，脉滑。患者湿热之邪仍重，再加清热之力。处方：

苍术 12g	黄柏 15g	怀牛膝 15g	石膏 40g$^{(先煎)}$
知母 15g	两面针 20g	救必应 20g	延胡索 30g
忍冬藤 30g	宽筋藤 30g	桂枝 10g	薏苡仁 30g
防己 15g	栀子 12g		

7 剂，水煎服，日 1 剂。

四诊（2009 年 7 月 24 日）：无明显腰痛，左脚背并第一、二足趾仍有红肿疼痛，但较前减轻，已能短距离行走，大便仍溏，日 1 次。舌暗红，苔白，脉滑。上方加金银花 15g 清热解毒。7 剂。

五诊（2009年8月3日）：左脚背并第一、二足趾略红，肿已不明显，疼痛明显减轻，轻压痛，能自行行走前来就医，诉服药后泻下水样便，日1次。舌淡暗，苔白厚，脉滑。守前法进退，佐以止泻。处方：

苍术 12g	黄柏 12g	石膏 30g^{（先煎）}	栀子 12g
火炭母 30g	凤尾草 30g	救必应 20g	延胡索 30g
忍冬藤 30g	宽筋藤 30g	薏苡仁 30g	防己 15g
桂枝 10g	甘草 8g		

7剂，水煎服，日1剂。

六诊（2009年8月10日）：左脚背并第一、二足趾无明显肿胀疼痛，能自行行走，纳眠可，大便调。湿热之邪大势已去，经络尚未通利，加强活血通络之力，以收全功。处方：

苍术 12g	黄柏 12g	忍冬藤 30g	宽筋藤 30g
救必应 20g	薏苡仁 30g	防己 15g	蜈蚣 2 条
鸡血藤 15g	甘草 8g		

7剂，水煎服，日1剂。

1个月后随访，诉诸症消失。

【按语】痹证由风、寒、湿、热等外邪侵袭人体，闭阻经络，气血运行不畅所导致，以肌肉、筋骨、关节发生酸痛、麻木、重着、屈伸不利，甚或关节肿大灼热等为主要临床表现。本案以关节红肿灼热痛为特点，缘患者外感湿热之邪，湿热下注，致使经络瘀滞而致湿热瘀痹，出现腰背疼痛，脚背红肿热痛。而便溏、舌暗苔黄腻、舌底络脉迂曲、脉沉略滑亦为湿热瘀阻之象。本案初诊以三妙丸清热利湿，引药下行，辅以车前子、栀子、泽泻、蒲公英、忍冬藤、宽筋藤清热利湿、通络止痛，再加用丹参、三七、地龙活血通利血脉；再配合陈修园治疗腰痛经验药对续断、白术补肾强腰止痛。二诊湿火仍盛，故加用白虎加桂枝汤，加强清火利湿、通络除痹之功；独活、桑寄生舒经通络，并使药性下达足背病灶。后期湿火之邪大势已去，经络尚未通利，故加用蜈蚣走而不守，搜剔络邪。鸡血藤则起舒筋活络、养血补虚之效。经过1月余的辨证调治，终获痊愈。

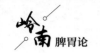

七、骨病治验

案一　骨痿（骨质疏松症）

王某，男，81 岁，退休干部。2017 年 5 月 5 日初诊。

主诉：周身骨痛 16 年，加重 1 个月。

初诊：患者腰背部、双胁部、双髋部、双膝、双足跟部多处疼痛，时轻时重，劳累久立时加重。来诊时坐轮椅，症见：神疲，面白，情绪抑郁，喜太息，易怒，纳眠差，夜尿频，大便溏稀。舌暗红苔白，脉弦细弱。胸腰椎 X 线片示：胸腰椎骨质疏松，双膝双足跟骨质疏松，骨密度：T 值－ 3.17。中医诊断：骨痿，证属脾肾气虚兼肝郁；西医诊断：骨质疏松症。治当补肾健脾，填精壮骨，疏肝解郁。处方：

补骨脂 10g	骨碎补 20g	续断 10g	淫羊藿 10g
鹿角霜 20g	黄芪 30g	白术 15g	阿胶 10g[烊化]
三七 6g	乌药 20g	郁金 12g	柴胡 12g
合欢皮 15g	玫瑰花 10g		

7 剂，水煎服，日 1 剂。

二诊（2017 年 5 月 12 日）：腰背部、双胁部、双髋部疼痛稍减，双膝双足仍有疼痛，精神一般，面白，情绪抑郁，善太息，纳眠差，夜尿频，大便溏稀。舌脉同前。守上方加怀牛膝 20g、宣木瓜 15g、地龙 10g 引药下行并祛湿化浊、活血舒筋；桑螵蛸 20g 补肾缩尿。14 剂。

三诊（2017 年 5 月 29 日）：周身疼痛进一步减轻，精神可，心情稍舒畅，纳可，眠差，夜尿频，大便仍溏，舌暗红苔白，脉细弱。上方去柴胡，加灵芝 10g 解郁安神助眠。14 剂。

四诊（2017 年 6 月 12 日）：周身疼痛明显减轻，下肢疼痛进一步缓解，能用助行器缓慢行走，夜尿减少，夜 1 次。上方去木瓜，加益智仁 20g 暖肾益精缩尿、健脾温中止泻，续服 30 剂以巩固疗效。

【按语】患者年老，肝肾不足，精血亏虚，无以濡养筋骨，则周身骨痛。加之平素烦躁易怒，肝失疏泄，经脉不利，则见胁肋胸部胀闷疼痛。因病程长，形成"久病必虚""久病必瘀""久痛必郁"的虚-瘀-郁恶性循环，使疼痛迁延难愈，且活动受限。治宜补肾健脾，药用补骨脂、骨碎补、续断、淫羊藿及黄芪、白术；疏肝解郁选柴胡、郁金、合欢皮、玫瑰花；填精壮骨予鹿角霜、阿胶血肉有情之品；三七、乌药活血通络止痛。方中怀牛膝、宣木瓜、地龙功能活血通络、化浊疏筋止痛，擅长治疗下肢膝腿跟骨疼痛，称为"膝腿跟骨痛三药方"。

案二 骨痿（骨质疏松症）

刘某，女，69岁，退休人员。2016年10月10日初诊。

主诉：腰背部疼痛4年。

初诊：患者反复腰背部疼痛4年，伴有活动受限。就诊时症见神疲乏力，面色㿠白，腰痛及骶，劳累加剧，下肢酸软，时有纳少腹胀，大便溏，小便清长。舌淡胖，舌底脉络迂曲增粗，苔薄白，脉沉弦细。X线片示胸、腰、骶骨骨质疏松，骨密度：T值—3.25。中医诊断：骨痿，证属脾肾阳虚、血亏夹瘀；西医诊断：骨质疏松症。法当温补脾肾，养肝补血，壮骨柔筋。处方如下：

补骨脂10g	骨碎补20g	续断10g	淫羊藿10g
鹿角霜20g	黄芪30g	白术15g	阿胶10g (烊化)
三七6g	乌药20g	独活12g	桑寄生20g
狗脊20g	杜仲30g		

7剂，水煎服，日1剂，分两次服用。

二诊（2016年10月17日）：腰背骶部疼痛减轻，腰部活动改善，下肢仍酸软，面色㿠白，纳少腹胀，诉眠差，二便同前。舌淡胖，苔薄白，脉沉弱。上方去阿胶，加巴戟天10g、干姜10g，以加强温补脾肾之力。7剂。

三诊（2016年10月24日）：腰背骶部疼痛进一步减轻，腰部活动进一步改善，现纳眠尚可，偶有腹胀，小便正常，大便仍溏。舌淡红，苔薄白，脉沉弱。上方加火炭母20g清热祛湿。14剂。

四诊（2016年11月7日）：腰背骶部疼痛不明显，已无下肢酸软，纳眠可，二便正常。舌淡红，苔薄白，脉沉弱。上方去火炭母，加当归12g加强养血通络之力。患者回乡，守上方续服1个月。

五诊（2016年12月8日）：患者腰背骶部无疼痛，腰部活动正常，纳眠可，二便调，舌淡红，苔薄白，脉沉。守上方再服1个月，病愈，随访至今未复发。

【按语】该病属中医骨痿范畴。肾为先天之本，主骨生髓，肾内寄命门

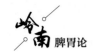

火，有促进骨骼的生长、发育、强健作用；脾胃乃后天之本，气血清阳生化之源，"清阳实四肢"，肾脾先后天互生互补精血，不断充养全身，脾肾强则骨筋肉健。然患者年高，脏腑功能渐衰，肾阳温煦能力下降，火不暖土则脾虚不运，无以化生气血精髓濡养骨骼，则骨髓枯萎，出现骨痿病证。治当温肾健脾、养肝补血，以骨碎补、补骨脂、续断、淫羊藿、鹿角霜温补肾阳、强壮筋骨；黄芪、白术健脾益气；阿胶、当归养肝补血柔筋；乌药、三七理气活血止痛。其中，续断、白术是陈修园治疗腰背疼痛的经验药对。治疗骨痿应注重内调肾、肝、脾，方能外养骨、肉、筋，治疗当骨与筋肉并重，方能起到良效。

案三 腰痛（腰椎间盘突出症）

钟某，男，56岁，工人。2004年11月26日初诊。

主诉：右腰痛牵涉右下肢，伴右下肢麻木5年余。

初诊：诉5年前因弯腰劳作后出现右腰痛牵涉右下肢，并右下肢麻木，休息后可缓解。查腰椎CT示：腰4~5椎间盘突出。多次理疗、中药外敷治疗，效果不明显。就诊时症见：右腰痛牵涉右下肢，并右下肢麻木，弯腰时明显，休息后可缓解，偶有跛行，口干，夜尿每晚3次。舌淡红，夹有瘀斑，苔薄白，脉缓细。中医诊断：腰痛，证属肾虚瘀阻；西医诊断：腰椎间盘突出症（L4~5）。

腰为肾之外府，弯腰劳作损伤肾之精气，腰无以滋养而痛；气虚推动无力，日久瘀血内生，阻滞腰府，不通则痛，故右腰痛牵涉右下肢，并右下肢麻木。肾气不固则夜尿多。舌红有瘀斑为瘀血阻络之象。治当补肾壮腰，活血通络。以自拟方芍甘牛龙汤加减。处方：

白芍 30g	甘草 10g	怀牛膝 18g	地龙 20g
丹参 15g	三七 6g	独活 12g	桑寄生 30g
杜仲 20g	续断 18g	台乌 18g	

5剂，水煎服，日1剂。

二诊（2004年12月2日）：腰痛较前减轻，仍有右下肢麻木，夜尿2次，口干减轻，余症如前。上方加桑螵蛸20g、益智仁15g固肾缩尿，毛冬青30g活血通脉。7剂。

三诊（2004年12月9日）：腰痛止，右下肢无麻木，无口干。舌淡红夹有瘀斑，但较前缩小，苔薄白，脉弦细。守上方加减续服7剂巩固疗效。

【按语】腰痛多由肾虚所致。腰为肾之府，因劳累损伤肾之精气，日久入络，瘀血阻滞经络，故腰痛。自拟芍甘牛龙汤治腰痛，方中白芍、甘草养血和营、缓急止痛；怀牛膝补骨壮骨，强筋止痛；地龙性善走窜，通络止痛；三七配丹参是常用的活血化瘀药对，用治瘀阻腰痛效佳；毛冬青苦寒，活血通脉，用治下肢脉络瘀阻引起的麻木或肿胀；独活、寄生、续断、杜仲补肾壮骨，独活配寄生是擅治腰及腰以下部位疼痛的常用药对。全方共奏补肾活血、通络止痛功效。

八、妇科治验

案一　崩漏（功能性子宫出血）

曾某，女，50岁，职员。2020年5月18日初诊。

主诉：阴道大量出血4天。

初诊：患者4天前无明显诱因出现阴道出血，血流不止，量多带有血块，每天要用4包卫生巾，甚至要用纸尿裤防止血从腿旁流出，遂来就诊。症见：头晕，心悸，乏力，腰痛，面色苍白，口淡无味，自诉平素月经不调，以经量多、经期延长为主，且白带量多稀白。纳眠一般，二便尚调。舌淡白，舌下脉络迂曲增粗，苔薄白，脉弦细数。测血压120/80mmHg，心率95次/分，血常规示血红蛋白80g/L。2014年10月曾行妇科B超提示子宫多发肌瘤。中医诊断：崩漏，证属脾肾不足、冲脉不固。西医诊断：功能性子宫出血。法当健脾补肾，固冲调经，养血和血。处方：

鹿角胶20g	海螵蛸20g	仙鹤草30g	党参20g
紫珠草20g	三七6g	阿胶10g(烊化)	墨旱莲20g
生龙骨30g	生牡蛎30g	椿根皮20g	甘草6g

14剂，颗粒剂温水冲服，日1剂。

二诊（2020年6月1日）：服药后阴道已无明显出血，患者气色明显好转，面色转红润，无明显头晕，心悸，仍有腰痛，活动后加重。近日受风后出现前额头痛，上腹隐痛，反酸。舌淡白，苔薄白腻，脉细数。以健脾益气生血为法，上方调整剂量，加减如下：

鹿角胶20g	椿根皮20g	仙鹤草20g	党参20g
三七3g	茯苓20g	白术10g	甘草10g

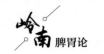

| 升麻10g | 藁本10g | 浙贝10g | 海螵蛸20g |

瓦楞子30g

续服14剂，颗粒剂温水冲服，每日1剂。

三诊（2020年6月15日）：阴道无再出血，无头晕及心悸，头痛已止，腰痛明显减轻，面色转红润，复查血红蛋白为102g/L。风寒表证已除，继续以健脾补肾、益气养血固本为法，上方去藁本、升麻，加续断，续服7剂巩固疗效。

【按语】《内经》曰："女子七七，任脉虚，太冲脉衰少"，该患者年过七七，肾阳虚衰，冲任不固，故血崩不止。本病患者月经量大，出血迅速，为崩漏中之崩证。用血肉有情之品鹿角胶补肾阳、益精血、调冲任，鹿角煎熬浓缩成胶具有更好的止血作用，用大剂量20g，为君药。患者首诊时出血不止，"止血为第一要义"，用阿胶、三七、牡蛎"止血三合土"，为止血常用药，配合仙鹤草、紫珠草、旱莲草"止血三草"收敛止血；党参、白术健脾益气，以助气血生化之源；椿根皮用于清热祛湿止带。全方共奏健脾、补肾、止血功效，成功治愈妇科血崩急症。

案二　经期延长（子宫肌瘤）

徐某，女，47岁。2020年10月23日初诊。

主诉：月经淋漓不尽1年余。

初诊：患者平素月经不调，近1年来开始出现月经紊乱，每次月经行10~20天，色淡红，近3个月量少，且颜色暗红，夹有血块，伴有痛经。来诊时月经已行8天，见神疲乏力，面色萎黄，双颊发青，心悸、头昏，口干不欲饮，小腹夜间时有疼痛，纳眠差，二便尚调。舌暗淡，可见些许瘀点，苔薄白，舌下脉络迂曲，脉涩弱，左尺脉较沉。妇科B超示子宫肌瘤，大小约40mm×70mm。中医诊断：经期延长，证属脾肾气虚、瘀血阻络；西医诊断：子宫肌瘤。治当活血化瘀，补气摄血。处方：

鹿角胶20g	海螵蛸20g	生牡蛎20g	三七10g
紫珠草20g	侧柏叶20g	白及10g	茜草10g
女贞子20g	墨旱莲20g	党参20g	珍珠母20g

14剂，颗粒剂，日1剂。

二诊（2020年11月13日）：患者诉服药3剂后血已止，下腹夜间疼痛仍有发作，但程度及次数均较前好转，睡眠较前改善。舌脉基本同前。加以补血固摄之品，处方调整如下：

鹿角胶 20g	海螵蛸 20g	生牡蛎 20g	三七 10g
紫珠草 20g	侧柏叶 20g	茜草 10g	仙鹤草 20g
党参 20g	阿胶 20g^(烊化)		

14 剂，颗粒剂，日 1 剂。

三诊（2020 年 11 月 27 日）：面色改善，未见双颊发青，心悸、眩晕等症均较前缓解，仍有口干，但欲饮水。诉正值月经第 2 日，月经色正常，已无血块，但量少。舌淡，未见瘀点，舌下脉络稍迂曲，脉弦细。此乃患者阴血内伤，有化热之势，当去温燥，佐以凉血。处方调整如下：

鹿角胶 20g	海螵蛸 10g	三七 10g	党参 30g
生牡蛎 20g	仙鹤草 20g	牡丹皮 10g	赤芍 10g
延胡索 20g	麦冬 10g	炒山药 20g	阿胶 20g^(烊化)

14 剂，颗粒剂，日 1 剂。

后上方加减服用 1 个月，患者月经恢复正常。

【按语】本病患者月经淋漓不止，为崩漏中之漏证，多由肾气亏虚、冲任不固所致，故重用补肝肾、益精血并能止血之鹿角胶，治病固本。并配伍阿胶、三七、牡蛎"止血三合土"止血。《景岳全书》言："血动之由，唯火唯气耳。"本病恐血分有虚热，迫血妄行，故予侧柏叶、茜草、牡丹皮凉血止血；因出血淋漓不尽，用紫珠草收敛止血；又因气血亏虚，故予党参、山药、阿胶、女贞子、旱莲草补养气血。治疗本病以补肾治其本，止血治其标，采取先清后补的治疗策略。

九、皮肤病治验

案一　瘾疹（急性荨麻疹）

徐某，男，49 岁，职员。2020 年 10 月 9 日初诊。

主诉：皮肤风团瘙痒，伴咳嗽 3 天。

初诊：3 天前患者无明显诱因全身皮肤瘙痒不适，散在多处风团，淡红色，以双上肢为甚，伴咳嗽，咯黄色稠痰，量中等，鼻塞，恶风，汗多，无发热，口干多饮，咽喉疼痛，纳眠一般，小便短黄，大便秘结。舌尖红赤，苔稍黄腻，脉浮数，以右寸脉为甚。查咽腭弓充血水肿，扁桃体不大，双肺

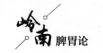

呼吸音清。既往有慢性胃炎病史，偶有上腹隐痛。有抽烟饮酒史 10 余年。中医诊断：瘾疹，咳嗽，证属风燥犯肺兼湿热蕴肤；西医诊断：急性荨麻疹，急性咽炎。

此为外感风燥犯肺，湿热郁滞肌肤，表里同病，发为瘾疹。法当祛风透疹，宣肃肺气。处方：

苍耳子 10g	辛夷花 18g	葛根 30g	白鲜皮 30g
地肤子 10g	地骨皮 20g	牡丹皮 10g	黄柏 6g
海螵蛸 30g	浙贝 20g	厚朴 20g	延胡索 20g
甘草 5g			

7 剂，等剂量颗粒剂温水冲服，日 1 剂；参芩搽剂 4 瓶，外用涂抹。

二诊（2020 年 10 月 19 日）：诉服药 3 剂后已无咳嗽咯痰，服药 7 剂后未出现风疹等症状。效不更方，再予上方 3 剂巩固疗效。

【按语】患者因嗜食烟酒肥甘，素体湿热内蕴，加之外感风燥，兼夹湿热郁滞肌肤而出现皮肤风团瘙痒，故用苍耳子、辛夷花疏风解表止痒；地肤子清热利湿止痒；葛根发表透疹。肤痒多由血燥生风所致，故以地骨皮、白鲜皮、牡丹皮"止痒三皮"清肺润燥、凉血止痒。地骨皮苦寒归肺经，能清肺降火止咳，因肺合皮毛，肺气宣肃正常则肤痒得止，咳嗽得治。参芩搽剂是由苦参、黄芩组成的外用药液，能清热燥湿、泻火解毒。本案内服外用并举，可增强止痒功效。

案二 痒症（过敏性皮炎）

林某，男，47 岁，工人。2019 年 6 月 14 日初诊。

主诉：上背部瘙痒 2 周。

初诊：患者 2 周前食麻辣海鲜火锅后上背部皮肤出现少许红色粟粒样丘疹，瘙痒，时有咳嗽，咯黄痰，质黏难咯，口干口苦，纳可，眠差，夜间多梦，夜尿频，3~4 次，尿短色黄。舌边尖红，苔黄稍腻，脉数。中医诊断：痒症，证属血燥生风；西医诊断：过敏性皮炎。法当清热凉血，祛风止痒。处方：

知母 20g	地骨皮 20g	牡丹皮 20g	白鲜皮 20g
地肤子 10g	蛇床子 10g	鱼腥草 30g	桑螵蛸 10g
益智仁 10g	甘草 5g		

7 剂，等剂量颗粒剂温水冲服，日 1 剂。

二诊（2019 年 6 月 21 日）：上背部皮肤瘙痒及咳嗽咳痰稍改善，丘疹消退不明显，夜尿仍多，尿黄。舌边尖红，苔黄稍减，腻象未变，张口伸丝，脉弦数。予上方去桑螵蛸、益智仁，加栀子 10g、茯神 10g、紫草 10g、赤芍 10g 以增强清热利湿凉血之功。续服 7 剂。

三诊（2019 年 6 月 28 日）：痒止，丘疹基本消退，咳嗽进一步改善，仍咯少量黄色黏痰，睡眠稍好转，以入眠困难为主，心烦，尿频改善，现夜尿 1 次，色淡黄，大便干结。舌尖红，苔薄黄，脉弦。上方合导赤散加减以清心火，处方：

知母 10g	地骨皮 20g	牡丹皮 10g	鱼腥草 30g
栀子 10g	浙贝母 20g	茯神 20g	柏子仁 20g
生地黄 10g	麦冬 10g	淡竹叶 10g	甘草 5g

7 剂，等剂量颗粒剂温水冲服，日 1 剂，以善其后。

【按语】患者食辛辣食物容易化燥入血，血热生风，"二子""三皮"为常用皮肤止痒药，即地肤子、蛇床子和地骨皮、牡丹皮、白鲜皮，具有清热利湿、凉血止痒作用。因肺合皮毛，故再配伍知母、鱼腥草清泄肺热以止痒。张口伸丝即嘱患者张口时可见唾液丝垂挂于上齿或上颚至舌面之间，为湿热证之典型舌象。本案首诊处方因夜尿频考虑用桑螵蛸、益智仁固肾缩尿，因热不得清，夜尿仍频，皮疹亦未能消。二诊方去桑螵蛸、益智仁，加用栀子、茯神、紫草、赤芍清热利湿、凉血安神后皮疹明显消退，夜尿也随之减少，可见辨证求因、审因论治是中医治病之精华。

十、其他杂病治验

案一 不寐（睡眠障碍）

廖某，女，41 岁，职员。2020 年 11 月 13 日初诊。

主诉：失眠 3 个月。

初诊：患者 3 个月前因与家人发生口角，加之工作压力大，开始出现难以入睡，入睡后多梦易惊醒，常伴头昏、心悸，自服"舒乐安定"未见好转，严重影响生活工作。来诊时症见：眠差，每日仅睡 2~3 小时，入睡困难，多梦，伴情绪焦虑，时感头昏、心悸，四肢乏力，口淡无味，双腿常有抽筋，以夜间较多，心情焦虑，纳一般，大便调。舌质淡白，舌边尖略红，脉弦细。

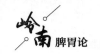

中医诊断：不寐，证属肝血不足，肝郁化火，上扰心神；西医诊断：睡眠障碍。处方：

酸枣仁 30g	延胡索 20g	甘草 6g	浮小麦 30g
麦芽 20g	大枣 10g	郁金 10g	合欢皮 20g
百合 20g	珍珠母 20g	宣木瓜 20g	白芍 20g
鸡血藤 20g			

14 剂，等剂量颗粒剂温水冲服，日 1 剂，分 2 次温服。

二诊（2020 年 11 月 27 日）：服药后诉睡眠改善，每夜睡眠时间可达 4~5 小时，但仍有入眠困难，时有服用安眠药，头昏、心悸改善，双腿无抽筋。舌质淡红，苔薄白，脉略弦。守上方去宣木瓜、鸡血藤，加夜交藤 30g 养血安神巩固疗效。14 剂。

三诊（2020 年 12 月 11 日）：睡眠进一步改善，偶有入睡困难，现未服用安眠药，工作劳累后偶有心悸，已无头昏。舌脉同前。守上方调养 1 个月，后诸症皆愈。

【按语】该患者工作压力大，容易暗耗阴血，加之与家人口角争执后肝郁化火，上扰心神而出现失眠；血不养心则心悸、头昏；血不柔筋则双腿抽筋。因肝藏血，血舍魂，肝血不足则魂不守舍，出现入眠困难、多梦易惊醒、心情焦虑等症，故治当滋养肝血、宁心安神，方用酸枣仁汤加减，其中重用酸枣仁 30g，另外重用延胡索，可用至 30g，是治疗失眠的经验药对，据现代药理研究发现延胡索所含延胡乙素具有显著的镇痛、镇静与安定作用。白芍养肝敛阴，增强酸枣仁滋养肝血之功；郁金、百合、合欢皮疏肝解郁安神；珍珠母重镇安神；甘麦大枣汤养血安神、和中缓急，可治疗妇人脏燥之悲伤欲哭、心情焦虑抑郁。方中木瓜、白芍、鸡血藤是用于治疗血虚生风而四肢抽筋疼痛的常用角药。全方起到养肝血、宁心神的作用。

案二　梅核气（咽癔感症）

丁某，女，32 岁，职员。2020 年 10 月 19 日初诊。

主诉：反复咽痒、有异物感 6 个月，加重 1 周。

初诊：患者诉 6 个月前因工作压力大、心情不畅，开始出现反复咽痒，有异物感，如球堵塞咽喉，吞之不下，吐之不出，无咽痛，无吞咽困难，常伴清嗓微咳，精神萎靡，肢体乏力，腹胀，无嗳气、反酸，无腹痛，眠一般，小便尚可，大便稀烂。近 1 周常咯少量黄白色泡沫痰，胸闷，口干口苦。舌淡红，苔黄腻，张口伸丝，脉略弦数，右脉较大。查咽峡轻度充血，咽后壁滤泡增生、充血，双侧扁桃体未见明显肿大。中医诊断：梅核气，证属痰气交阻、肝火犯胃证；西医诊断：咽癔感症。治当清肝泻火，行气化痰。处方：

龙胆草 20g	薤白 6g	桔梗 10g	凤尾草 20g
鱼腥草 20g	浙贝 10g	海螵蛸 20g	火炭母 20g
川厚朴 20g	茯苓 10g	甘草 6g	

14 剂，水煎服，日 1 剂。

二诊（2020 年 11 月 2 日）：脐周腹胀、胸闷稍减，大便已成形，其余基本同前。舌苔黄腻稍减，脉象基本同前。守上方续服 14 剂。

三诊（2020 年 11 月 20 日）：咽异物感减轻，咽痒较前缓解，咳嗽，咯少量白色稀痰，已无胸闷，精神改善，无口苦，仍有口干、腹胀。舌淡红，少苔，脉略弦。查咽及咽后壁正常。治当行气解郁。处方：

法半夏 10g	厚朴 20g	茯苓 10g	生姜 3 片
白前 10g	柴胡 10g	白芍 10g	枳壳 10g
太子参 20g	白术 20g	海螵蛸 20g	浙贝 10g
延胡索 20g			

14 剂，水煎服，日 1 剂。

四诊（2020 年 12 月 4 日）：咽喉异物感已除，偶有咽痒，无咳嗽，但仍觉口干。舌脉同前。守上方去太子参、白前，加党参 20g、葛根 30g 健脾益气、生津止渴。14 剂。

1 个月后随访未再复发。

【按语】该患者肝失疏泄，气机阻滞，加之水液不化，炼液为痰，痰气交阻于咽喉而成梅核气。肝郁化火，经气不利则胸闷、口干口苦，故先用龙胆草清利肝经湿热，薤白通阳消散痰结，为治疗痰气夹肝热交阻咽喉之梅核气的经验用药。桔梗、鱼腥草清肺利咽止痒；火炭母、凤尾草清利肠道湿热止泻；待热邪消退后，则守《金匮要略》言"妇人咽中有炙脔，半夏厚朴汤主之"，予该方合四逆散及四君子汤加减，以行气化痰、疏肝健脾，紧扣病机治疗，则可药到病除。

案三 漏汗（重度自主神经功能紊乱）

张某，女，54 岁，职员。2009 年 7 月 31 日初诊。

主诉：多汗 7 年余。

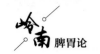

初诊：患者 7 年来无明显诱因反复出现全身多汗，出冷汗，无异味，伴有畏寒怕风。曾到当地医院诊治，检查未见其他器质性病变，诊断为重度自主神经功能紊乱。症状反复不愈，遂来求诊。症见：多汗，汗出清冷，无臭味，形寒怕风，虽暑热天气仍着长袖衣，入诊室后即要求关闭电风扇，无发热，无鼻塞流涕，无身体酸痛，自觉全身乏力、气短，颈项强痛，口干，眠差，入睡较困难。舌暗淡少苔，脉弦细。中医诊断：漏汗，证属肺卫不固并阳虚；西医诊断：自主神经功能紊乱。

该患者素有卫表之气不足而易汗出，加之更年期阴阳失调，致汗出甚且日久不愈。阳气随汗外泄，不能温煦肌表，则畏风寒，酷暑而着冬衣。治宜益气温阳固表。拟桂枝加附子汤加减，处方：

桂枝 12g	白芍 15g	熟附子 12g^(先煎)	黄芪 20g
糯稻根 30g	麻黄根 30g	牡蛎 30g^(先煎)	龙骨 30g^(先煎)
白术 15g	炙甘草 6g	大枣 30g	生姜 5 片

10 剂，水煎服，日 1 剂。

二诊（2009 年 8 月 10 日）：汗出明显减少，自觉出汗为热汗，以头汗为主，畏寒怕风明显好转，虽仍着长袖来诊，但已无须关闭诊室风扇，略有咳嗽。舌暗红，苔白厚干，脉沉细。阳虚寒象得减，但正虚之证难以速补，守上法继续补气固表。上方去糯稻根、麻黄根，加陈皮 6g、法半夏 12g、人参叶 10g 以健脾理气化痰。7 剂。

后以上方加减服用 1 月余，患者诸症消失。

【按语】《伤寒论》第 20 条曰："太阳病，发汗，遂漏不止，其人恶风，小便难，四肢微急，难以屈伸者，桂枝加附子汤主之。"临床上营卫失调而出汗过多，阳气随汗外泄，气不摄汗，汗出如雨漏者可用之。曾会诊一病人，亦为漏汗之症，老年男性，汗出如雨，夜间尤甚，每 2~3 小时需用六七条毛巾擦汗，前医屡治不效，余诊为阳虚漏汗，以桂枝加附子汤治之，仅两剂汗止而愈；后又出现双下肢大关节疼痛，即去附子加制川乌 12g 以温阳散寒止痛，调理数剂而关节痛止。可见仲景桂枝汤确系群方之冠，用之得当，效如桴鼓。

案四 冻疮（难治性冻疮）

漆某，女，26 岁，教师。2017 年 12 月 25 日初诊。

主诉：手指冷痛红肿 5 年余，加重 2 天。

初诊：患者自诉有冻疮病史5年余，每逢冬季天气寒冷时发作。2天前因受寒出现头痛恶寒，鼻塞流涕，手指及手背冷痛红肿，遂至我院治疗。症见：手指及手背冷痛红肿，伴麻木感，恶寒无发热，头痛，以项后为甚，鼻塞，流清涕，口淡不渴，纳一般，眠差。舌淡红，苔薄白，舌下脉络稍迂曲，脉浮细无力。诉月经平素量少，时有痛经。中医诊断：冻疮，证属寒凝血瘀；西医诊断：难治性冻疮。法当散寒和血，温通经脉。处方：

当归10g	白芍20g	桂枝10g	川木通12g
细辛6g	吴茱萸6g	鹿角霜20g	荆芥穗10g
藁本10g	苍耳子10g	炙甘草10g	大枣10g

14剂，加生姜3片，水煎服，日1剂。嘱多饮温水，注意保暖。

二诊（2018年1月8日）：手指及手背冷痛红肿较前缓解，仍有麻木感，已无头痛恶寒、鼻塞流涕。诉正值月经期，色淡量少，无痛经。舌淡红，苔薄白，舌下脉络稍迂曲，脉细。表证已解，去发散风寒之品。处方：

当归10g	白芍10g	赤芍10g	桂枝10g
川木通12g	细辛6g	吴茱萸6g	鹿角霜20g
三七3g	阿胶10g(烊化)	黄芪20g	大枣10g

14剂，日1剂，煎服法同前。

三诊（2018年1月22日）：手指及手背冷痛红肿进一步改善，麻木感较前缓解。守上方续服14剂。

后以此方稍做加减，续服1个月巩固疗效，病愈。

【按语】《诸病源候论·冻烂肿疮候》曰："严冬之月，触冒风雪寒毒之气，伤于肌肤，气血壅涩，因即涿冻，赤疼痛，便成冻疮。"本案患者因冬季外感寒毒，损伤肌腠卫阳，寒凝经脉，气血壅滞所致。《伤寒论》言："手足厥寒，脉微欲绝者，当归四逆汤主之"。用桂枝、细辛、木通温通经脉；荆芥穗、藁本、苍耳子发散风寒；生姜、大枣、炙甘草调和营卫、益气温中；吴茱萸、鹿角霜温补肝肾阳气；后期在当归、白芍补血基础上加用黄芪以补气和血，有利于气血运行。全方共奏温经散寒、补阳通脉、补气和血之功，使寒毒去、气血通而冻疮得愈。

附录　朱敬修教授药性括要

朱敬修教授，广东省名老中医，原广州中医学院（现广州中医药大学）教务处副处长，中药方剂教研室主任，一代岭南大医，举止儒雅，著作颇多，《药性括要》是其著作之一，因当年"文革"条件所限，尚未出版，朱老师将此文稿面授心传于学生，邱健行、蔡妙珊叩受收藏。

古之《药性赋》以寒热温平为纲如经，今之朱老师传授的《药性括要》以功用主治为要如纬，一经一纬，执简效彰，用之临床每获验证，后学视如珍宝，愿奉之于世，光大中医，以此缅怀纪念敬爱的朱敬修老师，实乃学生之幸事矣。

一、解表药

太阳表证，解表为先。

辛温以发散风寒，辛凉以清解风热。

麻黄散风寒而发汗平喘，桂枝解肌表而温经通阳。

防风祛风胜湿，四肢疼痛能除。

荆芥发表祛风，初起疮疡并治。

羌活搜风以通痹，紫苏利肺以宣痰。

生姜发散风寒止呕力擅，柽柳开通腠理透疹效彰。

香薷化湿而治暑风，细辛温肺而祛痰饮。

藁本专主头风巅痛，白芷兼疗疮肿鼻渊。

苍耳子温通鼻窍，风湿能除。

辛夷花轻清入肺，散风寒而通鼻窍。

柴胡和解少阳之枢，疏肝达郁。

葛根透发阳明之表，散火升津。

疏风明目以菊花，宣肺除烦以淡豉。

升麻升阳解毒，痘疹初宜。

蝉蜕透表定惊，目翳堪使。

辛凉散上焦风热宜用薄荷，甘凉清肺络热痰宜用桑叶。

蔓荆子疏风而清头目，牛蒡子泄热而利咽喉。

辛温辛凉，当辨病原而用。

表虚表实，应知药治不同。

二、涌吐药

上焦邪实病在胸中，胃脘食停所宜涌吐。

瓜蒂吐宿食而涌痰，常山吐痰涎而截疟。

气虚痰壅，参芦取吐而不伤元。

气结食停，盐汤探吐而捷。

辨邪正之虚实，选药饵适宜。

三、泻下药

实水可下，实热可攻。

便秘津枯，只能润滑。

大黄苦寒泄热，泻气血而推陈致新。

芒硝咸寒软坚，攻燥实而消瘤逐积。

郁李仁通便泻水，火麻仁润肠养津。

泻胸胁之水以芫花，泻经隧之水以甘遂。

大戟消痰逐水，商陆导水消痈。

牵牛苦寒，通利二便。

巴豆辛热，温下寒凝。

用毒药以攻邪，必药量其宜谨。

四、清热药

热盛于里，用药当清。

泻火、救津、解毒，治效各殊。

黄连泻心，苦燥湿而寒胜热。

黄芩泻肺，上开膈而下清肠。

黄柏泻相火之有余，栀子泻三焦湿热之蕴结。

清足阳明壮热渴汗，石膏著救焚之功。

清手太阴痰火烦蒸，知母有兴霖之力。

牛黄凉肝化痰而镇痉，犀角凉心解毒而化斑。

清热消痈以银花，清热除烦以竹叶。

连翘透热散结，马勃消痈利咽。

咳逆喉痹宜射干，瘀热痈肿宜赤芍。

生地黄救津凉血，鲜荷叶解暑升清。

泄血分热结用丹皮，清麻疹热炽用紫草。

芦根治风温咳嗽，并疗肺痈。

青蒿治无汗骨蒸，兼解暑疟。

白薇清在里之血热，地骨皮除有汗之骨蒸。

咸寒玄参软坚散结，苦寒胆草折火泻肝。

芦茅二根清肺胃，天麦二冬滋肺肾。

秦皮主血痢目赤，苦参清湿热。

西瓜衣治暑热伤津，莲子心治心热谵语。

熊胆涂烫伤而消肿痛，败酱排脓毒而愈肠痈。

治热痢以白头翁，透络热以丝瓜络。

夏枯草清肝消瘰，山豆根解毒利咽。

胡黄连，银柴胡，同具除骨蒸疳热之能。

青葙子，决明子，并有退目赤障翳之效。

热痢用鸦胆子，湿毒用土茯苓。

公英地丁，泻火消痈。

蒙花谷精，疏风明目。

察热邪之所在，审津气之盛衰。

应能切合病情，药皆中肯。

五、芳香化湿药

湿邪为病，见证多端。

或为泻痢浊淋，或为肿满呕吐。

热化宜苦泄淡渗，寒化宜辛散温行。

中焦湿浊用芳香，下焦湿热用利水。

祛风湿之痹痛，别邪气之深浅。

佩兰芳香，化脾胃之湿浊。

藿香透表，止吐泻而和中。

苍术燥湿运脾，厚朴散满降逆。

散肺胃寒湿以白豆蔻，调脾胃气滞以缩砂仁。

六、利水渗湿药

茯苓导水气且益心脾，猪苓通水道而治淋浊。

泽泻渗湿热泻相火，苡仁除湿痹利宗筋。

车前子利水清肝，冬瓜子消痈清肺。

补肝肾寒湿以五加皮，晚蚕砂分清化浊而祛湿。

滑石清暑利湿，萆薢祛浊分清。

防己具利关节消水肿之能，瞿麦奏破瘀结通癃淋之效。

冬葵子利二便而消水肿，茵陈清湿热而治发黄。

行水泻火用木通，渗湿下乳用通草。

椒目降水气之喘满，萹蓄通膀胱之热淋。

地肤子疗皮肤湿疮，海金沙利血分湿热。

金钱草通淋化石，赤小豆行水排脓。

七、祛风湿药

威灵仙宣经络之风寒，五加皮祛肝肾之风湿。

蚕砂主风痹而化湿浊，秦艽缓筋急而除骨蒸。

苍耳通肺窍治鼻渊，虎骨强腰足起痿弱。

祛风胜湿，独活功良；舒筋活络，木瓜效著。

海桐皮治风湿肿痛，豨莶草治热痹疮疡。

桑枝清风湿之热，松节祛风湿之寒。

辛散温行，阴液亏应毋滥用。

苦泄淡渗，阳气弱必宜慎施。

八、温里药

沉寒痼冷祛之以温，辨上中下三焦之寒，别脾肺胃三经之治。

附子温肾回阳救脱，干姜温脾暖肺而逐寒。

肉桂补命门火衰，温肝行血。

蜀椒疗心腹冷痛，温中杀虫。

吴茱萸治厥阴头痛吐涎，高良姜治太阴腹痛呕逆。

荜茇温中逐冷，丁香降胃助阳。

小茴香温逐肝寒，荜澄茄温行脾气。

历节寒疝，乌头力宏。

吐泻寒中，胡椒效捷。

辛温祛寒皆耗液，阴虚阳亢总非宜。

九、芳香开窍药

实邪内闭，猝倒昏迷；开窍通神，宣其邪陷。

麝香通窍，消痈而治瘤壅裹积。

冰片开窍，散火而疗喉痹疮疡。

风痰气厥，苏合香通闭回甦。

谵语神昏，石菖蒲通心逐秽。

开窍泄人正气，毋过用以伤元。

十、安神药

心神不固，恍惚怔忡，或养心以安神，或重以镇怯。

朱砂定惊痫以安神，重以潜阳。

磁石纳浮火以归肾。

龙骨镇惊而固脱，牡蛎育阴而软坚。

珍珠定惊而降痰生肌，琥珀安神而通淋化瘀。

酸枣仁治肝虚不寐，柏子仁宁心悸怔忡。

用合欢以解郁除烦，用远志以通神利窍。

有外邪其勿用，此为安内之需。

十一、平肝息风药

肝风内动，寒服眩晕[1]。
平肝息风，药忌辛散。
石决明平肝阳而明目，羚羊角清肝热而息风。
眩晕痰痉用天麻，急惊抽搐用蚯蚓。
白僵蚕镇痉散结，白蒺藜明目疏风。
除风热头痛以钩藤，镇肝气呕逆以赭石。
全蝎解痉挛抽掣，蜈蚣主口噤脐风。
风动有血虚痰热诸因，当审因配伍治本之药。

十二、理气药

气主周流，逆滞则病；气逆宜降，气滞宜行。
香附解郁调经，枳实宽肠消痞。
楝实泄肝气而治疝，腹皮散水气而宽中。
橘皮利气而化痰，青皮下气以散结。
薤白通阳气宣痹，乌药顺气调中。
甘松理气醒脾，沉香纳气止痛。
柿蒂降气亦伤元，调气使平毋太过。

十三、补益药

虚证宜补，首辨阴阳。
阳虚补之以甘温，阴虚补之以甘润。
先天不足以补肾，后天不足以补脾。
补血重在肝，补气重在肺。
人参扶元益气，并补阴阳。
黄芪固表温中，内托疮溃。
山药养脾阴而止泻，白术健脾阳而安胎。
甘草生泻火而炙补虚，蜂蜜生润燥而熟和里。
扁豆和中化湿，饴糖缓急健中。
黄精养肺益脾，大枣调营补土。

补督脉，固冲任，推重鹿茸。

纳肾气，平虚喘，最宜蛤蚧。

杜仲健腰脊而利关节，续断强筋骨而疗折伤。

养血固胎以菟丝子，和肝益肾以沙苑。

胡桃敛肺固肾，锁阳补阳益精。

人胞补精血虚羸，狗脊治腰膝痛痹。

虚劳咳嗽用冬虫草，肾阳亏损用巴戟天。

肉苁蓉补肾润肠，补骨脂温肾逐冷。

益智仁暖脾肾而缩小便，骨碎补坚筋骨而续伤。

熟地黄补肾阴，何首乌和肝血。

血虚宜当归温养，阴虚宜阿胶滋潜。

白芍缓里急而敛肝阳，桑椹止消渴而清肝热。

枸杞子补精血兼能明目，龙眼肉养心脾且定怔忡。

清肺养胃以沙参，清心宁神以百合。

党参甘温益气，洋参甘凉育津。

玉竹柔润息风，石斛甘寒养胃。

天冬清金降火，麦冬清心除烦。

女贞子滋肾养肝，桑寄生安胎和血。

除劳热而育肾阴，鳖甲效著。

胡麻仁滋液润燥，旱莲草凉血益阴。

补药之性味各殊，补力温清须别。

十四、消导药

饮食不节，肠胃乃伤；气滞食停，治宜消导。

莱菔子清痰积而除胀，鸡内金助消化而健脾。

山楂肉积能消，活血透疹；神曲水谷能化，行气祛风。

麦芽消麦宽中，谷芽消谷和胃。

积食日久将因积而成疳，消导及时将因此而杜渐。

十五、化痰止咳药

化痰理咳，随证求因。

辨寒热湿燥散之异，别温润燥散之治。

半夏燥湿痰而降胃，桔梗开肺气而排脓。

白芥子温化寒痰而消疽，旋覆花温降痰水而止咳。

白前宣肺气之壅，南星祛风湿之痰。

久咳阴虚，宜川贝母之清润；痰火痈肿，宜浙贝母之苦寒。

海蛤壳软坚消痰，海浮石清金降火。

葶苈子泻肺实而下水，天竺黄豁痰热而定惊。

竹茹止呕除烦，竹沥滑痰透络。

瓜蒌实开胸散结，天花粉解渴消痈。

礞石攻实热顽痰，猴枣治惊痫瘰疬。

海藻散热结之瘿瘤，杏仁甜润而苦降气。

苏子上定喘而下宽肠。

款冬花宁嗽化痰，枇杷叶疏肺和胃。

紫菀宣痰利气，百部理咳杀虫。

马兜铃清肺而开音，桑白皮理肺而行水。

治痰更明标本，用药几乎不差。

十六、收涩药

药用收涩，治脱之宜。

或涩肾而或涩脾，或涩敛汗而或敛血。

山茱萸敛精气而强阴，五味子敛肺气而平喘。

禹余粮涩大肠以止泄泻，赤石脂涩下焦并主崩中。

乌梅治久痢而安蛔，芡实治遗精而固肾。

浮小麦养心敛汗，肉豆蔻温胃摄脾。

乌贼骨主崩漏而调经，桑螵蛸益肝肾而涩溺。

覆盆子缩小便，金樱子秘精关。

莲子固脾养心，艮杏定喘止带。

敛肺肠以诃黎勒，止汗出以麻黄根。

必须无外证实邪，方可药投收涩。

十七、驱虫药

诸虫为病，证候颇繁。

久病兼理肝脾，新病可专驱虫。

槟榔驱虫而治痛逐水，雷丸消积而除热疗痔。

苦楝根皮杀蛔有效，贯众解毒驱虫亦良。

每用鹤虱芜荑，唯苦有使君榧子。

甘能化积健脾。

虫之种类证候不同，药之专长用法宜审。

十八、外用药

诸痛痒疮，外发之疾涂撒熏洗，外治之方。

硫黄外用杀虫，内服壮命门之火。

雄黄外用解毒，内服治虫痛之药。

蟾蜍外消肿而内通窍，硼砂外消肿而内蠲痰。

樟脑止痒杀虫，内服通关辟秽。

血竭生肌防腐，内服止痛疗伤。

大枫子外治癣疮，炉甘石外退目翳。

露蜂房杀虫攻毒，孩儿茶收湿敛疮。

凡此为外用之需，亦必辨寒热之性。

[1] 寒服眩晕：平肝息风药多偏寒凉，体质虚寒者服之多出现眩晕症状。